Sophie Forster-Vogelsberger
Dein Körper ist kein Trend

KINESIS

dein körper ist kein trend

Wie du der Diätkultur den Rücken kehrst
und Frieden mit deinem Körper schließt

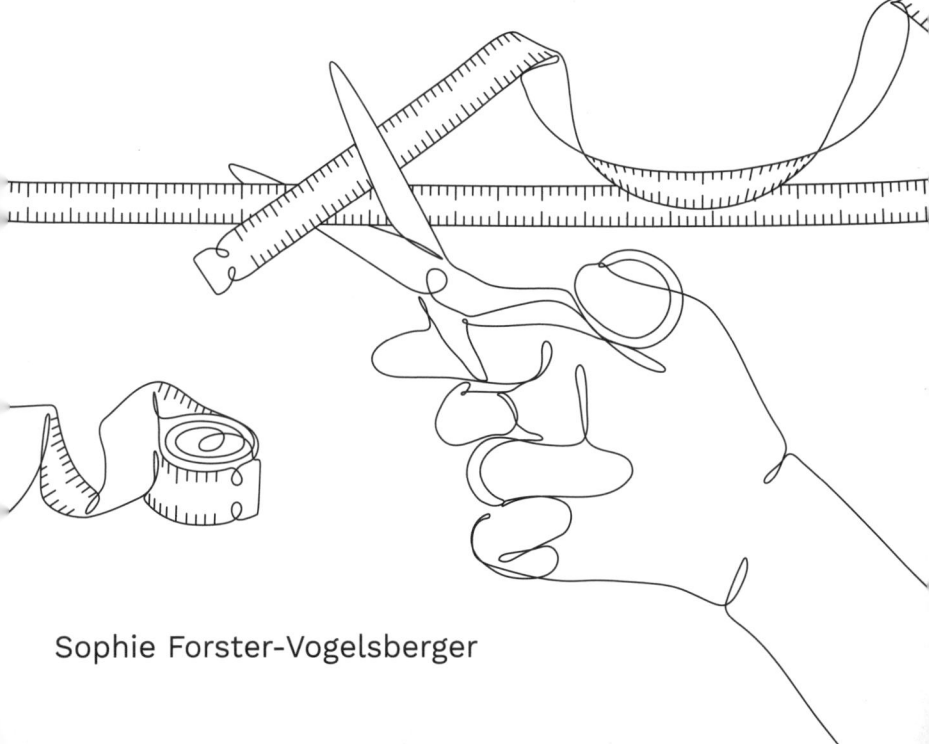

Sophie Forster-Vogelsberger

1. Auflage

Copyright © 2024 by Kinesis Publishing GmbH

Umschlaggestaltung: Katharina Dobiaß, Union Wagner
Buchkern: Victoria Hofstetter, Union Wagner
Umschlagfotos: Manuel Vogelsberger
Druck und Bindung: FINIDR, s.r.o.
ISBN: 978-3-9505500-0-9

www.kinesis.pub

Inhaltsverzeichnis

3 Jetzt bist du dran

Danke

Ich möchte mich zuallererst bei meinem Mann
bedanken, der mich in den letzten elf Jahren durch
fast alle Schritte, die ich in diesem Buch
besprochen habe, begleitet hat. Du kennst alle
meine Seiten und hast jede Entwicklung mitgemacht
und mich dabei unterstützt. Danke, dass du immer
für mich da bist, egal ob Lethargo-Fie, Hangry-Fie
oder Happy-Fie.

Dann möchte ich meinen Eltern Danke sagen,
die mir schon in jungen Jahren gezeigt haben,
dass Therapie nichts ist, wofür man sich schämen
muss, sondern ein großes Privileg, das lebensverändernd
sein kann. Danke auch an meine kleine Schwester, die
die intuitivste Esserin aller Zeiten ist und eine große
Inspiration für mich. Und ein großer Dank gebührt
auch Isabel Bersenkowitsch, die mich mit ihren starken
Worten erst auf diesen Weg gebracht hat, ohne dich wäre
dieses Buch mit Sicherheit nicht entstanden!

Ein riesen Danke auch an meinen Verlag.
Danke Alex, dass du an mich geglaubt, mich
ermutigt und dieses Projekt mit mir zum Leben
erweckt hast.

Und zu guter Letzt will ich mich auch bei meinem
eigenen Körper bedanken. Danke, dass du mit mir
durch all diese Phasen gegangen bist, mich am Leben
gehalten hast, obwohl ich dich so schlecht behandelt
habe, und nicht aufgegeben hast, deine Signale zu senden.

Von hier an geht's nur mehr bergauf. I promise!

Ich bin so viel mehr als mein Körper.

Ich bin die Wärme, die die Menschen spüren, wenn sie mich umarmen. Ich bin das Gefühl von Leichtigkeit, das in mir erwacht, wenn ich Dinge tue, die mir Freude machen. Ich bin die Kraft, die in mir wächst, wenn ich Hindernisse überwinde und mich weiterentwickle. Ich bin die Liebe, die ich anderen gebe. Ich bin die Fähigkeit zur Empathie, die es mir ermöglicht, die Gefühle anderer zu verstehen und mitfühlend zu handeln. Ich bin so viel mehr als mein Körper, und mein Körper ist so viel mehr als die Zahl auf der Waage.

Vorwort

Ich fall hier jetzt einfach mal mit der Tür ins Haus: Ich hatte eine Essstörung. Kein „eigenartiges Verhältnis zum Essen", keine gestörtes Essverhalten, ich hatte eine Essstörung. Aus „Ich gefalle mir nicht" wurde „Ich sollte wohl ein bisschen abnehmen", aus „Für mich nur eine kleine Portion" wurde „Ich hab schon gegessen", und aus einer lebensfrohen und lustigen Sophie wurde eine lethargische und einsame Frau, die mit meiner heutigen Person Gott sei Dank nur mehr sehr wenig gemein hat.

Wenn ich so nachrechne, hatte ich wahrscheinlich mehr als 15 Jahre meines Lebens ein gestörtes Essverhalten beziehungsweise in besonders harten Zeiten auch eine ausgewachsene Essstörung.

Und auch wenn ich zwischendurch eine Therapie gemacht habe, dank derer ich nie wieder in die Magersucht beziehungsweise Anorexie (da ist es dieses furchtbare Wort – meine Diagnose) zurückgekippt bin, so hatte ich dennoch auch danach immer wieder Phasen des gestörten Essverhaltens, in denen ich mich eigenartigen Diäten hingegeben habe, weil ich so verzweifelt war und so viel Selbsthass in mir getragen habe, dass ich keinen anderen Ausweg sah, als durch eine Veränderung meines Körpers irgendwie auch eine Veränderung meines Selbstwerts und meiner Beziehung zu mir selbst herbeizuführen – Spoiler-Alarm, es hat nie funktioniert!

Man kann sich selbst und den eigenen Körper nämlich nicht ständig wie Scheiße behandeln, seinem Körper lebensnotwendige Energie verwehren und erwarten, dass am Ende etwas anderes als ein gestörtes Selbstbild, mehr Selbsthass und in meinem Fall auch ein kranker, schwacher Körper daraus resultiert.

Die Gesellschaft und die Medien gaukeln einem zwar immer vor, dass man durch die Veränderung seines Aussehens und seines Körpers auch die eigene Beziehung zum Körper verändern kann, aber wenn man mal logisch darüber nachdenkt, kann das einfach nicht funktionieren. Du kannst dich nicht durch Selbsthass in eine Version verwandeln, die du liebst.

Die Trennung von Körper und Kopf wird durch jede gescheiterte Diät, durch jeden Jojo-Effekt weiter vorangetrieben, und je weiter sich die beiden voneinander entfernen, desto größer wird die Unzufriedenheit, der Selbsthass und das mangelnde Mitgefühl sich selbst gegenüber, und desto einfacher wird es für die Diätkultur, genau das auszunutzen.

Aber was ist die Diätkultur eigentlich?

Die Diätkultur ist ein komplexes System an Glaubenssätzen, das Schlankheit einen überlegenen moralischen Wert zuordnet. Dabei gilt Schlankheit gleichzeitig als Synonym für Gesundheit. In der Diätkultur herrscht also nicht nur ein Schlankheits-, sondern auch ein Gesundheitsideal. Ideale, die angeblich von jedem Menschen gleichermaßen erreicht werden können (und sollen), wenn er – beziehungsweise vor allem sie! – sich nur brav an die Regeln der Diätkultur hält.[1]

Wenn ich in diesem Buch von der Diätkultur spreche, rede ich also nicht nur von den klassischen Diäten, wie Low-Carb, Keto, Saftkuren etc., sondern auch von all den Wellness-Ideologien, laut denen wir uns ja eigentlich einfach nur „gesund" ernähren sollen. Die Diätkultur ist ein komplexes Konstrukt, das uns gleichzeitig nicht nur die vielen Probleme an uns selbst aufzeigen möchte, sondern im selben Moment auch gleich die Lösung mitliefert.

Sieh her, wir zeigen dir, wie der perfekte Körper aussieht.

Was, du bist unzufrieden damit, weil du diesem Ideal (dem nur ein winziger Teil der Bevölkerung entspricht) nicht gerecht wirst?

Wir haben, Gott sei Dank, eine Idee für dich: irgendein Diät- oder Wellnesstrend.

In den letzten Jahren hat die Diätkultur aber gemerkt, dass sie mit Weight Watchers, Kalorienzählen und Co. nicht mehr so populär ist, wie sie das in den 80er- und 90er-Jahren war, weshalb sie einen kleinen Imagewechsel angestoßen hat. Heute ist sie nicht mehr unter dem unheilvollen Wort „Diät" zu erkennen, sondern sie wirft mit wohlklingenden Worten wie „gesund" oder „ausgewogen" um sich.

Generell kannst du dir aber merken: Wenn ein „gesundes", „ausgewogenes" Programm dir sehr spezifische Regeln auferlegt, wie, wann oder wie viel du zu essen hast, und/oder zum Ziel hat, dein Aussehen zu verändern, ist es sehr wahrscheinlich eine Diät.

Sehr oft sind es auch die selbst auferlegten Essensregeln, die wir uns durch vermeintlich seriöse Fitness- oder Ernährungsexperten angeeignet haben. Bei mir waren das zum Beispiel:

◆ „Brot ist schlecht, also wird das komplett aus dem Ernährungsplan gestrichen."

◆ „Frühstück brauch ich nicht, die Kalorien spar ich mir lieber auf und esse frühestens um 12 (dabei natürlich ganz egal, was oder wie viel ich am Vortag gegessen habe, ob ich mich in der Früh bewegt habe oder ab 7:00 arbeite)."

◆ „Kohlenhydrate braucht man nicht, die darf ich maximal zum Mittagessen essen und auch da nur so wenig wie möglich."

◆ „Süßigkeiten sind verboten – außer manchmal am Wochenende, aber auch da nur mit viel schlechtem Gewissen, weil die benötigt der Körper ja nicht zum Überleben."

◆ „Snacks erhöhen meinen Blutzuckerspiegel unnötigerweise (hab ich nie verifiziert, diese Aussage schwebt einfach seit jeher in meinem Kopf), also zwischen den Mahlzeiten zu essen, gehört mit aller Kraft vermieden!"

… and the list goes on, aber die heben wir uns für später auf.

Ich hab also eigentlich selten eine „klassische Diät" verfolgt, sondern vor allem nach meinen eigenen eigenartigen Essensregeln „gelebt" – und dieses Wort setze ich ganz bewusst unter Anführungszeichen, denn eigentlich war ich in diesen Phasen oft einfach nur ein Schatten meiner selbst.

Ich hab mich von einer Essensregel zur nächsten gehangelt, immer unzufrieden, ganz gleich, ob ich gerade die „Disziplin" hatte, es durchzuziehen, oder ob ich nach einem Kontrollverlust mit Bauchschmerzen auf der Couch gelegen bin.

Es war einfach nie genug.

Ich war nie genug.

Und als ich gerade wieder in genau diesem Strudel gefangen war, stolperte ich auf Social Media über das Konzept des Intuitiven Essens: die Idee, Frieden mit dem Essen zu schließen. Das klang für mich im ersten Moment utopisch, sprach mich aber im gleichen Augenblick sehr an. Das ist genau das, wonach mein Körper sich so sehnt, was mein Kopf sich so sehr wünscht.

Meine Neugierde war geweckt – die erste Google-Suche, die ich dazu aufgegeben habe, bestand aus drei Worten: „intuitiv essen abnehmen". Im Nachhinein gesehen und mit meinem heutigen Wissensstand, war und ist an dieser Wortgruppe so viel falsch, aber es beschreibt meinen Mindset in diesem Moment sehr gut. Und auch wenn die beiden Worte der Google-Suchanfrage, wie mir heute bewusst ist, einander ausschließen und man nicht Frieden mit dem Essen schließen und gleichzeitig eine Gewichtsabnahme als Ziel im Kopf haben kann, wurde mir natürlich unglaublich viel dazu ausgespielt – selektive Wahrnehmung beziehungsweise eine selektive Suche.

Man kann mit Intuitivem Essen also auch abnehmen. Frieden schließen und abnehmen, genau das, was ich will – count me in!

Angemeldet zum Erstgespräch mit der Ernährungstherapeutin, war ich voller Vorfreude: Meine letzte Diät, die, mit der ich ENDLICH glücklich werde. Und das, liebe Freunde, war tatsächlich sogar wahr, aber auf eine ganz andere Art und Weise, als ich zu Beginn gedacht oder mir erhofft hatte. Es stellte sich heraus, dass ich im Laufe meiner Ernährungstherapie alle meine Essensregeln und Diätgedanken über den Haufen werfen würde, mir dabei meiner eigenen Fettfeindlichkeit bewusst werden und härter an meinem Körperbild arbeiten musste als jemals zuvor. Dafür habe ich mich eigentlich nicht angemeldet, dachte ich. „Das hat doch nichts mit dem Essen und meiner Diät zu tun." – Ach, Sophie, good joke! :D

Alle meine Glaubenssätze in Bezug auf Essen und Körper, die ich über die ersten 29 Jahre meines Lebens gesammelt, gehegt und gepflegt hatte, wurden über den Haufen geworfen. Und als dieses Kartenhaus zusammenfiel, war da auf einmal so viel Platz, so viel Kapazität, so viel Freiheit in meinem Kopf, dass ich es kaum beschreiben kann.

Ich verbrachte nicht mehr den ganzen Vormittag damit, darüber nachzudenken, wie lange ich das Mittagessen wohl hinausschieben kann, was ich essen dürfe, und vor allem wie viel. Ich hatte am Vormittag tatsächlich freie Kapazität, um produktiv zu arbeiten, dieses Buch zu schreiben und mir Gedanken darüber zu machen, welchen Content ich auf meinen Kanälen für meine Community vorbereiten kann, um sie dabei zu unterstützen, genau da hinzukommen, wo ich heute bin. Ich verbrachte nicht mehr die Tage vor meinem Urlaub damit, mich komplett runterzuhungern, nur um mich erstens irgendwie im Bikini zum Pool zu trauen und zweitens das viele Essen und die Süßigkeiten zu kompensieren, die ich mir im Urlaub (zwar mit viel schlechtem Gewissen, aber trotzdem) erlaubte. Ich verschwendete keine Zeit mehr damit, mir Menüs von Restaurants im Vorfeld durchzuschauen, nur um zu kontrollieren, dass ich auf der Speisekarte etwas finden würde, was gemäß meinen eigenen Essensregeln „erlaubt" war. Ich sagte keine Treffen mit Freunden mehr ab, die mit Essen verbunden waren, oder kam erst später, damit ich sagen konnte: „Ich habe schon gegessen." Ich verwehrte mir keine Lebensmittel oder Speisen mehr, wenn ich Lust auf sie hatte. Ich fühlte und fühle mich frei. Frei von meinen eigenen starren und unflexiblen Essensregeln. Frei in meinem Kopf. Wie viel Zeit ich jeden Tag aufgewendet habe, um über Essen und Nicht-Essen nachzudenken, ist mir im Nachhinein fast peinlich. Ich war so gefangen in diesem Diät-Konstrukt, dass nur wenig Kapazität für anderes blieb.

Und das heißt nicht, dass ich für immer von der Diätkultur geheilt bin, nicht mehr ins Grübeln komme oder nicht auch mal einen schlechten Body-Image-Tag habe. Nein, ich hab das immer noch manchmal, aber durch meine Therapien bin ich Stück für Stück draufgekommen, was mir hilft.

Und neben vielen Tools, die mir meine Therapeutinnen (ja, Plural, ich war in meinem Leben schon bei einigen Therapeutinnen, und ihr werdet in diesem Buch auch die eine oder andere Weisheit indirekt von ihnen erhalten) über die Jahre hinweg in meinen Notfall-Rucksack gepackt haben, war es ein Gefühl, das mir eine ganz besondere Hilfe war, nämlich die Wut.

Die Wut, die ich so lange gegen mich selbst und meinen eigenen Körper gerichtet hatte, lenkte ich nach und nach in eine andere Richtung. Nämlich gegen die Diätkultur und die ganze Maschinerie, die dahintersteckt. Die Diätkultur ist es, die davon profitiert, dass ich jeden Morgen aufstehe, in den Spiegel schaue, Fehler finde und unsicher bin. Und die Diätkultur ist es, die diese Unsicherheiten hervorruft, die das Scheinwerferlicht auf vermeintliche Fehler richtet und Schönheitsideale pusht, die nicht realistisch, geschweige denn nachhaltig sind.

Ich bin nämlich nicht daran schuld, dass ich mich nicht genug fühle, nicht schön genug, nicht fit genug, nicht jung genug, nicht dünn genug… you name it.

Dieses Gefühl des Nicht-genug-Seins, des Nicht-richtig-Seins, wird uns bereits in jungen Jahren eingeimpft. Es beginnt, wenn wir in einem Zeichentrickfilm sehen, dass nur die junge, wunderschöne und vor allem auch schlanke Prinzessin es wert ist, vom Prinzen gerettet zu werden, und die nicht-normschöne Frau den schlechten oder sogar bösen Charakter mimt.

Weiter geht's in der Pubertät, in der uns in sämtlichen Medien normschöne Frauen in Werbungen erklären, welche Produkte wir verwenden müssen, um dieses unfassbare Problem – die Cellulite – in den Griff zu bekommen. Diese Produkte und Entschlackungskuren und Schlammwickel, die ungefähr genauso wirkungsvoll zur Linderung der genetisch vorgegebenen Eigenschaft unseres Bindegewebes sind wie ein Pflaster bei einer tiefen Platzwunde.

Nicht zu vergessen, die vielen Filter auf Social Media, die retuschierten Bilder auf Reklamen, Magazinanzeigen oder im Fernsehen, die es so wirken lassen, als wäre die Norm eine weiße Frau in Größe 34, mit Rundungen (aber bitte nur an den richtigen Stellen), ohne Falten, Poren oder Dehnungsstreifen. Dabei – und jetzt der Schocker – tragen zum Beispiel nur 3,1 % der Frauen in Deutschland eine Konfektionsgröße, die kleiner als 36 ist. Die Frage ist also, warum diese wunderschönen Frauen und ihre wunderschönen Körper nicht auch in der Medienlandschaft so abgebildet werden?

Mein educated guess: Was aus dieser einseitigen Abbildung resultiert, sind Unsicherheiten, und aus Unsicherheiten lässt sich Kapital schlagen.

Und wer profitiert davon? Zum Beispiel die Diätindustrie. 2022 war die Diätindustrie unglaubliche 175,44 Milliarden USD schwer, was umgerechnet rund 160 Milliarden EUR sind. 160.000.000.000 EUR – nur damit wir uns diese Nullen auch auf der Zunge zergehen lassen können. Und generell geht man davon aus, dass dieser Markt auch in Zukunft weiterwächst. Es wird also weiterhin mit unseren Unsicherheiten gespielt und Geld gemacht.

Beginnt ihr jetzt langsam zu verstehen, wo meine Wut herkommt und warum ich sie nicht länger gegen mich selbst richten will? Ich bin und war nie falsch, so wie ich bin.

Und du auch nicht.

Meine Entwicklung vom Diät-Rock-Bottom zu Food Freedom und die Erkenntnisse, die ich durch meine verschiedenen Therapien erlangt habe, möchte ich in diesem Buch mit dir teilen.

Ich hoffe, dass du dieses Buch am Ende niederlegst und die Hoffnung hast, dass auch du das schaffen kannst. Dass auch du in Zukunft eine Schokolade essen kannst, ohne dich danach den ganzen Tag fertigzumachen oder sie auch einfach abzulehnen, aber nicht, weil du gerade auf den nächsten Diät-Zug aufgesprungen bist, sondern weil du einfach gerade gar keine Lust drauf hast, weil du weißt, dass du sie jederzeit essen kannst, wenn der Gusto kommt. Ich wünsche mir, dass du nach diesem Buch die Unzufriedenheit mit dir selbst in Empörung gegen die Diätkultur und die kapitalistische und sexistische Maschinerie, die dahintersteckt, richten kannst, die von unseren Unsicherheiten so massiv profitiert.

Es ist nicht deine Schuld. Es war nie deine Schuld. Du bist richtig und wichtig genau so, wie du bist.

Zwei kleine Disclaimer am Ende dieses Mission Statements sind mir aber noch wichtig:

Mir ist bewusst, dass ich in einem von der Gesellschaft als normschön betrachteten Körper lebe, und bin mir meines Skinny Privilege absolut bewusst. Und solange ich in einem solchen Körper lebe, werde ich niemals nachfühlen können, welche unfassbar grausamen Erfahrungen Menschen in mehrgewichtigen Körpern täglich machen müssen und wie viel stärker sie von der Diätkultur betroffen sind. Weil ich ein Ally sein möchte und wir in unserer Gesellschaft mehr über Fettfeindlichkeit sprechen müssen, war es mir wichtig, diesem Thema in einem späteren Kapitel auch Platz zu geben.

Dennoch möchte ich meine Geschichte teilen, denn auch ich habe unter der Diätkultur gelitten, bin davon krank geworden und habe mehrere Therapien gebraucht, um ihr den Rücken kehren zu können.

Bin ich deshalb heute vollkommen geheilt? Nein! Wird dieses Buch DICH heilen? Nein! Aber es wird dir Inspiration geben, dich dort abholen, wo ich mich vor einigen Jahren befunden habe, und hoffentlich etwas in dir in Bewegung bringen, was dich zum Nachdenken und hoffentlich auch zum Umdenken bringt.

Ich wünsche mir eine Welt ohne Diätkultur. Ich wünsche mir eine Welt ohne kleine Mädchen, die mit zehn Jahren eine Diät beginnen möchten, weil sie sich mit einer Figur im Fernsehen vergleichen. Eine Welt ohne junge Frauen, die sich im Spiegel betrachten, ihren Bauch einziehen und sich wünschen, sie wären dünner und weniger. Eine Welt ohne Mütter, die Tipps von Angehörigen erhalten, wie sie die Babykilos so schnell wie möglich wieder loswerden. Eine Welt, in der der Jänner eine Zeit der Erholung nach den Feiertagen sein kann und nicht ein einziges Schuldigfühlen, weil es die Blütezeit der Diät- und Fitnesswerbung ist. Eine Welt ohne Beach Body und Sommer-Ready-Machen, ohne Saftkuren und Diabetes-Medikamente, die von gesunden Menschen eingenommen werden, in der verzweifelten Hoffnung, ein paar Kilos abzunehmen.

Eine Welt ohne Diätkultur, in der wir uns in unseren Körpern wohlfühlen dürfen.

Wenn bei dir während des Lesens gewisser Zeilen ein kleines Unbehagen hochkommt oder du dich vielleicht ertappt oder unwohl fühlst, hoffe ich, dass du trotzdem weiterliest und diese Gedanken challengst und weiterdenkst. Erlaube dir selbst, wütend zu werden, wütend zu sein, aber nicht auf dich, sondern auf die Diätkultur, die für so viele dieser Gedanken verantwortlich ist.

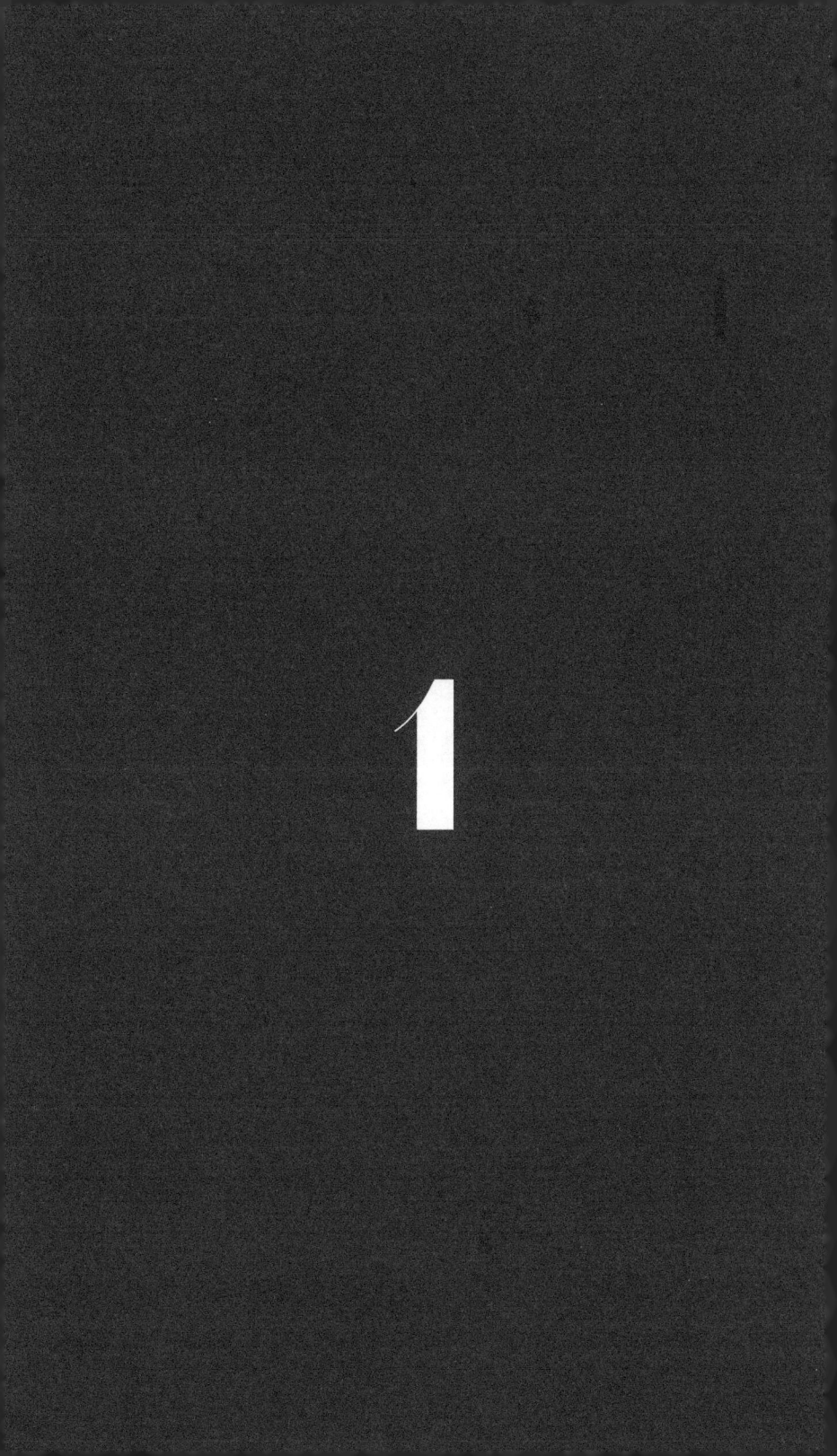

1

Die
Diätkultur

1
Was die Diätkultur
mit mir gemacht hat

4. Februar 2013, Flughafen Kiruna, Schweden

Ich sitze am Gate 14A, um mich herum wuseln viele hundert Menschen. Ich bin alleine, fünf Tage Winterwonderland im hohen Norden hinter mir. Eigentlich wollten meine Freundin und ich auf dieser Reise die Nordlichter sehen, denn scheinbar wäre genau jetzt die perfekte Zeit dafür gewesen, aber leider hatten wir kein Glück. „Diesmal", haben wir gescherzt, aber so schnell werde ich mir so eine Reise nicht mehr leisten können, Schweden ist unfassbar teuer.

Fünf Tage Winterwonderland, fünf Tage voller Spaß, Schlittenhunde, Ski-Doo und Schnee-Expeditionen, aber auch fünf Tage, in denen ich mein Essen absolut schleifen ließ, schleifen lassen musste, denn ich konnte ja nicht kontrollieren, was es auf diesen Erlebnisfahrten zu essen gab. Und jetzt auch noch dieser Schokomuffin, den ich in meiner „Jetzt-ist-es-auch-schon-egal"-Mentalität in mich hineingeschlungen habe.

Hab ich eigentlich irgendwann mal innegehalten und wirklich gefühlt, wie dieser Muffin geschmeckt hat? Hat er mir überhaupt geschmeckt? War er gut? Um ehrlich zu sein, ich hab keine Ahnung. Ich wollte den Muffin, weil ich es ausnutzen wollte, dass ich noch nicht zurück bin. Zurück in Wien, zurück in meinem üblichen Regel-Konstrukt, was mein Essen anbelangt. Und jetzt fühl ich mich irgendwie unwohl. Irgendwie ist mir schlecht. Ich hatte ja auch davor noch ein Sandwich und diese Packung Studentenfutter.

Ich bin unfassbar unzufrieden mit mir und meinem Körper. Ich habe das Gefühl, dass ich jede Kartoffel, jedes Stück Brot und jetzt auch diesen Muffin in meinem Körper spüre. Hat die Hose nicht auch mal besser gepasst? Hat die Hose immer schon so über meine Oberschenkel gespannt und so in meine Taille geschnürt? Ich fühle mich schuldig, ich spüre, wie mir heiß-kalt wird, wie sich diese altbekannte Aggression in mir auftut.

Du hattest das doch schon mal besser im Griff. Du hattest doch so schön abgenommen. Warum jetzt wieder dieser Kontrollverlust? War das wirklich nötig, Sophie? Andere Menschen können im Urlaub und auf Reisen ja auch aufpassen. Warum schaffst du das nicht? Du hast einfach keine Disziplin. Ich bin echt enttäuscht von dir. Wenn morgen wieder der Alltag in Wien losgeht, wird sich das ändern. Du wirst dich wieder an die Regeln halten, und du wirst so dünn sein wie nie zuvor. Abgemacht?

Okay, abgemacht.

Der Anfang vom Ende.

Wenn man mich nach dem Beginn meiner Essstörung fragte, würde ich von diesem Moment erzählen. Ich weiß nicht, wie viele Menschen so eine bewusste Situation schildern können, vielleicht ergibt sich das bei anderen auch nach und nach, und sie schlittern einfach immer weiter von der Bubble des gestörten Essverhaltens in die Bubble der Essstörung, aber bei mir fühlt es sich – im Nachhinein betrachtet – nach einer sehr bewussten Entscheidung an. Es war fast so, als hätte ich mit meiner Essstörung in diesem Moment einen Pakt geschlossen. So dünn zu werden wie nie zuvor.

Aber erst ab morgen – die klassische Aussage von jedem Menschen, der jemals eine Diät gemacht hat.

2

Die Diätkultur ist überall

Kurz bevor ich mich nun zum Laptop gesetzt habe, um diesen Abschnitt zu beginnen, war ich in einem nahegelegenen Supermarkt einkaufen. Und ich weiß nicht, ob ich durch die Recherche für dieses Buch gerade wieder besonders sensibilisiert auf diese Themen bin, aber als ich so durch die Gänge spaziert bin und die Protein-Reiswaffeln, die fettreduzierte Butter und die (Industrie-)zuckerfreien Granolas gesehen habe, wurde mir mal wieder bewusst, dass die Diätkultur in unserem täglichen Leben einfach allgegenwärtig ist. Man kommt ihr nicht aus, weder bei einem Abendessen mit einer Freundin („Nein, danke, für mich keinen Nachtisch, ich versuche gerade ‚gesund' zu essen.") noch auf Social Media („Du bist unzufrieden mit deinem Bauch? Hier XYZ-Übungen, um in 6 Wochen sichtbare Bauchmuskeln zu bekommen!") und schon gar nicht im Supermarkt, wo einem ernährungsspezifische Informationen und Kalorien von jedem Produkt entgegenschreien, damit man sich doch bitte für das bestimmte Produkt entscheiden soll, weil es „besser" oder „gesünder" ist. Und zum Drüberstreuen sehen wir an der Kassa dann noch wunderbare Magazine, die auf sämtliche Schönheitsmakel hinweisen, die der weibliche Körper so zu bieten hat, und Körper von Stars und Sternchen in der Luft zerreißen.

Und wie soll man der Diätkultur denn nun entkommen, wenn sie uns täglich und quasi überall begleitet? Um die Diätkultur zu begreifen und ihr aktiv den Rücken zu kehren, müssen wir verstehen, was sie auszeichnet.

Wie wir im ersten Kapitel bereits gelernt haben, bezieht sich die Diätkultur auf gesellschaftliche Normen und Werte, die sich um das Streben nach dem „idealen" Körperbild drehen und Fettfeindlichkeit im Alltag normalisieren.

Woran erkennen wir die Diätkultur?

Die Idealisierung einer bestimmten Körperform: Die genaue Form ändert sich zwar gefühlt jedes Jahr, aber generell ist das anhaltende Schönheitsideal vor allem eines, nämlich: dünn.

Kapitalisierung deiner Unsicherheiten: Du hast Cellulite? Kauf DIESE Creme, damit sie endlich weggeht und du dich in der Jeans-Short nach draußen trauen „darfst". Die Diätkultur hat eine „Lösung" und ein Produkt für jedes deiner vermeintlichen Probleme.

Fokus auf Essensregeln und Diäten: Die Diätkultur füttert uns, um das oben genannte Schönheitsideal zu erreichen, quasi stündlich mit neuen Essensregeln, Wunderdiäten oder Superfoods, auf die wir uns konzentrieren und für die wir möglichst viel Geld ausgeben sollen.

Gesundheitsmythen, die als Realität kommuniziert werden: Egal ob Superfoods, die Fett verbrennen, oder der Glaube, dass nur dünne Menschen gesund wären, die Diätkultur ist Master darin, solche Gerüchte in die Welt hinauszutragen.

Kontrollorgan aus Schuld und Scham: Jeder Mensch, der nicht dem idealen Körperbild entspricht und nicht alles dafür tut, um so auszusehen, wird beschämt und sollte sich schuldig fühlen – das gilt natürlich auch, wenn man die heiligen Essensregeln bricht.

Der Selbstwert wird vom Aussehen bestimmt: In der Diätkultur bist du nur so viel wert wie die Zahl auf deiner Waage und die Form deines Körpers.

Je mehr ich über die Diätkultur erfuhr und je mehr ich mich damit beschäftigte, umso leichter fiel es mir, sie auch in meinem Alltag zu entlarven, und das half mir massiv dabei, sie als das zu sehen, was sie heute für mich ist: Ein Regelkonstrukt, das aus unseren Unsicherheiten Kapital schlägt und vor allem uns Frauen einreden will, dass wir uns kleiner machen sollen und möglichst wenig Platz einnehmen dürfen. Das hat mir auch meine Ernährungstherapeutin Isabel Bersenkowitsch, vielen auf Instagram auch unter @ernaehrungsrevolution bekannt, bestätigt: „Das Konstrukt Diätkultur ist wahnsinnig antifeministisch oder eigentlich auch antihumanistisch, um auch die Männer miteinzuschließen."

Ich bin froh, dass ich mittlerweile schon so viel über die Diätkultur lernen durfte, denn all diese Dinge haben mich zum Nachdenken gebracht, und so hat sich letztlich eine Wut breitgemacht, die mich heute laut werden lässt.

Und weil ich nicht alleine kämpfen will und auch dir die Chance geben möchte, die Diätkultur in deinem Umfeld schneller zu entlarven, möchte ich dir jetzt ein bisschen mehr davon erzählen und dir zeigen, woher sie überhaupt kommt.

Die Geschichte der Diätkultur ist manchmal fast unglaublich und wahnsinnig zugleich, also mach dich auf etwas gefasst …

3
Eine „kurze" Geschichte der Diätkultur

Starten wir mal mit einer ganz simplen Definition: Das Wort Diät kommt aus dem Griechischen – diaita – und bedeutet, die Art zu leben. Das hat ja erst mal eigentlich nicht unbedingt nur etwas mit dem Essen zu tun, und so wurde das generell auch gelebt, bis Hippokrates – der in der griechischen Antike lebende Arzt (man erinnere sich an den hippokratischen Eid!) – und Ärzte in seinem Umfeld damit begannen, das Wort Diät vor allem im medizinischen Kontext, wie zum Beispiel auch für Ess-, Trink- und Bewegungsverhalten, zu verwenden. Diese Art der frühen medizinischen Schriften definieren den Begriff diaita allerdings mehr als Regime – ein striktes Set an Regeln, wie man sich zu verhalten habe. Laut diesen frühen griechischen Ärzten galten Menschen, die diese „richtige Diät" nicht einhielten, als intellektuell und moralisch unterlegen. Da haben wir also schon die Scham und die Moral. Wenn man also bestimmte Dinge isst und tut, ist man gut, wenn nicht, ist man schlecht. Das hört sich doch verdächtig nach der heutigen Diätkultur an, findest du nicht auch? Schön, dass wir das schon in der griechischen Antike festhalten können.

Aber zurück zur Geschichte: Von Anbeginn der Zeit waren die Menschen eigentlich vor allem damit beschäftigt, ausreichend Nahrung zu sich zu nehmen, um zu überleben. Ein dickerer Körper galt als erstrebenswert, da er mit Reichtum, Gesundheit und besserem sozialem Status gleichgesetzt wurde. Außerdem war die Wahrscheinlichkeit, eine Hungersnot zu überleben, erheblich größer, wenn man „Reserven" hatte. Dickeren Frauen wurde zudem eine bessere Fruchtbarkeit nachgesagt. Dünn zu sein wurde damals im Gegenzug vor allem mit Armut, Krankheit und Tod gleichgesetzt.

Wie wir sehen, wurde über einen langen Zeitraum unserer Geschichte Dicksein als begehrenswert angesehen. Wann hat sich dieses Blatt dann gewendet? Wann haben wir damit begonnen, Dünnsein als das Ideal zu definieren und alles andere zu verteufeln?

Erste Aufzeichnungen dazu gibt es tatsächlich genau aus dieser Zeit, in der die ersten Samen der heutigen Diätkultur gesät wurden. Die Antike war eine erste Zeit des Wohlstands und Überflusses (zumindest für die Oberschicht). Und eben genau deshalb, weil alles im Überfluss vorhanden war, wurde es zu einer Art Challenge, sich gerade in solchen Situationen in Zurückhaltung und Balance zu üben. Essen war nicht Genuss, sondern rein ein Mittel zum Zweck, um ausreichend Energie zu haben. Ich denke da sofort an die alte Sophie vor einem Frühstücksbuffet, und wie es besonders in solchen Situationen meine erklärte Mission war, eben nicht zu völlern, sondern mich zu maßregeln, damit niemand schlecht von mir dachte. Das kommt also aus der Antike, auch interessant, wie lange ich das schon mit mir herumschleppe.

Essen und moralische Gedanken von Gut und Schlecht in einen Topf zu werfen, war auch in den Tagen von Christoph Kolumbus groß im Trend. Kolumbus und andere Eroberer dieser Zeit, die in den eroberten Gebieten lebten, hatten große Angst davor, die Nahrung der indigenen Bevölkerung zu essen, beziehungsweise generell die Lebensmittel, die es auf dem eroberten Gebiet gab, weil sie dachten, dass sie davon sterben würden. Ihre logische Schlussfolgerung war auch, dass das Essen für die physischen Unterschiede zwischen ihnen und der indigenen Bevölkerung verantwortlich war. Und da die Eroberer der Meinung waren, dass sie von Gott gesandt waren, um das eroberte Volk zu zivilisieren, wollten sie auf keinen Fall riskieren, das Gleiche zu essen und so auszusehen wie die Menschen, die sie kolonisieren wollten. Wie schlau es aber war, wochenlang auf einem Schiff herumliegende und ungekühlte Lebensmittel zu essen, werden wir hier jetzt allerdings nicht erörtern.

Ist es dir übrigens aufgefallen? Hier erkennen wir ganz wunderbar den heute sehr weit verbreiteten Diät-Glaubenssatz: „Du bist, was du isst."

Bisher haben wir noch nicht von tatsächlichen Diäten mit „ordentlichen" Essensregeln gelesen, aber keine Angst, wir kommen dem jetzt gleich einen großen Schritt näher mit den absurden Diäten des Dichters und Lords George Gordon Byron, der Anfang des 19. Jahrhunderts lebte. Er war während seines Lebens unfassbar populär in England, ein sogenanntes Pop-Sternchen am Dichterhimmel und immer sehr offen, was seinen Wunsch anging, dünn zu sein. Er philosophierte nicht nur privat in seinen Tagebüchern viel über sein Gewicht, sein Ess- und Sportverhalten und seine Diätziele, sondern ließ dies auch in seine literarischen Werke einfließen, um so auch andere damit zu „inspirieren". Er fastete und trank literweise Essig gegen seinen Hunger. Essig würde Fett verbrennen, war damals die gemeine Annahme (dieses Gerücht hält sich übrigens bis heute, vor allem in der Social-Media-Fitness-Influencer-Bubble, die morgens erst mal ein Stamperl Apfelessig in die Selfiekamera hält). Er galt als eine der ersten Diät-Ikonen seiner Zeit und hatte auch viele Anhänger, die es ihm gleichtaten. Einige Historiker sagen ihm heute übrigens eine extreme Körperdysmorphie und Essstörung nach. No shit, Sherlock.

Jedem, der schon einmal einen amerikanischen Cheesecake nachbacken wollte, wird der Graham Cracker ein Begriff sein. Wenn du das noch nicht versucht hast, dann kann ich dir sagen, was die Google-Suche bei mir damals ergeben hat: ein amerikanischer Vollkornbutterkeks, dessen Namensgeber Sylvester Graham war. Er war ein presbyterianischer Pfarrer, der in den 1830er-Jahren predigte, dass Alkohol, Gewürze, Koffein und auch Fleisch schlecht für die Gesundheit seien und man diese deshalb aus der Ernährung streichen solle. Maßhalten, Vegetarismus und sexuelle Enthaltsamkeit waren die wichtigsten Regeln der sogenannten „Grahamisten". Laut Graham würde der Verzehr von falschen Lebensmitteln nicht nur zu Verdauungsbeschwerden und Krankheit führen, sondern auch zu sexuellem Übermaß, und das musste um jeden Preis verhindert werden. Diese Ideen gleichen der protestantischen Weltsicht dieser Zeit, die jegliche Art von Genuss verteufelte und Selbstbeherrschung hochhielt. Ich will hier nur kurz anmerken, dass Graham weder eine medizinische noch eine ernährungsspezifische Ausbildung hatte, sondern lediglich seine eigenen Erfahrungen teilte und sie gewissermaßen zum (Diät)Gesetz erhob. Das hört sich für mich irgendwie sehr nach den Wellness- und Fitness-Influencern an, die in den 2010er-Jahren ihre E-Books verkauften, in denen sie penibelst genau ihre Diätpläne und „Erfahrungen" preisgaben, damit man so aussehen konnte wie sie. Die Beurteilung, ob das wirklich funktioniert hat, gebe ich jetzt mal an dich weiter, ich für meinen Teil bin dreimal am gleichen Plan gescheitert und habe dann eine Essstörung entwickelt.

In den 1860er-Jahren brachte Großbritannien einen weiteren Weight-Loss-Guru hervor: William Banting. Der ehemalige Leichenbestatter war lange Zeit unzufrieden mit seinem Gewicht, und obwohl ihm viele Ärzte versicherten, dass es normal ist, im Alter zuzunehmen, wollte er dies einfach nicht akzeptieren. Schlussendlich fand er einen Arzt, der ihn bei einer Low-Carb-Diät anleitete. Die sogenannte Banting-Diät war eine Art Prototyp der Atkins-Diät – wenig bis keine Kohlenhydrate, dafür viel Fleisch und Fette. Um der vorprogrammierten Verstopfung vorzubeugen, verschrieb die Diät zusätzlich dazu sechs Gläser

Wein täglich (so gesund!). In seinem offenen „Brief über Korpulenz" beschrieb er die Diät bis ins kleinste Detail. Das Büchlein war mehrmals ausverkauft und wurde so populär, dass sogar das Verb „to bant" eingeführt wurde, durch das seine Anhänger ausdrücken konnten, dass sie die Diät praktizierten. „Yeah dude, I'm also banting." Die Banting-Diät empfahl auch, sich regelmäßig zu wiegen (Red Flag #129234!!!!), was dazu führte, dass es bis Ende 1885 in vielen Drogerien, Apotheken und sogar Banken und Büros Waagen gab, die nun die Fixierung auf das Körpergewicht für viele Generationen danach in Stein meißelten. Danke, Will!

Irgendwie doch sehr interessant, dass die Vorreiter der Diät-Geschichte vorwiegend Männer waren, oder? Aber wer jetzt denkt, dass Frauen nicht trotzdem „besonderen" Schönheitsidealen hinterherjagen mussten, hat weit gefehlt. So leicht wurde es uns natürlich nicht gemacht. Denn obwohl das Schönheitsideal im viktorianischen Zeitalter rund und weich war, weil das einerseits Weiblichkeit und Fruchtbarkeit ausstrahlte und andererseits zeigte, dass der Mann es sich leisten konnte, seine Frau gut zu ernähren, so war es dennoch von immenser Wichtigkeit, dass ihre Figur der Silhouette einer Sanduhr glich. Klassischerweise wurde dies mit einem Korsett erreicht, wodurch die Taille erheblich schmäler „gequetscht" werden konnte. Aber natürlich nicht ohne gesundheitliche Folgen. Viele Ärzte machten das Korsett schon damals für die Beschädigung innerer Organe, Rippendeformationen, Fehlbildungen bei Säuglingen oder auch Fehlgeburten verantwortlich. Wir mussten also zwar noch nicht hungern, aber konnten dafür fast nicht atmen und mussten Körperdeformationen hinnehmen – choose your battle wisely.

Zusätzlich erhöhte nun auch die Industrialisierung den Druck auf die Frauen: Wurden Klamotten ursprünglich an die Frauen angepasst und an ihre Körper geschneidert, so begann man nun dank technologischer Innovationen mit der Massenproduktion von Kleidung. Um allerdings Kleidungsstücke zu produzieren, die möglichst vielen Frauen passten, mussten Standardgrößen bestimmt werden. Und um Schnitte dafür zu konstruieren und Größen zu vereinheitlichen, wurde an Frauen Maß genommen. Was allerdings bis heute zu vielen Problemen führt, weil Frauenkörper einerseits sehr individuell und unterschiedlich sind, und andererseits, weil für diese Messungen ausschließlich weiße Frauen herangezogen wurden, was einen Großteil der Frauen komplett ausschließt. Diese Standardkonfektionsgrößen setzen uns also nicht nur bis heute unter

Druck, weil erwartet wird, dass unsere Körper in verallgemeinerte Größen und Schnitte passen müssen, sondern bieten auch seit jeher „einfache Kennzahlen", um den eigenen Körper mit dem eines anderen zu vergleichen. Als mir während der Pubertät bewusst wurde, dass ich mindestens eine, wenn nicht oft zwei Konfektionsgrößen über meinen Freundinnen lag, entschied ich mich dazu, nicht mehr gemeinsam mit ihnen shoppen zu gehen, weil mich der Vergleich zu sehr deprimierte und diese Shopping-Trips zu oft mit Tränen in der Umkleide endeten.

Ende des 19. Jahrhunderts kam ein weiteres wichtiges Hilfsmittel der Diätkultur ins Spiel: die Printmedien. Ein perfektes Instrument, um aufzuzeichnen und zu zeigen, wie Frauen in dieser Zeit auszusehen hatten. Und womit vergleichen wir uns auch heute immer noch am liebsten? Na, natürlich mit einem Körper, den es so eigentlich gar nicht gibt. Sind heute Photoshop und verschiedenste Retusche-Apps dafür verantwortlich, so war es damals der US-amerikanische Cartoonist Charles Dana Gibson. Er kreierte 1890 das sogenannte Gibson Girl. Sie war schlank, aber kurvig, hatte eine unrealistisch schmale Taille (Organe brauchte sie ja keine, sie war ja nur gezeichnet), aber war athletisch, denn Frauen entdeckten zu dieser Zeit auch erstmals sportliche Hobbys wie Tennis und Radfahren für sich. Charles Gibson zeichnete unzählige Gibson Girls. Das Gibson Girl wurde zu einem echten Marketing-Hit und einem ersten „künstlichen It-Girl". Sie konnte von Seifen bis hin zu Sodas alles verkaufen, denn Frauen wollten so sein wie sie und hofften, dass durch den Kauf der Produkte etwas von der Schönheit, der gesellschaftlichen Stellung und der Lebensfreude auf sie überspringen würde. Das Konstrukt funktionierte damals und heute. BAAAAAM! Die Idee, weiße dünne Frauen für Werbezwecke zu verwenden, war geboren, und damit auch das Gefühl der Unsicherheit von Generationen von Frauen, die sich mit ihnen verglichen.

Aber wer hätte es gedacht, das Schönheitsideal für Frauen blieb nicht lange das künstlich erschaffene Gibson Girl mit dem niemals zu erreichenden Taillenumfang. NEIN! Von da an wurde es immer dünner …

Just nachdem Frauen in Amerika im Jahr 1919 das Recht bekamen zu wählen, wurde das Flapper Girl geboren und mit ihr die moderne Diätkultur und noch dünnere Schönheitsideale. Im Gegensatz zum zuvor herrschenden Sanduhr-Ideal, waren beim Flapper Girl beziehungsweise beim Flapper Dress, das dieses Ideal bestimmte, keine Kurven zu erkennen. Alles musste geradlinig und schmal sein. Die Taillennaht sank auf die Hüfte, die Saumnaht stieg weiter nach oben, Frauen banden sich ihre Brüste ab und begannen mit absurden Diäten, um in die neuen Trendkleider zu passen, die vor allem von Coco Chanel und der Silhouette ihres ikonischen „kleinen Schwarzen" inspiriert wurden.

Aber Gott sei Dank gab es nicht nur immer mehr Schablonen, in die wir Frauen hineinpassen mussten, sondern auch immer mehr Experten und Tools, die uns Frauen dabei helfen sollten, uns kleiner und dünner zu machen. Ende des 19. Jahrhunderts sprach man erstmals von Kalorien, um den Energiewert von Lebensmitteln zu bestimmen. (Endlich, was täten wir nur ohne Kalorien?) Die Ärztin Dr. Lulu Hunt Peters soll eine der ersten begeisterten Frauen gewesen sein, die ihre Kalorien zählte und danach auch andere dazu inspirieren wollte. In ihrem Buch von 1918 „Diet and Health with Key to the Calories", riet sie Frauen, eine Kalorienmenge zu sich zu nehmen, die man heute einem 3-jährigen Kind empfehlen würde. Diese Kaloriensumme sollte man dann über den Tag verteilt in 100-Kalorien-Portionen zu sich nehmen. Und da das nicht schon genug Aufwand war, trug die Diät-Befürworterin den Frauen in ihrem Buch auf, nicht nur ihre eigene Kalorienzufuhr immer im Auge zu behalten, sondern doch gleich die der ganzen Familie. Hört sich für mich verdächtig nach Wegbereiterinnen der Almond-Mums an – jener Mütter, die das Dünnsein über die Gesundheit ihres Nachwuchses stellen –, findest du nicht?

Mit dem neuen Schönheitsideal, Printmedien und Körperwaagen, die's nun endlich auch für zu Hause gab (YAY!), stieg das Körperbewusstsein, und somit auch die Obsession mit dem Dünnsein weiter an, was wiederum neue Diät- und Abnehmprodukte hervorbrachte: Diätpillen mit fragwürdigen Inhaltsstoffen, wie Arsen, Abführmitteln oder Bandwürmern, kamen auf den Markt. Ja, du hast richtig gehört – BANDWÜRMER! Der Bandwurm würde dann in deinem Magen weiterleben und quasi bei deinem Essen mitessen, wodurch man sich wünschte, dass weniger Essen vom Körper selbst aufgenommen wurde. Und man mag es glauben oder nicht, die Menschen haben die Pillen in diesem Bewusstsein geschluckt. Eine weitere Draufgabe war die Vermarktung der Pillen in Zeitschriften. Über der Pillen-Packung prangte ein großer Schriftzug: Don't be fat! (Sei nicht dick!) – unglaublich inspirierende Werbeaussage, findest du nicht auch?

Seit den 1920er und 30er-Jahren ist die Diätkultur nun ziemlich fest in der Gesellschaft über alle Schichten hinweg verankert, gemeinsam mit dem Konzept, dass Dünnsein und Abnehmen ja lediglich etwas mit Disziplin zu tun hätten. Mehrgewichtig zu sein wäre ein reines Verhaltensproblem. Ergo waren (und sind bis heute) alle Menschen, die nicht dem Schönheitsideal entsprachen, faul, was auch die Fettfeindlichkeit in der Gesellschaft weiter stärkte, und damit noch mehr Menschen in die Diätspirale trieb.

In dieser Zeit waren Frauen zwar unter einem erhöhten Druck, ein bestimmtes Ideal zu erfüllen, bekamen dafür immer mehr soziale Freiheiten (danke, wie großzügig!), wie das Rauchen, das nun auch an öffentlichen Plätzen erlaubt war. Das gefiel den Tabakunternehmen natürlich, die ihre Zigaretten als verdauungsfördernd vermarkteten und versprachen, den Appetit zu zügeln. „Reach for a Lucky, instead of a sweet", so lautete der Werbespruch von Lucky Strike.

Die 20er waren auch das goldene Zeitalter von Good Old Hollywood, das damals erstmals auch großen Einfluss auf das Schönheitsideal dieser Zeit nahm, was sich bis heute nicht geändert hat. Wie die Menschen auf der großen Leinwand aussehen, was sie tragen und wie sie sich verhalten, beeinflusst seit jeher Zuschauer und die breite Masse. Deshalb war es auch damals kein Wunder, dass die Zurschaustellung dünner glamouröser weißer Damen in kurzen Stummfilmen dazu beitrug, dass die Diätindustrie weiterwuchs und immer verrücktere Produkte zum Abnehmen auf den Markt brachte: Kaugummis, Bürsten, Badeöle und Getränke, keine Absurdität wurde ausgelassen, war die Wirkung auch noch so inexistent.

Wir gehen weiter in der Geschichte, und da haben natürlich auch die wunderbaren 30er nichts verabsäumt, was neue und außergewöhnliche Diäten anbelangt: Die Grapefruit-Diät wurde erfunden. Viele Leute kennen sie auch als „Hollywood-Diät". Und das Gerücht, Grapefruits würden wie durch ein Wunder Fett verbrennen, hält sich ja tatsächlich bis heute. Natürlich habe auch ich diesen Trend nicht ausgelassen, Anfang der 2000er stand das ja in allen Boulevardmagazinen. Eine halbe Grapefruit zu essen, war meine Bewältigungsstrategie, um mit den riesigen Schuldgefühlen, die ich nach dem Essen bei Frühstücksbuffets im Urlaub immer hatte, umzugehen. Ich habe sie einfach mit der Grapefruit runtergeschluckt, ganz egal wie abgrundtief schlecht mir schon war. Die wird das schon richten, dass ich mich gerade komplett überessen habe. Oh boy, wenn ich an diese Zeiten zurückdenke, hab ich ganz viel Mitgefühl mit mir selbst.

In den späten 30er-Jahren brach der Zweite Weltkrieg herein, was die Diät-industrie klarerweise wieder etwas einbremste, da die Menschen sich um we-sentlich wichtigere Dinge kümmern mussten und es mehr darum ging, aus-reichend Essen zu bekommen, als absichtlich zu hungern. Aber die Diätkultur wäre nicht die Diätkultur, würde sie sich nicht auch nach so einem Rückschlag sofort wieder tapfer mit innovativen Ideen zurückkämpfen. Gleich nach Ende des Krieges fand man zum Beispiel eine wunderbare zweite Einsatzmöglichkeit für die übrig gebliebenen Amphetamin-Pillen, die man den Soldaten an der Front zur Verfügung gestellt hatte, damit sie länger fit blieben. Amphetamin aka Speed (ja genau, DAS Speed) wurde als eine weitere Abnehmpille ver-schrieben und erfreute sich großer Beliebtheit, bis man die gesundheitlichen Bedenken nicht mehr ignorieren konnte und eine öffentliche Warnung aus-sprach, um sie zu verbieten.

Die Printmedien hatten weiterhin großen Einfluss und beglückten die Men-schen nun nicht mehr nur mit Abnehm-Werbung, sondern griffen die Themen auch redaktionell auf. Es wurden erste Sportübungen und Workouts abgedruckt, natürlich immer in Kombination mit der nächstbesten Diät: Die Limonaden-Diät beziehungsweise Master Cleanse Diät, wie sie uns auch heute immer noch ein Begriff ist, wurde geboren. Während der Diät trinkt man ausschließlich Wasser mit Zitronensaft, Ahornsirup und Cayenne-Pfeffer, sechs- bis zwölfmal täglich. Das Wasser würde den Körper entgiften und so die „Pfunde purzeln lassen". (Oh Mann, wie ich diesen Satz hasse!) Natürlich habe ich auch diese Diät nicht unversucht gelassen, und wenn das Päckchen Cayenne-Pfeffer nicht bei irgendeiner Übersiedlung den Weg in den Mistkübel gefunden hätte, wäre es wahrscheinlich auch heute noch in meinem Gewürzschrank.

Aber neue Diäten waren nicht die einzigen Abnehminstrumente, die die frühen 50er hervorbrachten, 1948 startete Esther Manz die erste Abnehm-Selbsthilfe-Gruppe TOPS – Take Off Pounds Sensibly, wo vorwiegend Frauen wöchentlich zusammenkamen, um über ihre Probleme mit ihrem Gewicht und dem Kampf mit der aktuellen Diät zu sprechen. Und natürlich stand auch das gemeinsame Wiegen auf dem Programm.

Und hatten die Frauen nicht schon genug mit anhaltenden Schönheitsidea-len, Druck und Wiederaufbau zu tun, so tauchte auch schon ein neues Schön-heitsideal am Horizont auf: Marilyn Monroe. Sie galt nun als Inbegriff von Schönheit. Eine Silhouette wie eine Sanduhr, schmale Taille und vollbusig, aber wesentlich schlanker als im viktorianischen Zeitalter. Würde man ihre Figur in heutige Konfektionsgrößen einteilen, wäre sie wohl eine europäische 34. Man fragt sich also, warum sie uns dennoch bis heute als „mollige" (ein weiteres Wort, das ich hasse!) Schauspielerin in Erinnerung geblieben ist?

Das gleiche Jahrzehnt sah auch die allererste Magenverkleinerung an der Universität von Minnesota. Ärzte zu dieser Zeit betrachteten diese Art der Operation für mehrgewichtige Menschen nicht als medizinisch zwingend notwendig, denn, sind wir uns ehrlich, einen gesunden Teil des Magens einfach zu entfernen ist auch nichts, was man auf die leichte Schulter nehmen sollte. Allerdings sah das der Chirurg Dr. Howard Payne anders. Er hatte sich genau auf diese Art von Operationen spezialisiert und wollte wohl sein Geschäft etwas ankurbeln, also bezeichnete er mehrgewichtige Menschen von nun an als „krankhaft fettleibig". Er prägte diese Bezeichnung und übte damit noch mehr Druck auf Personen aus, die nicht dem herrschenden Schönheitsideal entsprachen.

Aber Gott sei Dank musste man nicht sofort eine Magenverkleinerung in Betracht ziehen, denn ein neuer Stern am Diäthimmel war geboren (den wir auch bis heute kennen): Weight Watchers – das bis heute berühmteste Gruppen-Abnehm-Programm der Welt. Die Hausfrau Jean Nidetch gründete das Programm 1961, weil sie nach unzähligen Jojo-Diäten dem Frust etwas entgegensetzen wollte. Wer das System nicht kennt: Bei den Weight Watchers werden Kalorien durch Punkte ersetzt, und das Zählen somit vereinfacht. Ich kenne das Programm natürlich auch, hab es für mich aber nie in Erwägung gezogen, weil es mir schlicht und einfach zu teuer war. Für die Recherche hab ich aber kurz auf ihrer Website vorbeigeschaut und war so getriggert von den Vorher-Nachher-Geschichten und der Sprache über gewisse Speisen und Lebensmittel, dass ich sie sofort wieder geschlossen habe. Versteht mich nicht falsch, ich glaube nicht, dass Weight Watchers nur schlecht ist, weil es auch ein Gemeinschaftsgefühl schafft, das für viele Menschen sehr wichtig ist, da mit Körperbild und Essen einfach sehr viel Scham einhergehen. Das ist auch bestimmt der Grund, warum sich dieses Programm bis heute halten konnte. Dennoch finde ich die Diätsprache, die dort verwendet wird, furchtbar und in höchstem Maße triggernd.

Aber als hätten Frauen nicht schon genug damit zu kämpfen gehabt, auszusehen wie Marilyn Monroe, so gab es in den 60er-Jahren ein Revival der

Flapper Girls, nur (ihr ahnt es schon) noch ein bisschen dünner. Das britische Model Lesley Lawson, vielen auch unter „Twiggy" bekannt, erlangte große Berühmtheit, als sie 1966 auf der Titelseite des Time Magazine das Aushängeschild von London – der Swinging City – wurde. Zu diesem Zeitpunkt war sie 17 Jahre alt und hatte einen schlanken Teenager-Körper, und mit diesem wurde sie zu einem Ideal für Millionen von Frauen auf der ganzen Welt. Das Problem nur: Dieses Ideal war unmöglich zu erreichen, vor allem nicht für erwachsene Frauen, die schon rein anatomisch und physiologisch komplett anders gebaut waren.

Das ist übrigens auch bis heute das Problem an Schönheitsidealen: Wir sind alle komplett verschieden, haben eine unterschiedliche DNA, eine unterschiedliche Anatomie, und dennoch glauben wir, dass wir alle gleich aussehen müssen.

Die Medien krönen jedes Jahrzehnt einen neuen Körper als „Body Goals" und entscheiden somit, wie Frauen auszusehen haben. Und ganz gleich, ob du breite Hüften, schmale Hüften, kleine oder große Brüste hast, das erklärte Ziel muss sein, mit deinem eigenen Körper dem herrschenden Schönheitsideal so nahe wie möglich zu kommen. Es muss dein erklärtes Ziel sein, den burschikosen Körper einer 17-jährigen Twiggy zu bekommen, ganz gleich, ob du breitere Hüften oder große Brüste hast. Es muss dein erklärtes Ziel sein, alles dafür zu tun, jede Diät zu machen, die dir auf deinem Weg unterkommt, ganz gleich, was du dafür opfern musst. Und ein Jahrzehnt später wird sich alles wieder verändern, und die Gesellschaft verlangt von dir, dich an die neuen Beauty Standards anzupassen. Koste es, was es wolle. Ist das nicht absurd? Erst wenn man sich dieser sich ständig verändernden Körperideale bewusst wird, merkt man, dass dieses ganze Konzept eigentlich nur auf unserem Scheitern und unseren Unsicherheiten aufgebaut ist. Man kann seine Figur nicht innerhalb eines Jahrzehnts verändern, du kannst deine Veranlagungen, die Grundzüge deines Körpers auch nicht über alle Jahre deines Lebens verändern (außer natürlich, du bist gewillt, dich ständig Schönheitsoperationen zu unterziehen). Ich werde niemals lange Beine haben – niemals, mein Oberkörper wird im Verhältnis immer länger sein als meine Beine, das kann ich nicht ändern, selbst wenn ich zu- oder abnehme. Ich werde auch niemals superdünne Oberarme haben, denn selbst als ich hochanorektisch war, hatte ich eine ausgeprägte Oberarmmuskulatur. Man kann seinen Körper nicht von Grund auf verändern, und es sollte auch nicht von uns verlangt werden. Stattdessen sollten wir unsere Unterschiede feiern – die Dinge, die uns besonders machen. Darauf sollten wir unseren Fokus legen.

Weil sich das Schönheitsideal nun von einem Jahrzehnt zum anderen wieder komplett verändert hatte und Frauen nun noch dünner sein mussten als jemals zuvor, gab es natürlich auch neue Diätpläne, die dieses Problem lösen sollten. Erstmals kamen Shakes auf den Markt, die man statt Mahlzeiten trinken konnte. Wie du bestimmt weißt, gibt es die ja bis heute, und natürlich habe ich auch dieses Experiment nicht ausgelassen. Und zwar während meiner Au-pair-Zeit in London. Ich kaufte mir brav diese Shakes, würgte einen als Mittagessen runter (unglaublich, wie grauenhaft so etwas schmecken kann – und die Konsistenz erst!) und war gefühlt zehn Minuten später wieder hungrig. Also aß ich eine Banane (ich wollte ja weiterhin „brav" sein, und Bananen sind ja Obst – ergo erlaubt), aber auch dieser Snack befriedigte mich nicht. Also suchte ich weiter nach „gesunden" Snacks und graste in der Küche meiner Gasteltern von einem Vorratsschrank zum nächsten. Dieser Essanfall endete damit, dass ich eine ganze Packung Granola (trocken, ohne Milch oder Joghurt) gemeinsam mit Trockenfrüchten aß und danach mit unfassbaren Schuldgefühlen auf dem Boden der Küche saß und wieder mal unglaublich enttäuscht von mir war, dass ich es wieder nicht geschafft hatte, eine Diät zu halten. Ja, nicht mal für einen Tag, nicht mal für wenige Stunden. Ich war eine Versagerin, zumindest glaubte ich das.

Aber zurück zur Geschichte: Eine weitere sehr problematische Diät dieser Zeit, die Gerüchten zufolge auch Elvis Presley probiert haben soll, ist die Sleeping Beauty Diät. Und ganz ehrlich, so einen Schwachsinn kannst du nicht erfinden: Bei dieser Diät nimmt man Schlaftabletten, wodurch man nicht essen kann, weil man für ein paar Tage quasi bewusstlos herumliegt und so Gewicht verliert. Wie verzweifelt muss man sein, um Tage seines Lebens nicht bewusst mitzuerleben, nur um abzunehmen. Es bricht mir das Herz, und es wundert mich absolut gar nicht, dass in dieser Zeit auch die Krankenhausaufenthalte bei Frauen aufgrund von Magersucht signifikant anstiegen.

In den 70er-Jahren keimte aber nun endlich auch eine erste Gegenbewegung auf: Es formte sich ein Fat Acceptance und Fat Liberation Movement, deren Ziel es war, die Mythen rund um Gewicht, Gesundheit und die „Wirksamkeit" von Diäten zu entlarven und die Akzeptanz von anderen Körperformen zu stärken. 1969 wurde in Los Angeles NAAFA – die National Association to Advance Fat Acceptance – gegründet, um gegen Vorurteile und vor allem auch Diskriminierung gegenüber dicken Menschen im Sinne der Grundrechte vorzugehen. Aus einem Ableger der NAAFA bildete sich der Fat Underground, die in ihrem Fat Liberation Manifesto niederschrieben, dass die amerikanische Gesellschaft deshalb Angst davor hat, dick_fett zu sein, weil sie starke Frauen fürchtet. Darüber hinaus wurden darin Statistiken dargelegt, die bewiesen, dass Fettfeindlichkeit vor allem im medizinischen Establishment begründet liegt. Die Gruppe löste sich leider in den frühen 80er-Jahren auf, hat aber maßgeblich den Weg für den heutigen Fett- und Körper-Aktivismus geebnet.

Aber auch wenn es mittlerweile Gegenströme gab, so war die Diätkultur immer noch „on fire". Wir sind ja auch erst in den frühen 70er-Jahren, der Geburtsstunde der Atkins-Diät: viel Fett und Protein und sehr wenige Kohlenhydrate. Das anleitende Buch von Dr. Robert Atkins war ein Hit und wurde ein Bestseller – am Höhepunkt der Popularität waren 1 von 11 Amerikanern auf der Atkins-Diät. Ich habe selbst eine Zeit lang versucht, eine Art der Atkins-Diät zu machen, nachdem sie mir von einer Diätologin empfohlen wurde (der würde ich nach wie vor gerne noch mal einen Besuch abstatten, weil sie sehr viele problematische Diät-Glaubenssätze so richtig in mir verankert und bestätigt hat). Ich nahm während dieser Diät zwar ab, aber erstens nicht nachhaltig und zweitens bekam ich starkes Sodbrennen und im Folgenden Gastritis, weil mein Magen es nicht gewohnt war, einen Block Käse und so viele Nüsse zu essen. Bei dieser ganz besonderen Abwandlungsform der Atkins-Diät war es übrigens von großer Bedeutung, dass der erste Bissen IMMER Protein war. (Musst du schon lachen?) Die Diätologin hat damit einfach ausgeklammert, dass das Essen im Magen sowieso zusammenkommt, ganz gleich, ob der erste Bissen Protein ist oder nicht.

Der Low-Carb-Spieß drehte sich in den 80er-Jahren aber um, als nicht mehr nur Kohlenhydrate, sondern vor allem Fett verteufelt wurde. Es war die Glanzzeit der Low-Fat- und Low-Calorie-Produkte in den Supermärkten, die es ja bis heute gibt und die auch ich während meiner Diät-Phasen gekauft habe – ausschließlich. Ich hab getan, als wäre ich auf „normale" Joghurts allergisch, wenn jemand das falsche gekauft hat. Dabei muss ich dir ganz ehrlich sagen, dass ich Low-Fat-Käse, Joghurts und Butter einfach nicht mehr essen oder kaufen kann. Erstens sind sie oft voll von Stabilisatoren, die einen Ausgleich für das fehlende Fett schaffen sollen, und zweitens schmecken sie meistens ziemlich langweilig, so als würde etwas fehlen – eben das Fett.

Das Schönheitsideal hat sich übrigens auch in den 80er-Jahren wieder verändert. Jane Fonda und die ersten Supermodels wie Elle Macpherson wurden die neuen Body Goals. Diesmal mussten Frauen zwar nicht dünner werden, aber dafür athletischer und fitter. Groß, schlank – und bitte nicht die Schulterpolster vergessen.

Man hätte denken können, dass das Schönheitsideal der 80er einen guten Weg für die Zukunft geebnet hätte, aber leider weit gefehlt. Die 90er waren die Glanzzeit der Supermodels wie Linda Evangelista, Naomi Campbell und nicht zu vergessen Kate Moss, die eine ganze Ära prägte: Heroine Chic war geboren. „Heroine Chic" – blasse Haut, dunkle Ringe unter den Augen und ein ausgemergelter, androgyner Körper. Wie in aller Welt konnte diese Art des Aussehens populär werden? Warum möchte man aussehen, als wäre man krank und drogenabhängig? Es ist nichts „chic" daran, einen von Drogensucht gezeichneten, dürren Körper zu haben, der langsam an einer Krankheit zugrunde geht. Übrigens: Auch hier dürfen wir nicht vergessen, dass Frauen sich mit einem Teenager-Körper verglichen haben. Kate Moss war 14 Jahre alt, als sie von einer Modelagentur entdeckt wurde. Ein Zitat dieser Frau wird mich übrigens wahrscheinlich bis ans Ende meines Lebens begleiten: „Nothing tastes as good as skinny feels." NEVER FORGET, wie diese Worte meinen Schülerkalender und meinen Handy-Hintergrund zierten, nur um mich täglich daran zu erinnern, wie wichtig es in meinem Leben ist, dünn zu sein und alles dafür zu tun. Plot Twist: Alles schmeckt besser, als sich Dünnsein (oder in meinem Fall an einer Essstörung erkrankt zu sein) anfühlt.

Um den Frauen dabei zu helfen, dieses neue idealisierte Körperbild zu erreichen, legte Dr. Atkins sein Buch neu auf, wodurch er einen neuen Low-Carb-Wahn auslöste. Daran erkennt man sehr schön, dass die Diätkultur sich eigentlich selbst nicht ganz sicher ist, welche Lebensmittelgruppe nun eigentlich die schlimmste ist. Fett, Kohlenhydrate, Zucker – nichts ist sicher, und schon geht es wieder von vorne los.

Während die Diätkultur die Unsicherheiten von vielen Frauen immer weiter befeuerte und dadurch auch immer mehr Frauen in ein gestörtes Essverhalten oder gar eine Essstörung lenkte, wurden 1994 Anorexie und Bulimie endlich von der amerikanischen psychiatrischen Gesellschaft offiziell als psychische

Krankheiten anerkannt. Rechtzeitig bevor sich das Idealbild von Frauen für ein weiteres Jahrzehnt weiterentwickeln würde. Das neue Millennium brauchte einen neuen Frauenkörper – die 2000er brachten uns große Brüste und eine Menge neuer Diäten. Die South Beach Diet, die eine Zeit lang jedes Boulevardblatt zierte, die Paleo-Diät, nach der man so essen sollte wie die Menschen vor 10.000 Jahren (ich frag mich ja, wie man auf sowas kommt?), und die Dukan-Diät, die der Atkins-Diät verblüffend ähnlich war. Ob Mr. Dukan da vielleicht gerne an den Erfolg von Dr. Atkins anschließen wollte? Ich will ihm ja nichts unterstellen …

Die 2000er waren die Zeit, in der ich in die Pubertät kam, sie waren aber auch die Zeit, in der Frauenkörper – vor allem die von Stars – ständig unter Beschuss standen, ganz gleich wie sie aussahen. Erinnert ihr euch an Bridget Jones? Der Film kam 2001 heraus und in meiner Erinnerung war Bridget Jones dick. Sehe ich mir heute die Filme an, frag ich mich, ob ich Tomaten auf den Augen hatte. Renée Zellweger hatte in diesem Film einen komplett normschönen Körper und trug, wenn überhaupt, Konfektionsgröße 38.

Und kannst du dich noch an Nicole Richie erinnern? Eines DER It-Girls der 2000er und Paris Hiltons Partnerin in der Serie The Simple Life. Auch sie galt immer als die dicke Freundin der Hotelerbin. Hast du zufällig mal Bilder von ihr aus dieser Zeit gegoogelt? Wenn nicht, würde ich dir das empfehlen, denn auch sie hat einen normschönen schlanken Körper. Die Boulevardblätter zerrissen sich damals das Maul über ihre Figur, und als sie dann (ich vermute ja, weil sie stark unter Druck stand) einiges an Gewicht verlor, landete sie auch damit wieder in der Klatschpresse, weil sie nun aussah wie ein „Hungerhaken" und nur mehr „Haut und Knochen" war. Zu dieser Zeit begann Richie auch mit der Stylistin Rachel Zoe zusammenzuarbeiten, die den fragwürdigen Trend: Size Zero prägte. Jawohl, Size Zero, was bei uns einer Konfektionsgröße 32 entspricht. Und auch wenn daran absolut nichts verkehrt ist, wenn du als Individuum diese Größe trägst, wenn dein Körper einfach so gebaut ist, so ist es sehr problematisch, diese Größe als Trend und Ideal auszurufen, denn jeder Körper ist unterschiedlich, und für sehr viele erwachsene Frauen ist eine Size Zero nur mit Restriktion und gestörtem Essverhalten zu erreichen. Size Zero wurde vor allem dann so populär, als bekannt wurde, dass Designer ihre Samples für die Fashion Shows in Größe 0 produzierten. Als Model hatte man also keine Wahl, entweder man hungerte sich in eine Size Zero, oder man bekam eben keine Jobs auf den Laufstegen der Modemetropolen. Modeschöpfer auf der ganzen Welt standen und stehen nach wie vor in der Kritik, weil sie mit diesen Systemen weiterhin einen Magertrend am Leben halten, der für viele Menschen einfach nicht gesund oder erreichbar ist. In den letzten Jahren sieht man zwar vor allem im europäischen Norden immer mehr Diversität, und es wurde auch ein Mindest-BMI für Models festgelegt, aber leider sind wir hier noch weit von einer strukturellen Veränderung in dieser Branche entfernt.

Das öffentliche Fat, Skinny und Body Shaming der 2000er in den Boulevardmedien war so normal, dass auch ich als 13-Jährige fand: „Ja, Nicole Richie sollte wirklich abnehmen, und Bridget Jones ist eindeutig dick, und hast du schon die Fotos von Britney Spears im Bikini gesehen? Die hat ja voll Cellulite – igitt." Meine großen Body Goals dieser Zeit waren die Olsen Twins – auch eher fragwürdig, wenn man bedenkt, dass Ashley Olsen 2014 in eine Klinik eincheckte, um ihre Essstörung behandeln zu lassen.

Ich weiß ja nicht, wie's dir geht, aber die Printmedien haben jahrelang bewusst und auch unbewusst mein Körperbild beeinflusst. Artikel wie „In 10 Tagen zum Traumgewicht", „Das Fett-weg-Bauch-Workout" oder „Die 10 schlimmsten Bikini-Bodys der Stars" haben mir beigebracht, wie ich auszusehen habe, dass ich nur mit einer bestimmten Figur einen Bikini tragen sollte und dass man mich, wenn ich nicht so aussehe, dafür auslachen und beschämen würde. Ein Grund dafür, warum ich während meiner Pubertät meistens nach dem Schwimmen ein großes Shirt überwarf oder immer eine Short über meinen Bikini anzog, sobald ich aus dem Wasser kam, und dabei war ich ein dünner Teenager. Nicht dass etwas falsch daran gewesen wäre, dick zu sein, und dass man das verstecken müsste, aber ich war immer schlank und normschön. Aber aufgrund von Magazinen (die man ja auch noch mit ins Schwimmbad nahm oder dort kaufen konnte) dachte ich, dass meine Röllchen am Bauch, meine sich berührenden Oberschenkel und meine Dehnungsstreifen etwas waren, wofür man sich verstecken musste. Insofern muss ich sagen, dass ich froh bin, dass wenigstens manche der Printmagazine in den letzten Jahren eingestellt wurden. Natürlich waren diese Magazine nicht alleine dafür verantwortlich, dass ich mich schlecht fühlte, aber sie haben definitiv einen Beitrag dazu geleistet. Und eine Studie aus dem Jahre 2007 (meine Peak-Pubertät-Zeit) belegt dies sogar. Die Studie von Patricia Van den Berg hat 2500 Mädchen aus Gymnasien begleitet und herausgefunden, dass die Wahrscheinlichkeit, gestörte gewichtssteuernde Verhaltensweisen zu adaptieren, bei Mädchen, die besonders viel und oft Magazine gelesen haben (Hello, it's me!), zweimal so hoch ist wie bei Mädchen, die das nicht taten. Also ist an meiner Vermutung doch etwas dran …

Aber kehren wir nun noch ein letztes Mal zu den Diäten zurück, denn dieser prüfende Blick der Öffentlichkeit, der ständig auf bekannten Frauen lag, übte auch einen Druck auf uns Frauen generell aus (und nun kann ich endlich „uns" sagen, denn ich war damals bereits im Teenager-Alter und natürlich im „Diät-Modus"). Der neue Body-Trend der 2010er: „Slim Thick" und „Big Bootys" – kurvig, aber eine schmale Taille, ein flacher Bauch und ein großer Po. Die Kardashians gewannen immer mehr an Popularität und mit ihnen auch ihre Körper. Große Hintern lagen nun im Trend, und alle, die keinen hatten, versuchten ihn mit Workouts so hinzutrainieren. Aber es gab Gott sei Dank Abhilfe für alle, die keine Lust auf hartes Training hatten, eine der tödlichsten Schönheitsoperationen überhaupt ging aus diesem Trend hervor: der Brazilian Buttlift. Dabei wird Fett an einer Stelle des Körpers abgesaugt, dann aufbereitet und an einer anderen Stelle des Pos wieder eingespritzt. Dieser ästhetische Eingriff hat mit einer Sterberate von 1:3000 die höchste Mortalitätsrate aller Schönheitsoperationen, da es durch die Transferierung des Fetts in den Po zu einer Fettembolie kommen kann. Und dennoch gibt es immer noch genug Menschen, die dieses Risiko bis heute eingehen, weil sie das Gefühl haben, in ihrem aktuellen Körper nicht genug zu sein.

Die 2010er-Jahre brachten uns ganz besondere Ausgeburten der Hölle, wie Saftkuren und die Skinny- und Detox-Tees. Und jetzt muss ich dir etwas beichten: Ich hab diese beiden Diäten nicht nur gemacht, sondern sie auch tatsächlich auf meinem Blog und Instagram beworben. Es tut mir ehrlich leid, aber ich steckte damals selbst knietief in der Diätspirale fest. Ich hab mir zur Recherche den Blogbeitrag zur Saftkur von damals noch mal durchgelesen, und mein Herz zerspringt fast, wenn ich darüber nachdenke, wie es mir in dieser Zeit ging. Der Beitrag ist voll von Diät-Sprache, aber ich lese auch heraus, wie motiviert ich zu Beginn dieser Saftkur war, und ich weiß noch, wie viel Hoffnung ich in diese neue Diät gesetzt habe, weil ich dachte, dass sie mich nach unserer vierwöchigen Australien-Reise wieder auf den „richtigen" Weg bringt und ich die „überschüssigen" Kilos dadurch dann wieder abnehmen würde. Meine ehrliche Meinung heute: Saftkuren sind Bullshit, und dein Körper braucht kein Detox, weder in Form eines Tees noch einer „Entgiftungskur". Dein Körper kann sich wunderbar alleine entgiften, ohne dass du ihm lebensnotwendige Energie verwehrst.

Entgiften, Gift, giftig, was ist das Gegenteil? Sauber – clean. Wenn ich von jener Zeit spreche, darf ich natürlich auch nicht die Clean-Eating-Ära vergessen. Clean Eating war ein riesiger Hype auf Social Media, und wir alle waren total stolz drauf, zu erzählen, dass wir uns „clean" ernähren, vollwertige frische Lebensmittel, nicht industriell verarbeitet und am besten alles in Bio-Qualität. Obsessives Checken aller Labels, denn ganz einfach: „Was man nicht aussprechen kann, soll man nicht essen." Und auch wenn ich nach wie vor denke, dass unnötige Stabilisatoren und E-Nummern vielleicht nicht unbedingt das Beste für unseren Körper sind, so bin ich dennoch der Meinung, dass Clean Eating nur ein weiteres Synonym für eigens auferlegte Essensregeln ist. Clean Eating ist eine Diät – unter dem Deckmantel der Gesundheit, und sie hat meine Obsession mit Lebensmitteln definitiv sehr verstärkt.

So, und beenden möchte ich diese wunderschöne Diätauflistung der 2010er-Jahre mit der Diät, die ich als allerletzte für mich ausprobiert habe, um dran zu scheitern: Intervallfasten. Ich schwöre euch, zwischen 2017 und 2019 hat das fast jeder in meinem Umfeld zumindest mal versucht (Spoiler: Ich kenne niemanden, der es bis heute durchgezogen hat). Man darf 8 Stunden am Tag essen und 16 Stunden des Tages nicht – oder in ganz extremen Formen darf man an einem Tag essen und an einem nicht, aber das war mir immer ein bisschen zu extrem. Aber acht Stunden am Tag essen und 16 nicht? Das klang für mich plausibel. War bei mir aber oft mit sehr viel Rechenaufwand verbunden, weil mein Tagesablauf beziehungsweise meine Routinen selten jeden Tag gleich aussahen. Außerdem rutschte ich dann ganz schnell wieder in mein Binge-Restrict-Verhalten, weil ich in den acht Stunden manchmal so viel in mich hineinstopfte wie nur ging, weil ich ja wusste, dass ich dann 16 Stunden fasten musste.

Warum tun wir uns das an? Warum darf unser Körper außerhalb dieser acht Stunden nichts zu essen bekommen, selbst wenn er vielleicht Hunger hat? Hunger haben und daraufhin zu essen ist ein genauso natürlicher Ablauf wie auf die Toilette zu müssen und (ja genau) auch zu gehen. Du würdest deinen Harndrang ja auch nicht 16 Stunden zurückhalten, nur weil das irgendjemand sagt? Warum also das Essen hinauszögern, obwohl dein Körper dir ein lautes Zeichen gibt? Im Kapitel „Intuitives Essen" erläutern wir übrigens noch mal genauer, warum es so wichtig ist, auf den Körper zu hören.

Die 2020er-Jahre sind noch jung, aber dennoch zeichnet sich langsam ab, dass das Frauenbild wieder dünner wird und wir uns nicht nur modemäßig mit Y2K-Fashion wieder zurück in die 90er entwickeln. Auf den Laufstegen sehen wir wieder vermehrt ausgemergelte Models, Hüftknochen und auch die Kardashians, die in den 2010er-Jahren noch für ihre Slim-Thick-Bodys bekannt waren, haben sich ihre Implantate teilweise wieder entfernen lassen, um dem dünneren Schönheitsideal zu entsprechen. Ende 2022 gab es außerdem einen großen Aufschrei der New York Post, die uns die „Heroine Chic"-Ära zurückprophezeite. Nachdem sich aber auch sehr viele große Medien negativ dazu äußerten, hoffe ich, dass es bei diesem Schreck bleibt und wir aus den letzten Jahrzehnten gelernt haben. Blickt man jedoch auf TikTok, macht mir das oft ein bisschen Sorgen, wenn ich jungen Mädchen dabei zusehe, wie sie fortwährend Bodychecks machen, sich dabei filmen und mit Challenges wie #Jawline-Check andere dazu aufrufen wollen, es ihnen gleichzutun.

Ich blicke ein bisschen besorgt in die Zukunft, wenn ich darüber nachdenke, wie maßgeblich Social Media und vor allem Instagram meine Essstörung und meine Obsession mit Essen befeuert haben, denn ich sehe keine großen Veränderungen zur heutigen Zeit, auch wenn sich die Schönheitsideale und die Diäten natürlich immer weiter verändern. #strongisthenewskinny und #thighgap haben sich weiterentwickelt und zeigen sich heute in #thatgirl-Routinen und „What I eat in a day"-Videos, gepaart mit der Einsicht in die tägliche Workout-Routine der Influencerinnen und Werbung für die „richtigen" Supplements.

Die Medien, ganz gleich ob Fernsehen, Print oder die sozialen Medien, müssen definitiv mit in die Verantwortung gezogen werden, wenn wir über Diätkultur sprechen, denn sie tragen sie seit über einem Jahrhundert mit und tun ihr Übriges, dass Frauen auf der ganzen Welt sich schämen, weil sie ein paar Dellen auf ihren Oberschenkeln haben oder keine Größe 34 tragen.

Und dabei ist es vollkommen egal, ob diese Scham daher rührt, dass man ein Magazin öffnet, das eine Reihung der besten und schlechtesten Bikini-Bodys redaktionell aufbereitet hat, und man seine eigene Figur bei den „schlechtesten" wiederfindet, eine Abnehmwerbung im Fernsehen sieht oder ein „What I eat in a day"-Video, mit Body- und Abs-Check im ersten Frame.

Was Diäten anbelangt, gibt's in den 2020ern bislang nichts Neues zu berichten, die Low-Carb-Diäten sind immer noch populär, Intervallfasten wird immer noch ausprobiert, und Workout- und Detox-Programme erfreuen sich auf Instagram nach wie vor großer Beliebtheit. Aber du musst wissen: „Wir machen jetzt keine Diäten mehr", „Wir schauen nur auf uns", „Wir essen gesund", „Wir essen jetzt clean", Selleriesaft, Smoothie-Bowls, warmes Zitronenwasser auf leeren Magen, alles nur im Zeichen der „Gesundheit". Dass darin aber einfach der Wunsch und das Bestreben liegt, das Körpergewicht und den Körper weiterhin zu kontrollieren, zeigt, dass das immer noch die Diätkultur ist, die uns unter dem Deckmantel von „Wellness, Yoga und Balance" erneut Besuch abstattet.

Etwas, was es in Zukunft definitiv zu beobachten gilt, ist die Diabetes-Spritze zempic, die in den USA kurzfristig sogar ausverkauft war, weil sie von Stars als neues Abnehm-Geheimnis gehypt wurde. Der darin enthaltene Wirkstoff Semaglutid ist hochwirksam bei schwer einstellbarem Diabetes Typ 2, da er eine eigene Insulin-Ausschüttung fördert und selbst Diabetikern, die eine vollständige Insulinresistenz haben, ermöglicht, auf das Spritzen von Insulin zu verzichten. Aber eben nur, solange das Medikament regelmäßig eingenommen wird. Kommt es zu Engpässen, kann das für Diabetiker problematisch werden. Darüber hinaus sollte hier auch gesagt sein, dass Ozempic oder Wegovy (wie das Medikament in Europa heißt) kein harmloser Appetitzügler ist, sondern schwere Nebenwirkungen hervorrufen kann.

In meiner Bubble – die ich mir schön auf Instagram und in meinem Umfeld kuratiert habe – habe ich das Gefühl, dass Body Neutrality, Fat Liberation und Anti-Diet immer größere Kreise ziehen, und immer mehr Menschen die Lügen der Diätkultur aufdecken und erkennen. Bewege ich mich aber etwas außerhalb dieser Blase, merke ich ganz schnell, dass noch ein weiter Weg vor uns liegt. Dass wir's zum Beispiel noch immer nicht geschafft haben, dass große Modeketten auch über XL hinaus produzieren. Dass ich immer noch jedes Jahr pünktlich am 1.1. und kurz vor Sommerbeginn auf sämtlichen Plattformen mit Diätwerbung bombardiert werde und mir auch im letzten Bergdorf beim Kirchenwirt eine Speise mit der Überschrift „Low-Carb-Gericht" oder „Fitness-Teller" entgegenlacht.

Und wie soll man jemals seinem eigenen Körper und seinen Signalen vertrauen, wenn man ständig von verwirrenden und widersprüchlichen Informationen zum Thema Ernährung und Diäten überschüttet wird? Ganz zu schweigen von dem Druck, den ein sich fortwährend veränderndes Schönheitsideal ausübt? Die Vergangenheit hat uns gelehrt, dass sich Schönheitsideale immer wieder verändern und das auch in Zukunft weiter tun werden. LEIDER – und ich hasse es! Männern wird nicht jedes Jahrzehnt ein neues Briefing vorgelegt, in dem aufgelistet wird, wie sie auszusehen haben. Warum sollten wir das also tolerieren?

Leider ist unsere Gesellschaft vom Dünnsein und „perfekten" Aussehen besessen, und es ist unfassbar schwierig, den Fängen der Diätkultur zu entkommen oder gar wegzuschauen, weil, wie ich zu Beginn dieses Abschnitts bereits erzählt habe, man sogar beim simplen Lebensmitteleinkauf damit belästigt wird. Die Diätkultur besteht seit Hunderten Jahren und hat unsere Gesellschaft geprägt, aber wir machen da jetzt nicht mehr mit. Mein Körper ist kein Trend. Dein Körper ist kein Trend. Und du musst ihn nicht verändern.

4
Die harte
Wahrheit

Wenn ich an meine vielen gescheiterten Diätversuche (Low-Carb, No-Carb, Clean Eating, Bikini Body Guide, Saftkur, Intervallfasten und viele weitere Essensregeln) denke, dann bereue ich heute vor allem eines: Wie viel Zeit, Geld und Gedanken ich in dieses Thema gesteckt habe. Ich bin später zu einem Essen mit meinen Freunden gekommen, weil ich nicht im Restaurant essen wollte. Ich hab Hunderte Euro in einen Essensplan einer Diätologin gesteckt, deren mir auferlegte Glaubenssätze mich heute noch triggern, und sprechen wir bitte nicht von den vielen Fitness-, Ernährungs- und Detoxplänen von Influencer*innen, die ich mir in einem frustrierten Moment voll Selbstmitleid um 01:00 Uhr früh von meinem Bett aus bestellt habe. Und diese Gedankenstrudel, die um 07:00 morgens nach dem Aufstehen begannen, wann und wo ich an dem Tag zum ersten Mal essen würde, was ich essen würde und wie viel ich essen würde. Ich frag mich heute wirklich manchmal, wann ich eigentlich gearbeitet habe und wie ich mich über Wasser halten konnte, wenn meine Gedanken oft gar nicht bei der Sache, sondern vorwiegend damit beschäftigt waren, mir vormittags Essen auszumalen, um nachmittags Schuldgefühle zu haben, weil ich zu viel oder etwas Falsches gegessen hatte.

Und das alles, weil uns Frauen quasi seit dem 18. Jahrhundert eingebläut wird, dass es unser großer Zweck ist, dünn zu sein beziehungsweise auf eine gewisse Art und Weise auszusehen, die sich aber auch bitte im Jahrzehnte-Takt verändern darf.

„It is what it is", wir können das heute nicht mehr verändern, und ein bisschen froh bin ich trotzdem, dass ich all diese oben genannten Erfahrungen gemacht habe, denn damit kann ich hoffentlich auch dir helfen und dich dazu inspirieren, der Diätkultur den Rücken zu kehren und die Zeit, die Gedanken und das viele Geld in wichtigere Dinge zu stecken, nämlich in dich selbst.

Denk mal darüber nach, wie viele deiner Gedanken, deines Geldes und wie viel deiner Zeit du täglich der Diätkultur und den daraus entstehenden Unsicherheiten widmest, und dann überleg dir mal, was du damit alles machen könntest, wenn diese Kapazitäten frei wären. Vielleicht gibt es ein neues Hobby, das du ausprobieren willst? Ein Side-Hustle oder eine Weiterbildung? Oder du möchtest dich vielleicht irgendwo ehrenamtlich engagieren?

Und vielleicht ist die folgende Information der Gamechanger für dich, dass du dich genau für diese Dinge freimachen kannst:

DIÄTEN FUNKTIONIEREN NICHT – there I said it ...

Aber weil du mir das jetzt erst mal bestimmt nicht glauben wirst, hab ich einige Studien für dich zusammengetragen, damit ich dich davon überzeugen kann.

Bewusstes Abnehmen funktioniert nicht

Sei mal ganz ehrlich, wie oft hast du schon versucht, Gewicht zu verlieren? Denk mal darüber nach ... und wie oft hast du nachhaltig abgenommen? Nachdem du dieses Buch liest und wahrscheinlich genauso verzweifelt bist wie ich früher, gehe ich mal ganz salopp davon aus, dass deine Antwort auf die Nachhaltigkeitsfrage „nein" ist? Nun ja ... könnte das nicht ein erstes Indiz dafür sein, dass Diäten nicht funktionieren? Aber nein, wirst du jetzt denken, es liegt an MIR. Es liegt daran, dass ICH es nicht genug wollte. Dass ICH nicht genug Selbstdisziplin habe und dass ICH zu schnell aufgegeben habe. (Das wären zumindest meine Antworten darauf gewesen.) So ist das aber nicht. Es ist nicht deine Schuld, und wir werden jetzt erfahren, warum:

Die erste Studie rund um Diäten und warum sie nicht funktionieren, wurde 1959 (Ja, ich weiß, das ist lange, aber bitte vertrau mir hier kurz und bleib dran.) von einem Arzt initiiert, der eigentlich das genaue Gegenteil beweisen wollte: nämlich, DASS sie sehr wohl funktionieren. Dr. Albert Stunkard war ein amerikanischer Psychiater, dessen Fokus darauf lag, mehrgewichtigen Menschen dabei zu helfen abzunehmen. Er wollte unbedingt, dass die Diäten für seine Patienten funktionierten, aber anstatt sie dafür verantwortlich zu machen, wenn sie scheiterten, verdächtigte er einen anderen Übeltäter – nämlich die Diäten selbst.

Also machte Stunkard sich auf die Suche und arbeitete sich durch alle Studien, die es bis zu diesem Zeitpunkt zu Diäten gab. Er merkte dabei sehr schnell, dass die meisten entweder fragwürdige wissenschaftliche Methoden anwandten, andere das Ergebnis nicht preisgaben und wenn doch, nur sehr vage Auskünfte erteilten, wie beispielsweise die Summe der Kilos, die insgesamt abgenommen wurden, aber keine individuellen Ergebnisse der Patienten. Und wenn individuelle Ergebnisse präsentiert wurden, waren die Studien nur sehr kurz angelegt. Das ist übrigens natürlich besonders schlau, denn in jeder Diät gibt es einen anfänglichen Gewichtsverlust, wir werden aber später noch näher darauf eingehen, warum das trügerisch ist. Im Endeffekt fand Stunkard acht Studien, die herrschenden wissenschaftlichen Standards entsprachen, und alle diese Studien ergaben, dass es sehr schwer für die Patienten war, bewusst abzunehmen, und wenn sie das konnten, nahmen sie das meiste oder sogar das gesamte Gewicht wieder zu.

Stunkards Neugierde war geweckt, und er zog gemeinsam mit einem Experten der Ernährungsklinik von New York seine eigene Studie auf. Die 100 Probanden wurden zu einem ersten Termin in die Ernährungsklinik gebeten, bei dem ihnen empfohlen wurde, ihre tägliche Kalorienmenge einzuschränken (die Menge entspricht auch klassischen Abnehmprogrammen von heute). Die Teilnehmer wurden über die Dauer der Studie natürlich weiterhin begleitet und zur Unterstützung zu regelmäßigen Folgeterminen geladen. Nach zweieinhalb Jahren wurde das Gewicht der Probanden erneut kontrolliert, und die Ergebnisse waren sehr interessant. Von den hundert Studienteilnehmern konnten nur zwölf eine aussagekräftige Menge an Gewicht verlieren, und von den zwölf konnten nur zwei das abgenommene Gewicht halten. Die anderen zehn hatten das Gewicht bereits wieder zugenommen oder waren knapp davor. 39 Teilnehmer meldeten sich von der Studie ab (was sich übrigens mit der 40 %-Absprungrate bei heutigen Abnehmprogrammen deckt). Nach zwei Jahren hatte die Studie also eine 98 %-Versagensrate. 98 % – kannst du dir das vorstellen? Denkst du jetzt immer noch, dass du und deine Selbstdisziplin für dein „Diät-Scheitern" verantwortlich sind? Ja, ich weiß, die Studie ist schon etwas älter, warum wird sie also immer noch in so vielen Journals und Büchern zitiert, und wieso zitiere ich sie hier, als Beweis dafür, dass Diäten nicht funktionieren? Ganz einfach: Auch eine Studie aus Folgejahrzehnten stützt diese Erkenntnisse. Zum Beispiel kam auch eine Studie der amerikanischen Gesundheitsbehörde aus dem Jahr 1992 zu dem Ergebnis, dass 90–95 % von Patienten, die ein Abnehmprogramm absolviert hatten, zwei Drittel des Gewichts innerhalb des ersten Jahres und fast das gesamte Gewicht innerhalb von fünf Jahren wieder zunahmen.

Ich weiß ja nicht, wie ehrlich du zu dir bist, aber wenn ich zurückdenke, dann kann ich genau das bestätigen. Nehmen wir doch gerne das Beispiel von meiner Diät mit der Diätologin, die mir eine Art Atkins-Low-Carb-High-Protein-Diät verschrieb. Ich kam zu ihr und sie machte mir einen Diätplan für die folgenden drei Tage, den ich rigide befolgte. Der erste Tag bestand nur aus Suppe, die nächsten beiden aus Reis. Wir trafen einander wieder, sie wog mich ab, ich hatte (obviously) abgenommen, denn ich hatte ja fast nichts gegessen. Von diesem Abnehm-High beflügelt, stellte sie mir den Essensplan für die darauffolgende Woche auf, wie gesagt Low-Carb-High-Protein. Ich tat, wie mir befohlen wurde, kochte, aß, kam zu ihr zurück, hatte abgenommen und bekam einen neuen Plan. So lief das über vier Wochen, bis sie mich „in die Eigenverantwortlichkeit" entließ. Aber nicht ohne mir noch ein Diätkultur-Power-Mantra mitzugeben: „Schau, dass du weiterhin so brav isst, und einmal pro Woche gönn dir einen Cheat-Day, damit du es schaffst, es auch langfristig durchzuziehen." Kotz-würg-pfui! In der Eigenverantwortlichkeit gelang mir das zu Beginn übrigens sehr gut, aber so wie jeder erzwungene „Lifestyle-Change" oder jede neue Diät, war das Hoch irgendwann vorbei, und ich war wieder unzufrieden. Ich hatte nach gut eineinhalb Jahren das gesamte Gewicht wieder zugenommen. In meiner Frustration kramte ich dann also die Essenspläne und Empfehlungen der Diätologin wieder hervor und versuchte mich erneut an ihrer Diät. Ich scheiterte kläglich – schon nach den ersten drei „Detox-Tagen", und die Spirale und die Suche nach einer neuen, besseren und einfacheren Diät ging von Neuem los.

Ja, ich versteh dich, du musst das jetzt auch alles noch nicht als neue Wahrheit annehmen, lass es erst mal sacken. Isabel Bersenkowitsch, zertifizierte Diätologin und Intuitive Eating Coach, hat mir in unserem Gespräch auch erklärt, dass sie auch bei Kolleg*innen im ersten Moment oft mal auf Verwunderung trifft – es ist also kein Wunder, dass du, vor allem wenn du nicht Ernährungswissenschaften studiert oder dich eingehend damit beschäftigt hast, hier noch zweifelst. Aber Isabel sagt auch: „Wenn man sich Studien zum Thema Diäten ansieht und was für ein großer Anteil der Proband*innen danach das Gewicht wieder zunimmt, ist es eindeutig, dass wir die letzten 60 Jahre mit unseren Ansätzen gescheitert sind. Das ist wissenschaftlich mittlerweile schon so gut fundiert, da braucht es oft gar nicht mehr viel, um hier das kritische Denken auch bei Kolleg*innen anzukurbeln." Also vielleicht sollten wir einfach noch ein bisschen weiterforschen. ;)

Diäten führen zu Gewichtszunahme

Schreckt dich diese Überschrift gerade? Mich auch, als ich das zum ersten Mal gelesen habe, aber tatsächlich bewirken Diäten in sehr vielen Fällen das genaue Gegenteil von dem, was wir eigentlich von ihnen erwarten, und trotzdem war die Diätindustrie im Jahr 2022 159,76 Milliarden Dollar schwer.

Stell dir mal vor, du würdest dir ein Ladekabel kaufen, das Energie aus deinem Handy saugt, oder ein Deo, das dich noch mehr schwitzen lässt. Was würdest du tun? (Ich als People Pleaser wahrscheinlich gar nichts, aber das ist eine andere Geschichte …) Wahrscheinlich würdest du das Produkt reklamieren oder einen bösen Review im Online-Shop hinterlassen, oder wenn du etwas freundlicher bist, eine Mail an den Kundenservice schreiben. Was du aber sicher nicht tun würdest, ist, dich selbst dafür verantwortlich zu machen. Bei Diäten ist das aber leider ganz anders. Weil wir so viel Scham und Unsicherheiten gegenüber unserem Körper in uns tragen, trauen wir uns nicht, das laut auszusprechen, was wir vielleicht schon vermuten, sondern schieben es auf unsere fehlende Selbstdisziplin.

Hier folgt aber nun eine jüngere Meta-Studie, die dir dahingehend hoffentlich noch mal die Augen öffnen kann. 2007 trug Dr. Traci Mann, eine Psychologie-Professorin der University of Minnesota, gemeinsam mit einem Team an Wissenschaftler*innen alle bisherigen Studien zusammen, die Abnehmprogramme über einen Zeitraum von mindestens zwei bis fünf Jahren verfolgten, und analysierte die Ergebnisse. Und diese waren fast unglaublich: Ein bis zwei Drittel der Studienteilnehmer*innen nahmen signifikant mehr Gewicht zu, als sie vorher abgenommen hatten. Kannst du dir das vorstellen? Ich meine … mir fehlen einfach die Worte.

Traci Mann sagt in ihrem Buch „Secrets from the Eating Lab": „Man kann davon ausgehen, dass die Patienten die ersten sechs bis zwölf Monate abnehmen und dann wieder zunehmen. Jeder, der sagt, mit DIESER einen Diät werde ich nur mehr abnehmen und nicht wieder zunehmen, lügt sich leider selbst an, denn so eine Diät gibt es nicht." Und es würde auch niemand nach der ersten Diät eine zweite, dritte oder 54. Diät machen, wenn sie wirklich funktionieren würde.

Bist du schon auf meiner Seite, oder hab ich dich immer noch nicht überzeugt? Ich hab aber, Gott sei Dank, noch ein Ass im Ärmel: die Studie von Kirsi Pietiläinen, einer Professorin für Stoffwechsel an der Universität von Helsinki aus dem Jahr 2011. Sie beobachtete 4.129 Zwillinge, die zwischen 1975 und 1979 geboren wurden, und zeichnete ihr Gewicht und ihre Größe auf, als sie 16, 17, 18 und 25 Jahre alt waren. Zusätzlich dazu wurde auch dokumentiert, wie oft es Abnehmepisoden von mehr als 5 kg innerhalb dieser 25 Jahre gab. Das Ergebnis der Studie: Je mehr bewusste Abnehmepisoden es bei den Zwillingen gab, desto eher neigten sie zu Gewichtszunahme. Die Erkenntnisse waren bei ein- als auch bei zweieiigen Zwillingen die gleichen: Der Zwilling, der eine Diät gemacht hatte, wenn der andere Zwilling dies nicht getan hatte, war im Durchschnitt schwerer als der andere. Zusammengefasst neigt man also eher zu Gewichtszunahme, wenn man Diäten macht – BAM.

Auch die Ernährungstherapeutin Isabel Bersenkowitsch hat mir bestätigt, dass die Methodik (= Diäten), die das Gesundheitssystem bisher nutzt, um Menschen „gesund" zu halten beziehungsweise zu machen, nicht funktioniert, sondern dass das Gewicht durch das sogenannte Weight Cycling auch immer weiter steigt.

Eigentlich ein unfassbar brillantes Geschäftsmodell, das sich die Diätindustrie da zurechtgelegt hat. Sie verkaufen ihren Kunden ein Produkt, das das „Problem", für das sie die „Lösung" sein wollen, eigentlich nur vergrößert, was die Kunden dazu bringt, IMMER WIEDER ZU KOMMEN. Das kannst du halt auch echt nicht erfinden.

Warum Diäten nicht funktionieren

Die Studien waren jetzt erst mal dazu da, um dich ein bisschen zu schocken und aufzurütteln, aber nun will ich noch mal ganz logisch sprechen: Wenn es eine Diät gäbe, die für alle Menschen dieser Welt funktionieren würde, warum würden dann so viele Menschen ständig und erneut immer wieder neue ausprobieren? Warum gibt es dann immer noch Menschen mit so unterschiedlichen Körperformen? Wenn es eine Diät gäbe, die uns alle dünn und „perfekt" machen würde, dann würde die doch jeder machen? Dann hätten wir doch schon davon gehört? Und dann würden wir uns doch nicht immer wieder auf die Suche nach der nächstbesten machen. Denkst du nicht auch?

Sieht so aus, als wäre vielleicht doch etwas anderes dafür verantwortlich: unsere Gene nämlich. Die Forschung in diesem Zusammenhang geht hier von der Set-Point-Theorie aus. Eine Theorie, die mir schon während meiner Essstörungstherapie begegnete und dann in meiner Ernährungstherapie zehn Jahre später wieder zur Sprache kam – ein sogenannter Full-Circle-Moment! Leider konnte ich sie erst beim zweiten Anlauf annehmen. Nach dieser Theorie wird davon ausgegangen, dass unser Körper einen definierten Set-Point hat, bei dem das Körpergewicht mehr oder weniger gehalten wird, wir intuitiv essen, auf unsere Hunger- und Sättigungssignale eingehen, und es dem Körper einfach gut geht. Der Set-Point ist allerdings nicht eine Zahl oder ein Gewicht, sondern eher ein Bereich. Wir wiegen nämlich nicht jeden Tag gleich viel und müssen das auch gar nicht, unsere Körper sind unglaubliche Wunder, sie verändern sich in unserem Leben immer wieder, und das dürfen sie auch. Obwohl unser Set-Point genetisch vorgegeben ist, kann er jedoch durch bewusstes Abnehmverhalten und Diäten verändert werden, aber eben nicht in die Richtung, die du bis jetzt wohl gedacht hast. Denn wenn wir immer wieder Diäten machen, gaukeln wir unserem Körper vor, dass wir uns in einer Hungersnot befinden (er hat ja keine Ahnung, dass das Restaurant um die Ecke für dich geöffnet hätte und du diese Hungersnot selbst hervorrufst), weshalb unser Körper uns vor zukünftigen Hungerphasen schützen möchte und deshalb den Set-Point erhöht. Unser Körper macht einfach seinen Job, und das wirklich gut, denn sein oberstes Ziel ist es, uns am Leben zu halten. Wenn du also zunimmst, wenn du ausreichend isst, dann ist das eben jenes Gewicht, das du auch zunehmen solltest. Es ist kein Traumkörper, wenn es ein Albtraum ist, ihn zu erhalten.

Unser Körpergewicht ist genauso genetisch vorgegeben wie unsere Körpergröße: Circa 70 % der individuellen Unterschiede, was Gewicht anbelangt, werden von unseren Genen vorgegeben. Manche Menschen haben blaue Augen, andere braune, manche Menschen haben große Füße, andere kleine, manche Menschen haben dünnere Körper und andere dickere. Aus einem Deutschen Schäferhund kannst du keinen Chihuahua machen, indem du ihn auf Diät setzt. Warum also denkst du, dass das bei dir funktionieren sollte?

Unser Set-Point ist übrigens im Gehirn gespeichert – im sogenannten Hypothalamus. Und immer wenn wir versuchen, dieses Gewicht zu reduzieren, schlägt unser Gehirn Alarm und veranlasst in unserem Körper viele verschiedene biologische Veränderungen, um das Gewicht wieder zuzunehmen und uns davor zu schützen, wieder abzunehmen. Über diese Veränderung sprechen wir im Kapitel „Intuitives Essen" noch mal genauer, aber so viel sei gesagt, es ist unglaublich, wie viele unserer Verhaltensweisen, die während einer Diät auftreten, durch biologische Abläufe erklärbar sind.

Christy Harrison erklärt diese Phänomene in ihrem Buch „Anti-Diet" ganz einfach: Dein Körper will, dass du überlebst. Er lässt Hunger-Hormone frei, stellt die Sättigungs-Hormone ab und senkt die Stoffwechselrate, um dich vor dem Verhungern zu schützen. Das ist keine fehlende Willenskraft, das ist dein Körper, der sich um dich kümmert.

Also wird es Zeit, dich nun auch um ihn zu kümmern, den Diäten endlich den Rücken zu kehren und dich dafür dir selbst zuzuwenden. Hör auf die Signale deines Körpers und geh darauf ein. Lerne deinen Körper wieder kennen und lerne vor allem, ihm wieder zu vertrauen, denn das darfst du. Er hat immer das Richtige getan, er wollte immer, dass es dir gut geht.

Und mit diesen Erkenntnissen im Gepäck hab ich das zum ersten Mal geglaubt und langsam begonnen, wieder auf meinen Körper einzugehen und mir nicht mehr von anderen (meistens komplett fremden Personen) diktieren zu lassen, wann ich wie viel zu essen hätte. Wenn ich jetzt darüber nachdenke, kommt mir das sehr absurd vor. Warum sollte eine Influencerin am anderen Ende der Welt mir sagen, dass ich ab 18:00 Uhr nicht mehr hungrig zu sein habe? Und wie soll die „fragwürdige" Diätologin wissen, dass ich nach zwei Kartoffeln satt bin? Ich hab so lange auf diese vermeintlichen Experten gehört, dass mein Körper gar keine Chance mehr hatte, zu mir durchzudringen.

Wir verschwenden so viel Zeit, Geld und Gedanken mit Diäten und Essensregeln, und wofür? Weil wir abnehmen wollen, um einem Ideal zu entsprechen, um perfekt zu sein. Weil uns die Diätkultur immer verspricht, dass wir dann Glück, Liebe und Freude finden. Aber wisst ihr, was ich am Boden der Diätkultur gefunden habe? Eine Essstörung, Einsamkeit, Versagensängste und Selbstzweifel, und ganz schön viel vergeudete Zeit.

Die internalisierte Fettfeindlichkeit und
das BMI-Bullshit-Bingo

Fettfeindlichkeit: irrationale Angst vor, Abneigung gegen,
Diskriminierung von mehrgewichtigen Menschen

Es fällt mir sehr schwer, dieses Kapitel zu beginnen, beziehungsweise ganz generell es zu schreiben. Ich hab sehr lang darüber nachgedacht, wie ich damit anfangen soll, jetzt tue ich es einfach. Als dünne Person über internalisierte Fettfeindlichkeit in unserer Gesellschaft zu schreiben ist unangenehm und wahrscheinlich niemals hinreichend, aber ich erkläre dir jetzt, warum es wichtig ist und was mir auch den Anstoß und die Motivation dazu gegeben hat. Internalisierte Fettfeindlichkeit und Anti-Fett-Bias sind „real", und das nicht nur auf individuellem, sondern vor allem auf institutionellem Level. Es ist die Ärztin, die erst mal eine Abnehmkur verschreibt, bevor sie die Symptome der dick_fetten Person untersucht. Es sind die Blicke und die unaufgeforderten Diättipps, die Menschen in dicken Körpern bekommen, und es sind Aussagen wie: „Ich fühle mich so fett, ich muss nachher dringend ins Fitnesscenter gehen." – Moment, wirst du dir jetzt denken, das hab ich ja auch schon gesagt. Hast du dich schon mal gefragt, wie sich eine mehrgewichtige Person fühlt, wenn du solche Sätze von dir gibst? Erst mal: Fett ist kein Gefühl, versuch hier zuallererst zu differenzieren, was du gerade wirklich fühlst. Zweitens, du implizierst mit einem Kommentar dieser Art, dass es das Schlimmste für dich wäre, so auszusehen wie diese Person. Und ich verstehe, dass das jetzt unangenehm für dich ist, weil du vielleicht auch tatsächlich so denkst, aber wie wir oben bereits erwähnt haben, 70 % unseres Gewichts sind von unseren Genen bereits vorgegeben, und wir tun immer noch so, als wäre es eine Entscheidung, dick_fett zu sein. „Mach doch einfach eine Diät!" – mittlerweile wissen wir ja, wie gut das funktioniert und wie oft es eigentlich genau zum Gegenteil kommt. Dick_fett sein ist keine Entscheidung, und selbst wenn es eine wäre, niemand schuldet es dir oder irgendjemand anderem, dünn zu sein.

Weil ich das Privileg habe, in einem dünnen Körper zu leben, und daher nicht über die Erfahrungen von Fettfeindlichkeit sprechen kann, war es mir wichtig, hier auch Meinungen von jemandem unterzubringen, der es tatsächlich erlebt hat, um einen anderen Blickwinkel beziehungsweise auch eine diversere Meinung beizusteuern. Aus diesem Grund hab ich mit meiner Freundin Martina Charlotte Blum, B.Sc. gesprochen, die selbst in einem dicken Körper lebt und lange Zeit mit ihrem Körperbild gekämpft hat, weil sie Fettfeindlichkeit auf vielen unterschiedlichen Ebenen erfahren hat. Sie ist heute Aktivistin für Körperbefreiung und nimmt Menschen auf ihrem Instagram-Account @_the.curvy.one auf ihrer persönlichen Reise zum Körperfrieden mit. „Breaking the stigma around fat and mental health" lautet ihre oberste Devise als dick_fette Person, die aus eigener Betroffenheit heraus begonnen hat, ihre Wunden und den damit verbundenen Schmerz umzuwandeln.

„Fettfeindlichkeit auf ganz persönlicher Ebene ist eine ganz tiefgreifende und seelisch zerstörerische Erfahrung. Es hat sich für mich angefühlt, als würden mich Menschen nur auf meine Körperform reduzieren und als hätte ich aufgrund dieser keine Existenzberechtigung auf dieser Welt", erzählt mir Martina in unserem persönlichen Gespräch. Es war ihr auch ganz lange nicht bewusst, sagt sie, dass das, was ihr da so oft widerfahren ist, Fettfeindlichkeit ist: dass Menschen ihren Körper ungefragt kommentierten und ihr das Gefühl gaben, erst dann einen Platz auf dieser Welt verdient zu haben, wenn sich etwas an ihrer Äußerlichkeit verändert, wenn sie dünner ist. Das macht immens viel mit der Selbstwahrnehmung und mit dem eigenen Körperbild. Man hört andere Menschen, Dinge über sich selbst sagen, das Gehörte wird gespeichert und wiederholt sich dann im eigenen Kopf immer wieder. Martina erzählte, wie sie manchmal verzweifelt und traurig vor dem Spiegel stand und in der Retrospektive die Fragen in ihr widerhallten: „Hatte diese Person recht damit? Habe ich wirklich in diesem Körper keine Existenzberechtigung?"

Es muss uns bewusst werden, was solche offenen oder auch subtilen Anfeindungen und Diskriminierungen mit mehrgewichtigen Menschen machen, an welche dunklen Orte man Menschen bringt, wenn man sie aufgrund ihres Aussehens beziehungsweise ihres Körpers diskriminiert. Bei Martina haben solche Erfahrungen die Beziehung zu ihrem eigenen Körper zerstört, Selbsthass geschürt und einen immerwährenden Kampf mit sich selbst entfacht, sodass sie sich selbst nicht mehr im Spiegel anschauen konnte. Und wir wissen alle, dass diese Art von Negativspiralen noch viel tragischere Resultate haben können.

Es trifft mich zutiefst, wenn ich Martina zuhöre, wie sie mir von ihren Erfahrungen berichtet, und ich weiß, dass auch ich keine weiße Weste habe, wenn es um die Aufrechterhaltung von Fettfeindlichkeit in unserer Gesellschaft geht.

Auch ich hatte ganz lange Vorurteile gegenüber dick_fetten Menschen und fand es okay, ihnen Diät- und Sporttipps zu geben. Es schmerzt mich, wenn ich darüber nachdenke, und ich schäme mich heute sehr dafür. Ob es das besser macht? Nein, ich glaube nicht, aber ich bin der Meinung, dass man sich seine eigenen Fehler eingestehen muss und dass man sich auch ändern darf. Heute möchte ich darüber aufklären, wie problematisch Fettfeindlichkeit ist, was sie mit Menschen macht, und wie verletzend sie ist.

Ich will, dass niemand auf dieser Welt diskriminiert oder geshamed wird aufgrund seines Aussehens, ganz gleich ob es hier um Gewicht, Körpergröße, Sexualität, Hautfarbe oder darum geht, was dein Körper kann oder nicht.

BMI-Bullshit-Bingo

Bevor wir hier aber einen Deep Dive in die Fettfeindlichkeit und deren tiefe Verankerung in unserer Gesellschaft machen, soll noch ein kurzer Abstecher zum BMI folgen, weil das auch eine ganz besonders spannende Geschichte ist, die in diesem Zusammenhang sehr gut passt.

Der BMI – Body Mass Index – kam mir erstmals während meiner Pubertät unter. Ich kann mich noch ziemlich genau daran erinnern, als ich mit kaum 13 zur Schulärztin zitiert wurde und dort wie immer gewogen, gemessen und auf meine Kurzsichtigkeit geprüft wurde. Unsere Schulärztin hatte auf ihrem Schreibtisch dafür immer ein Dokument, in dem sie die Werte eintrug, die sie dann mit einer weiteren Tabelle verglich. Ich habe keine Ahnung mehr, welche Zahl hier beim BMI rauskam, und ich bin ehrlicherweise sehr froh, dass diese Zahl mittlerweile scheinbar wichtigeren Informationen gewichen ist. Genau erinnere mich jedoch an das Gefühl, als die Schulärztin mir sagte, dass ich wohl nicht mehr im Normalbereich der Tabelle sei, sondern im „gelben" Bereich, und wir deshalb schauen sollten, dass sich dieser nicht weiter nach oben bewege. Schock. Starre. Ein Kloß im Hals. In diesem Moment wurde mir wieder sehr bewusst, dass mein Körper nicht so aussah wie der meiner Freundinnen, und dass die Burschen, die mich mobbten, wohl doch recht hatten. Soweit ich mich erinnere, entließ mich die Schulärztin nach dieser Botschaft tatsächlich ohne Aufklärung zurück in die Klasse, wo ich wie ferngesteuert meine Mitschrift nachholte und im Stillen wartete, bis die Pause begann. Nach der Pause – oder war es vielleicht auch erst nach der nächsten Stunde – waren dann alle Mädchen aus meiner Klasse bei der Schulärztin dran gewesen, und aus irgendeinem Grund kamen die BMI-Zahlen zur Sprache. Und schon wurde verglichen. Und auch wenn ich nicht aktiv daran teilnahm, so hörte ich dennoch, dass alle meine Freundinnen einen kleineren BMI als ich hatten.

Heute ist mir bewusst, dass ich einfach schon früher in die Pubertät eingetaucht war als meine Freundinnen und sich mein Körper deshalb einfach auch früher verändert hatte. Aber ich war mir dessen zwischen 11 und 14 nicht bewusst. Ich hab immer ihre „Ärmchen" mit meinen Armen verglichen und ihre „Beinchen" mit meinen Beinen, und als dem Ganzen nun auch eine Zahl gegeben wurde, die mit den Bedenken einherging, dass ich „nicht mehr im grünen Bereich" war, wurde meine Angst, zu viel und falsch zu sein, erneut geschürt.

An dieser Situation stimmte einfach so vieles nicht, und ich wünschte mir so sehr, dass die Schulärztin damals anders reagiert oder einfach nichts gesagt hätte. Einmal abgesehen davon, dass die Ärztin wesentlich mehr Gefühl hätte zeigen können, ich hätte einfach schon damals gerne gewusst, dass der BMI auf individueller Ebene eigentlich nichts aussagen kann. Ja, ihr habt richtig gehört, und das, obwohl er bis heute in vielen Teilen der Welt für medizinische Abläufe angewandt wird und sogar darüber entscheiden kann, ob jemand eine Gesundheitsversorgung oder Krankenversicherung bekommt.

Aber lasst mich erst einmal damit beginnen, woher der Body-Mass-Index überhaupt kommt und was er berechnet. Sein Erfinder war Adolphe Quetelet, ein belgischer Akademiker, der Astronomie, Mathematik, Statistik und Soziologie studierte. Dessen Hauptaugenmerk in seiner Forschung lag vor allem auf Durchschnitts- und Normalverteilungen (du hast da übrigens nichts überlesen, er hatte keinerlei Ausbildung in Medizin oder Gesundheit). Auf der Suche nach l'homme moyen (dem durchschnittlichen Mann) entwickelte er 1830 den Quetelet-Index, um die Normwerte der Bevölkerung festzulegen und sie somit einstufen zu können. Für die Ableitung verwendete er die Daten von 5.000 weißen französischen und schottischen Soldaten. Da waren weder andere Ethnien vertreten noch andere Geschlechter oder Kinder oder ältere Menschen. Der Index sollte auch nie auf individueller Ebene zur Anwendung kommen, sondern sollte lediglich Informationen über die physischen Merkmale der Menschen im Allgemeinen aufzeigen. Das betonte sogar der Entwickler Quetelet selbst. Nichtsdestotrotz soll diese kleine Formel – Körpergewicht (in kg) geteilt durch die Körpergröße (in m) zum Quadrat – nach wie vor aussagt, wie gesund Menschen auf der ganzen Welt sind, wenngleich dieser Index weder Geschlecht, Alter, Herkunft, Körperzusammensetzung, psychische Gesundheit noch sonst irgendwelche gesundheitsspezifischen Merkmale berücksichtigt. Es gibt im Wesentlichen drei Einteilungen: ~~unter~~gewichtig, ~~normal~~gewichtig und ~~über~~gewichtig.

Wie konnte also diese Formel, die ja eigentlich gar nichts über die Gesundheit aussagt, zu so großem Ruhm und in Verbindung mit Medizin kommen? Dafür sind amerikanische Versicherungen verantwortlich, die zu Beginn des 20. Jahrhunderts vordefinierte Gewichts- und Körpertabellen entwickeln wollten, um differenzieren zu können, wie hoch die Versicherungsprämien für die einzelnen Versicherungsnehmer sein sollten. So gab es einen Grund, um einer gewissen Gruppe an Menschen, nämlich den Mehrgewichtigen, höhere Prämien zu verrechnen oder sie gar aus der Versicherung auszuschließen. Daraufhin wurden Daten präsentiert, aufgrund derer Menschen, die normal- oder ~~unter~~gewichtig waren, Personen, die ~~über~~gewichtig waren, für die Versicherung definitiv vorzuziehen wären, da das Sterberisiko bei Letzteren höher sei. Diese Erkenntnisse stützten sich übrigens auf eine sehr kleine und homogene Auswahl – weiße reiche Männer. Eine jüngere Studie aus dem Jahr 2013 zeigt aber zum Beispiel, dass Adipositas Grad 2 und 3 zwar mit einem höheren Sterberisiko korrelieren, Adipositas Grad 1 allerdings im Vergleich zu Menschen, die auf der BMI-Skala im „Normalbereich" liegen, mit einem erheblich geringeren Sterberisiko verbunden ist. – Spannend, oder?

Bis 1970 arbeiteten die Lebensversicherungen also mit ihren ganz eigenen Tabellen, bis der amerikanische Ernährungswissenschaftler Ancel Keys (denkt hier kurz zurück, wenn ihr später von der Minnesota Starvation Study lest) ein besseres Instrument der Körperfettmessung hervorzuzaubere: den Quetelet-Index. Er machte eine erneute Studie mit 7.500 Männern (wie ihr seht, wieder „sehr aussagekräftig") aus den USA, Finnland, Japan und Südafrika. Und obwohl Keys selbst danach die Aussagekraft des Indexes als wenig zufriedenstellend ansah, befand man, dass es immer noch die zuverlässigste Möglichkeit war, um Körpergewicht zu klassifizieren. Wow, da bleibt mir der Mund offen, wenn ich darüber nachdenke, dass er bis heute in so vielen Belangen als Kennzahl verwendet wird, obwohl es zu Zeiten von künstlichen Herzklappen und ChatGPT bestimmt vertrauenswürdigere Berechnungen geben würde.

Aber ganz egal, was ich denke, der Quetelet-Index, der nun seinen neuen Namen: Body-Mass-Index bekam, wurde 1985 offiziell als medizinische Methodik zugelassen. Zu dieser Zeit gab es ausschließlich zwei Kategorien, in die man fallen konnte: gesund und übergewichtig. Männer mit einem BMI über 27,9 und Frauen mit einem BMI über 27,3 galten als übergewichtig und folglich „ungesund".

Im Jahr 1998 wurden dann auf einmal fast 29 Millionen Amerikaner über Nacht übergewichtig, weil das Nationale Gesundheitsinstitut die Messlatte für normal beziehungsweise übergewichtig nach unten korrigierte und eine neue Kategorie hinzufügte: Mit einem BMI von über 30 war man nun adipös. Kritiker bemängelten damals, dass diese neuen Rahmenbedingungen unter anderem von der International Obesity Task Force aufgesetzt wurden, deren zwei Hauptgründer Firmen waren, die Abnehmpillen verkauften. Ich lasse das hier jetzt mal so für dich stehen.

Was sind also die großen Kritikpunkte am Body-Mass-Index?

◆ Sowohl der Quetelet-Index als auch der Body-Mass-Index stützen sich auf Messwerte weißer europäischer Männer. Frauen und andere Ethnien werden einfach ausgeklammert und sind hier nicht repräsentiert (da hilft auch die Abstufung des BMI für Frauen nichts). Für unterschiedliche Menschen oder unterschiedliche ethnische Gruppen können verschiedene BMI-Kategorien gesund sein, und trotzdem stülpt man diese Einteilung blind weltweit über alle Personen, ganz gleich welches Geschlecht oder welche Herkunft.

◆ Der BMI beziehungsweise Quetelet-Index wurde nie dafür entwickelt, ihn auf individueller Ebene anzuwenden. Es ist ein riesiger Unterschied, ob man eine Formel benutzt, um eine Übersicht über eine Bevölkerung und deren Messwerte zu erhalten, oder ob man diese Kategorien dann auf Individuen anwendet und damit über Gesundheitsmaßnahmen entscheidet.

Der BMI versäumt es nicht nur, wichtige Details wie Ethnizität oder Geschlecht mit einzubeziehen, sondern vergisst auch, dass die Körper von Menschen unterschiedlich zusammengesetzt sind: Körperfett, Muskeln, Knochen, das ist dem BMI eigentlich komplett egal.

◆ Auch das Alter ist für den BMI komplett irrelevant, und das, obwohl eine Meta-Analyse von 2013, die 97 Studien und damit fast drei Millionen Menschen beleuchtete, herausfand, dass Personen, die sich in der BMI-Gruppe der Übergewichtigen befanden, ein 6 % niedrigeres Risiko hatten, im gleichen Jahr zu sterben, wobei dieser Prozentsatz noch höher war bei Menschen mittleren Alters oder älteren Personen.

Es ist traurig, dass ein so mangelhafter Index nach wie vor so oft dafür verantwortlich ist, dass Menschen Versicherungen, Operationen, Medikamente oder sogar IVF verwehrt wird. Ein Besuch beim Arzt, ein schneller Blick auf die Waage und auf die BMI-Tabelle, und schon bekommt man ungefragt Diät-Tipps und Abnehmhilfen vorgeschlagen. Das ist traurig, vor allem in Anbetracht dessen, dass, wie wir bereits gelernt haben, Diäten in 95 % der Fälle zum Scheitern verurteilt sind.

Internalisierte Fettfeindlichkeit und Anti-Fett-Bias

Fettfeindlichkeit und die Diätkultur sind Besties von Beginn an. Sie sind die Mean Girls, die uns über den Schulhof hinweg schief anschauen und uns das Leben schwer machen. Wenn wir nun aber über Fettfeindlichkeit sprechen, müssen wir auch über Anti-Blackness sprechen, denn Fettfeindlichkeit und Rassismus sind untrennbar miteinander verwoben.

Wir haben im Abschnitt zur Diäthistorie bereits über die Industrialisierung gesprochen. Was ich dort aber ausgelassen habe, weil ich es gerne hier im Zusammenhang mit Fettfeindlichkeit noch mal bewusst hervorheben wollte, war, dass es während der Zeit der Industrialisierung auch einen starken Anstieg an

Immigration gab, weil die neu errichteten Fabriken natürlich jetzt auch billige Arbeitskräfte brauchten, um ausreichend Profit zu machen. Die neu entstehende weiße Mittelklasse wollte sich natürlich weiterhin behaupten und den Immigranten „überlegen" sein, wobei Vergleichswerte wie Aussehen und Körperform im vom „herrschenden Schönheitsideal" besessenen 19. Jahrhundert natürlich auf der Hand lagen. Daher wurde Dünnsein als perfekte Möglichkeit angesehen, einen höheren sozialen Status aufzuzeigen.

In diesem Zusammenhang möchte ich euch gerne das Buch „Fearing the Black Body: The Racial Origins of Fat Phobia" von der Soziologin Sabrina Strings ans Herz legen. Sie schreibt in ihrem Buch, dass Fettfeindlichkeit und Anti-Blackness als ein Mechanismus weißer Männer und Frauen diente, anders aussehende Körper (in diesem Fall schwarze und dick_fette Menschen) zu degradieren und schlechtzumachen. Dies half im umgekehrten Sinn auch dabei, andere weiße Menschen und vor allem Frauen zu kontrollieren und für „richtiges Verhalten" zu loben. „Und genau das ist die Krux an der Geschichte", sagt Sabrina Strings in ihrem Buch: „Das Bild der dicken schwarzen Frau, die als barbarisch und unzivilisiert galt, das sowohl in der Kunst, Philosophie, in der Wissenschaft und in der Medizin als ‚krank' gezeichnet wurde, wurde sowohl dazu benutzt, schwarze Frauen zu degradieren und weiße Frauen zu maßregeln."

Ihr seht also, Fettfeindlichkeit lebt schon seit Jahrhunderten in unserer Gesellschaft und ist tief in uns allen verankert. Sie ist die zentrale Grundlage der Diätkultur und des Thin Privilege. Um also der Diätkultur an den Kragen zu gehen, müssen wir auch die Fettfeindlichkeit in uns allen entlarven.

Eine Studie aus Großbritannien aus dem Jahr 2018 zeigt, dass mehrgewichtige Menschen Stigma und Diskriminierung in allen Lebensbereichen erfahren. Sie werden in Kleidungsgeschäften verurteilt, in sozialen Situationen und, was ich besonders besorgniserregend finde, auch im Gesundheitsbereich.

Aber lasst uns erst mal feststellen, welche Arten von Fettfeindlichkeit es gibt:

Die *intrapersonelle Fettfeindlichkeit*, wie man sich selbst sieht und wie man mit sich selbst spricht. Nachdem diese Art von gewichtsbezogener Stigmatisierung eines der Kennzeichen der Diätkultur ist, kennen wir diese Art der Fettfeindlichkeit wahrscheinlich fast alle. Es ist die Stimme in dir, die dich davon überzeugen will, dass dein Körper nicht richtig ist.

Dann gibt es die *interpersonelle Fettfeindlichkeit*, also wie andere Menschen dich wahrnehmen und mit dir sprechen, aber auf einem persönlichen Level.

Diese erfahren zum Großteil mehrgewichtige Menschen, aber natürlich gibt es auch dünne Personen, die interpersonelle Fettfeindlichkeit erlebt haben, vor allem wenn sie Menschen begegnet sind, die ihre ganz eigenen Körperbildstörungen auf andere projizieren.

Und nun kommen wir zur problematischsten: der *institutionellen Fettfeindlichkeit*. Obwohl die interpersonelle und die intrapersonelle Fettfeindlichkeit manchmal auch dünne Personen betrifft, werden ausschließlich dick_fette Menschen Opfer von institutioneller Gewichtsdiskriminierung.

Und wer nach meiner Erklärung jetzt denkt, aber was ist mit Skinny Shaming? Ja, als ich wahnsinnig dünn war und tief in meiner Essstörung steckte, hat man auch meinen Körper kommentiert und gesagt, dass ich mehr essen soll. Aber erstens finde ich Whataboutism generell sehr problematisch, da man in dem Moment erst recht wieder von dem eigentlichen Problem ablenken will, und zweitens kann man das nicht vergleichen. Ich will damit hier niemandem seine eigenen Gefühle absprechen, ich war selbst lange Zeit Opfer der Diätkultur und musste einiges über mich ergehen lassen, auch was Kommentare von außen anging. Allerdings würde ich mir niemals anmaßen zu behaupten, Opfer einer strukturellen Diskriminierung geworden zu sein. Und genau das ist Fettfeindlichkeit letztendlich. Aber was bedeutet strukturelle Diskriminierung in diesem Fall? Es bedeutet, im Flugzeug oder in einem Restaurant nicht ausreichend Platz zu haben und danach mit blauen Flecken nach Hause zu kommen. Es bedeutet, keine Kleidung zu finden, die einem passt beziehungsweise einem gefällt. Es bedeutet, keine Repräsentation in den Medien zu bekommen und wenn, dann nur als humoristischer und verletzender Stereotyp. Und es bedeutet, sich beim Arzt nicht sicher zu fühlen, weil man erstens mit Glaubenssätzen der Diätkultur und Abnehmtipps konfrontiert wird, andererseits aber auch keine passenden medizinischen Instrumente zur Verfügung stehen. Dies führt dazu, dass mehrgewichtige Menschen seltener zum Arzt gehen, weil sie sich dem nicht aussetzen wollen, und deshalb Krankheiten oft erst später entdeckt werden. Dies resultiert daraus, dass fettfeindliche Ärzte mit Vorurteilen dick_fette Patienten oft erst auf eine Diät setzen, bevor sie sich um die von Patienten geäußerten Symptome kümmern, auch wenn diese eventuell schon auf gewisse Krankheiten hindeuten könnten.

Auch Martina hat mir in unserem Gespräch bestätigt, dass Arztbesuche für sie besonders sensible Situationen darstellen, in denen sie bereits sehr oft Opfer von Fettfeindlichkeit wurde. Aufgrund der hierarchischen Strukturen im medizinischen Sektor fühlt man sich in einem Ärzt*innen-Patient*innen-Gespräch schnell sehr klein, auch als Mensch in einem dünnen Körper. Aber gerade wenn man dann als dick_fette Person nicht ernst genommen wird und als Lösung aller medizinischen Probleme generell mal die Empfehlung eines „Lebensstilwandels" und Gewichtsverlustes aufgetischt wird, ohne ordentlich untersucht worden zu sein, ist das, wie Martina sagt, extrem erschöpfend und geht darüber hinaus auch mit sehr viel Angst einher. So weit, dass laut Martina viele mehrgewichtige Menschen aufgrund der Diskriminierungserfahrung Beschwerden sowie Symptome ignorieren, um die nächste ärztliche Kontrolle zu umgehen. Im schlimmsten Fall führt es zur sozialen Isolation, einen verschlimmerten Krankheitsverlauf aufgrund von unbehandelten Symptomen bis hin zu chronischen Erkrankungen. Ganz abgesehen von den psychischen Langzeitfolgen.

Und deshalb ist es mir so wichtig, in diesem Buch auch ausreichend Platz für diese Thematik zu finden, weil man als weißer dünner Mensch leider immer noch oft schneller gehört wird. Und dessen bin ich mir bewusst. Mir ist bewusst, dass ich Skinny Privilege beziehungsweise Thin Privilege habe, zusätzlich zu vielen anderen Privilegien, die mir als weiße, normschöne Frau zukommen. Und ich liste das hier ganz bewusst auf, weil man sich seiner Privilegien bewusst sein muss, damit man Ungerechtigkeit besser erkennen und etwas dagegen tun kann.

Aber was bedeutet Thin Privilege eigentlich?

Christy Harrison, die Anti-Diet-Aktivistin und Autorin des gleichnamigen Buches, hat es wie folgt definiert: „Das Privileg, aufgrund eines Merkmals deines Körpers – in diesem Fall deiner Körperform – einen besseren Zugang zu Ressourcen unserer Gesellschaft zu haben und weniger Diskriminierung zu erfahren, als Menschen ohne dieses Merkmal." Einfach gesagt, ist es die Abwesenheit von Hindernissen oder Diskriminierungsformen aufgrund deiner Körperform. Und das heißt nicht, dass Menschen, die Thin Privilege haben, keine Unsicherheiten haben können oder haben dürfen. Du musst dich auch nicht dünn fühlen oder mit deinem Körper zufrieden sein, um Thin Privilege zu haben. Es kann auch sein, dass du schon mal wegen deiner Körperform gemobbt wurdest und trotzdem Thin Privilege hast.

Allerdings hat man als Person mit Thin Privileg nicht zusätzlich zu den eigenen Unsicherheiten oder Mobbingerfahrungen mit weiteren institutionellen Hindernissen oder negativen Vorurteilen zu kämpfen, die einem aufgrund des

Gewichts zugeschrieben werden. Ich möchte das hier jetzt gar nicht wiederholen, weil ich solchen unwahren Voreingenommenheiten gar keine Bühne geben will – die Medien tun das, wie zahllose stereotype Darstellungen dick_fetter Menschen in Filmen und Serien zeigen, leider genug.

Mein Thin Privilege hat mich auch lange davon abgehalten, mich überhaupt zu Themen wie Anti-Diet und Fettfeindlichkeit zu äußern, weil ich immer Angst vor Backlash hatte. Niemand spricht mir meine Erfahrungen mit der Diätkultur ab, und niemand schmälert meine eigenen Ängste oder Sorgen in Bezug auf meinen Körper und mein Körperbild. Aber mir ist bewusst, dass es andere Menschen viel schwieriger haben, und das muss Gehör finden. Deshalb versuche ich auf meinen Social-Media-Kanälen und auch in diesem Buch diesen Themen eine Bühne zu geben, denn als Ally muss man laut sein! Und wie die Body-Image-Influencerin Alex Light in ihrem Buch „You Are Not a Before Picture" schreibt: „There is no body freedom until we are all free" – und das bedeutet auch, Fettfeindlichkeit zu entlarven und in die Flucht zu schlagen.

Und dazu gehört ebenfalls, über die Sprache aufzuklären und die Terminologie zu verstehen. Ist dir aufgefallen, wie ich Worte wie dick_fett verwende? Dass ich nie übergewichtig sondern ausschließlich mehrgewichtig schreibe (außer wenn es für den Kontext notwendig ist)? Über- oder Untergewicht impliziert, dass es für Körpergewicht ein definiertes Maß gibt, das entweder über- oder unterschritten wird. Diese Kategorisierung wurde maßgeblich durch den Body-Mass-Index geprägt, der, wie wir bereits gelernt haben, stark fehlerhaft ist. Deshalb spricht man in der Fat-Liberation- und Body-Positivity-Bewegung auch nur von mehrgewichtig oder verwendet beschreibende Worte wie dick oder fett und erobert diese somit in unseren alltäglichen Sprachgebrauch zurück, frei von Wertung. Als Person in einem schlanken Körper würde ich es mir nicht anmaßen, andere Menschen als dick oder fett zu beschreiben, auch wenn ich diese Worte absolut wertfrei benutze. Die Fat-Liberation- und Fat-Activist-Szene hat in den letzten Jahren eine Revolution vorangetrieben, hinter der das Zurückerobern der Worte „dick" und „fett" steht. Lange Zeit fielen diese Worte vor allem im Zuge von Fettfeindlichkeit und Diskriminierung. Heute ist das Ziel, sie gesellschaftlich wieder so zu etablieren, dass sie eben keiner negativen Behaftung mehr unterliegen, sondern wie groß und klein einfach deskriptive Worte sind. Aber darf dennoch jede*r einen anderen Menschen als dick bezeichnen? Martina versucht sich hier folgendermaßen zu positionieren:

Es kommt immer auf die Konnotation und den Kontext an. Spricht jemand sehr abwertend über eine Person und verwendet dann den Ausdruck dick, ist das einfach nicht okay, denn die Intention ist eine verletzende. Wenn es eine Person allerdings sehr wertschätzend verwendet (sich im Idealfall der Thematik von Fat Liberation bewusst ist), kann es sehr wertvoll sein, diesen Ausdruck urteilsfrei zu hören und damit die Bewegung voranzutreiben und somit das Stigma rund um Fett-und-dick-Sein langsam zu durchbrechen. Im Endeffekt kommt es aber natürlich immer auf das Gegenüber an, ob es durch dieses Wort getriggert wird oder nicht. Und das wiederum ist davon abhängig, wie tief eine von Fettfeindlichkeit betroffene Person noch in der Diätkultur steckt und inwiefern sie sich bereits mit der Historie der Schönheitsindustrie und den Wurzeln von Gewichtsdiskriminierung befasst hat. Martina meint, es ist wichtig, hier situationsabhängig und sensibel vorzugehen.

Und warum eigentlich „dick_fett"? Und nicht dick oder fett? Auch diese achtsame Schreibweise hab ich mir von Martina abgeschaut, die das in all ihren wunderbaren Texten so verwendet. Es ist eine Schreibweise, die von Fettaktivist*innen gewählt und etabliert wurde, um ohne unsinnige und schwammige Grenzziehungen zwischen dick und fett zu betonen, dass es sich um einen Körper handelt, der „außerhalb des normschlanken Ideals" liegt. Es schließt jeden Körper in diesem Spektrum mit ein, statt zwischen dick und fett irgendwelche Unterscheidungen zu imaginieren.

Falls du schon einmal Fettfeindlichkeit am eigenen Leib erfahren hast, möchte ich dir gerne ein paar Worte von meiner lieben Freundin Martina mitgeben:

Umarme dich zuallererst bitte einmal selbst – ganz, ganz fest, so gut du kannst.

Es ist nicht deine Schuld. Fettfeindlichkeit ist tief in unserer Gesellschaft verankert und wird leider nach wie vor täglich von den Medien und unserer Gesellschaft weiter-gefüttert, aber du hast nichts falsch gemacht.

Du bist nicht alleine damit. Vielleicht findest du einen Safe Space – eine Community, in der du dich mitteilen kannst, der du davon erzählen kannst und die ähnliche Erfahrungen mit dir teilt. Unterschätze niemals die Kraft der Gemeinschaft.

Versuche aus deinem Schmerz Halt und Liebe für dich selbst zu finden. Denn es wird leider immer Menschen geben, die einem nichts Gutes wollen, ganz gleich ob auf den Körper bezogen oder auf andere Dinge. Aber du kannst für dich selbst da sein und dir in diesen Situationen selbst Halt geben.

Das Problem mit dem Body-Positivity-Trend

Vielleicht ist dir schon mal aufgefallen, dass ich auf meinen Social-Media-Accounts eigentlich nie von Body Positivity spreche. Das hat zwei Gründe, einen persönlichen und einen geschichtlichen, der mir allerdings ehrlicherweise auch erst sehr spät bewusst wurde. Falls du den Begriff also bis jetzt benutzt hast, will ich dich dafür keinesfalls verurteilen, aber dich vielleicht dazu inspirieren, es ab jetzt bleiben zu lassen.

Mein persönlicher Grund, warum ich „Body Positivity" immer schon schwierig fand, ist, dass ich mir nach der Essstörung beziehungsweise auch währenddessen immer sehr schwer damit getan habe, meinem Körper gegenüber positiv zu sein und ihn gern zu haben. Man kann nicht mit einem Fingerschnippen von negativ zu positiv gehen, von Selbsthass zu Selbstliebe. Deshalb war es mir immer ein Anliegen, von Body Neutrality zu sprechen und von Akzeptanz. Ich muss meinen Körper nämlich nicht jeden Tag super finden oder ihn lieben, aber ich kann ihm dankbar sein und ihn akzeptieren, und das war ein Ziel, das sich während meines Heilungsprozesses und ehrlicherweise auch heute noch manchmal wesentlich realistischer anfühlt als Selbstliebe und dem Körper gegenüber positiv eingestellt zu sein.

Aber was ist eigentlich das Problem an diesem Begriff? Body Positivity hat seine Wurzeln im Fat-Acceptance- und Fat-Liberation-Movement der 60er-Jahre. Der Begriff wurde von dick_fetten Women of Colour eingeführt und geprägt, um einen Safe Space in einer fettfeindlichen Gesellschaft zu erschaffen, in dem sie sich als mehrgewichtige Frauen in ihren Körpern sicher fühlen können.

Gemeinsam mit dem Aufstieg von Social Media und vor allem Instagram bekam auch der Hashtag #BodyPositivity immer mehr Aufwind und Aufmerksamkeit. War es zuerst eine Möglichkeit für dick_fette Menschen, Gleichgesinnte zu finden und den Safe Space für mehr Menschen zugänglich zu machen, so entwickelte sich der Hashtag schnell in eine andere Richtung. Vor allem Frauen in sozial akzeptierten und normschönen Körpern begannen den Hashtag zu nutzen, um zu zeigen, dass ihre „vermeintlich unperfekten" Körper trotz kleiner Makel schön seien. Versteht mich nicht falsch, ich finde es wunderschön, wenn man zu sich stehen und trotz herrschendem Schönheitsideal und Diätkultur kleine Makel annehmen kann, aber ich finde es traurig, dass dieser Begriff in den letzten Jahren so kommerzialisiert wurde und nun letztendlich vor allem von normschönen Frauen mit Body-Image-Problemen oder großen Firmen verwendet wird, um zu „beweisen", wie inklusiv sie sind. Im Endeffekt zeigen sie dann aber auch wiederum nur Menschen, die zwar einen dickeren Körper, aber trotzdem eine Sanduhr-Figur haben, weil Body Positivity für sie nur bis zu einem bestimmten Aussehen okay ist, oder weil sie vergessen, dass auch körperlich oder geistig behinderte Menschen repräsentiert sein müssen, wenn man inklusiv sein möchte.

Jedenfalls sollte uns bewusst sein, dass dieser Trend und dieser Begriff eigentlich aus einem anderen Grund ins Leben gerufen wurde, nämlich um für mehrgewichtige Menschen einen Safe Space zu kreieren, in einer Welt, die strukturell gegen sie arbeitet. Martina hat mir erzählt, dass Body Positivity aber heute noch viel mehr ist, denn es geht um eine anti-rassistische Bewegung für soziale Gerechtigkeit. Sie denkt intersektional und bezieht im Laufe ihrer Entwicklung alle marginalisierten Gruppen mit ein. Menschen, die aufgrund ihres Aussehens, ihrer Ethnizität, ihrer Herkunft oder aufgrund ihrer sexuellen Orientierung aus der Gesellschaft ausgegrenzt werden, wie beispielsweise disabled bodies, BIPC und auch Menschen in dick_fetten Körpern. Denn jede dieser Gruppen hat in ihrem eigenen Ausmaß tiefsitzende Diskriminierung, Leid, Schaden und Schmerz erfahren, und diese Bewegung will genau darauf aufmerksam machen – dass soziale Gerechtigkeit erst dann wirklich gelebt werden kann, wenn wir inklusiv und mehrdimensional denken, ohne eine Lebensrealität zu vergessen.

Niemand schuldet dir Gesundheit

Der Nummer-eins-Grund, warum Menschen immer denken, sie hätten quasi ein Recht darauf, fettfeindlich zu sein, ist, weil sie denken, dass ein höheres Gewicht automatisch bedeutet, dass man krank oder nicht gesund sei. Mal ganz abgesehen davon, dass dir niemand schuldet, gesund zu sein oder auf seine eigene Gesundheit Acht zu geben, sagt das Gewicht keineswegs automatisch etwas darüber aus, wie gesund oder fit ein Mensch ist. Ich habe Freundinnen und Bekannte, die in einem schlanken Körper leben und von denen ich weiß, dass sie eine Essstörung beziehungsweise andere psychische oder physische Probleme haben. Man würde es ihnen aber nicht ansehen. Auf der anderen Seite kenne ich auch Menschen, die mehrgewichtig sind, viel mehr Sport machen als ich und physisch topfit sind. Du kannst in keinen Körper hineinschauen, und wer weiß, die Freundin, der du gerade zur Gewichtsabnahme gratuliert hast, steckt vielleicht gerade tief in einer Depression oder hat eine Krankheit, aufgrund derer sie viel Gewicht verloren hat. Man kann das von außen nicht sehen.

Christy Harrison, Ernährungswissenschaftlerin und Intuitive-Eating-Coach, schreibt in ihrem Buch: „Es ist keine Frage, dass es zwischen einem höheren BMI und negativen gesundheitlichen Auswirkungen, wie Diabetes, Herzkrankheiten oder bestimmten Formen von Krebs, eine Korrelation gibt, aber die Frage ist, warum. Die herrschende Meinung ist: Ist man dick, ist man ungesund. Allerdings werden in dieser Darstellung andere wichtige Variablen vergessen, zum Beispiel die Auswirkungen von Stigmatisierung und Diskriminierung aufgrund von Gewicht. Dies wurde zum Beispiel mit einem größeren Risiko in Verbindung gebracht, an psychischen Krankheiten wie Essstörungen, Körperbildstörungen und Depressionen zu erkranken."

Eine Studie aus dem Jahr 2008 zeigte eindrucksvoll mit einer Stichprobe von mehr als 170.000 Menschen (unterschiedlichen Alters, Hautfarbe und Bildungsniveaus), wie Körperbild und Gesundheit miteinander verbunden sind: Die Forscher fanden heraus, dass je größer der Unterschied zwischen dem tatsächlichen Gewicht und dem idealisierten Wunschgewicht, desto mehr physische und mentale Probleme verzeichneten sie in dem Monat vor der Aufzeichnung – und das komplett unabhängig vom tatsächlichen Gewicht. Der Effekt war übrigens erheblich stärker bei Frauen als bei Männern. Kommt dir das irgendwie bekannt vor? In der Zeit, als ich ständig Diät gehalten habe, meinem Körper täglich mit Hass begegnet bin, waren das die dunkelsten Phasen überhaupt, in denen meine Depression ganz besonders viel Nährboden gefunden hat.

Aber Gewichtsstigmatisierung belastet nicht nur die psychische Gesundheit, sondern auch die physische. Ein 2015 veröffentlichtes wissenschaftliches Paper, das unterschiedliche Studien im Zusammenhang mit Gewichtsstigmatisierung untersuchte, zeigte, dass allein diese Stigmatisierung auch einen unabhängigen Risikofaktor für Krankheiten wie Diabetes und Herzkrankheiten darstellt, ganz unabhängig vom Gewicht.

Dünne Menschen denken oft, dass Fettfeindlichkeit doch eine Art Motivation für Menschen sei, abzunehmen. (Hello, Diet Culture speaking). Aber mal ganz abgesehen davon, dass es inakzeptabel ist, Menschen zu diskriminieren und zu stigmatisieren, hat eine Studie von 2013 herausgefunden, dass gewichtsspezifische Stigmatisierung genau das Gegenteil tut. Bei Probanden aus der Stichprobe, die in ihrem Leben bereits Stigmatisierung aufgrund ihres Körpers erfahren hatten, war es 2,5-mal wahrscheinlicher, dass sie innerhalb von vier Jahren in die BMI-Kategorie „adipös" rutschten, als Probanden, die dem nicht ausgesetzt waren. So viel zum Thema: „Diskriminierung als Motivator".

Es gibt kein Argument oder keinen Grund, der es rechtfertigen würde, andere Menschen wegen ihres Körpers oder ihres Gewichts zu diskriminieren. Vor allem nicht in Anbetracht dessen, dass Dick_fett-Sein auch oft keine Entscheidung ist. Ein Teil unseres Gewichts ist von der Genetik abhängig, andere Einflussfaktoren sind Umwelt, Lebensgewohnheiten oder auch Lebensumstände und -hintergründe. Oft nehmen Menschen zu, weil sie eine physische oder psychische Krankheit haben und Tabletten nehmen müssen, oder weil sie eine körperliche Behinderung haben. Und oft verändern sich Körper auch, wenn man hormonelle Therapien macht, so wie während einer IVF-Behandlung. Und weil uns ja mittlerweile bewusst ist, dass Diäten Bullshit sind, bleibt die Frage, wie es von hier aus dann weitergehen soll, wenn nicht mit Offenheit, Akzeptanz und Empathie?

Deshalb wünsche ich mir, dass sich mehr Menschen zum Thema Diätkultur und Fettfeindlichkeit weiterbilden, damit uns allen bewusst wird, mit welchen Nachrichten und subtilen Botschaften wir da eigentlich täglich gefüttert werden. Martina Charlotte Blum, B. Sc. hat das in unserem persönlichen Gespräch ganz schön auf den Punkt gebracht: „Dazu müssen wir unsere Körperbildsprache sensibilisieren, denn Sprache schafft Realität. Wir müssen unser Auge auf Diversität schulen, Vorurteile hinterfragen und vor allem reflektieren, wie man Menschen im Alltag begegnet."

Frag dich mal, warum du dick_fetten Personen mit so viel Feindseligkeit begegnest? Hat das vielleicht etwas mit deiner Angst zu tun, dick zu sein? Aber wie soll sich dieser Mensch dann fühlen, wenn du ihm gegenüber ausdrückst, dass du Angst davor hast, so auszusehen wie sie oder er? Woher kommt diese tiefliegende Angst, dick zu sein? Welche Botschaften haben diese Angst vielleicht geprägt? Um internalisierte Fettfeindlichkeit zu hinterfragen und in der Gesellschaft aufzubrechen, müssen wir erkennen, woher sie kommt und warum sie in uns allen ruht.

2

Raus aus dem Diät-Terror

Jetzt hab ich dir schon ganz schön viel über die Diätkultur erzählt und wie problematisch und toxisch sie ist. Die Frage ist nun allerdings, was wir mit diesen Informationen anfangen.

Die wichtigste Erkenntnis, die du dir aus dem letzten Kapitel mitnehmen solltest, ist, dass es nicht deine Schuld oder die deines Körpers ist, dass du ständig versucht bist, ihn zu verändern, abzunehmen oder die nächste Diät zu starten. Schönheitsideale und Diättrends gibt es seit über hundert Jahren, und wahrscheinlich wird es sie auch die nächsten hundert Jahre geben. Aber weißt du, was das Tolle ist? DU MUSST NICHT MEHR MITMACHEN! Du kannst heute entscheiden, dass du der Diätkultur den Rücken kehrst und dich dafür der Beziehung zu dir selbst und deinem Körper zuwendest. Das wird nicht ruckzuck gehen, es wird auch Rückschläge geben, denn die Diätkultur erfindet sich immer wieder neu, und an schweren Tagen wird sie schneller einen Draht zu dir finden, als dir lieb ist. Aber du kannst dich immer wieder gegen sie entscheiden und für dich.

Im folgenden Abschnitt werde ich über vier wichtige Säulen sprechen, die mir dabei geholfen haben, die Diätkultur Stück für Stück aus meinem Leben zu verbannen, damit auch du Instrumente in die Hand bekommst, um heute zu beginnen, Frieden mit dir und deinem Körper zu finden.

Das intuitive Essen hat mir dabei geholfen, endlich zu erkennen, dass ich meinem Körper mehr vertrauen darf als irgendwelchen Essensregeln.

Die Körperbildarbeit hat mich gelehrt, wie ich für mich und meinen Körper da sein kann.

Meine Therapien haben mich dabei unterstützt, tief sitzende Glaubenssätze zu hinterfragen.

Und *meine Affirmationspraxis* hilft mir bis heute dabei, auch an schlechten Tagen etwas Positives zu mir selbst zu sagen.

1

Hör wieder auf deinen Körper: Intuitives Essen

D as Intuitive Essen hat mein Leben verändert. There I said it. Es klingt so unglaublich pathetisch, aber mein Weg zur Intuitiven Ernährung hat so unfassbar viel in meinem Leben verändert. Dieser Schritt hat mir endlich geholfen, über meine Essstörung hinwegzukommen. Er hat mir dabei geholfen, Frieden mit meinem Essen und Frieden mit meinem Körper zu schließen. Und er hat mir dabei geholfen, eine feministische Stimme in mir zu finden, laut zu werden und dieses Buch zu schreiben.

Und dabei bin ich ganz zufällig darüber gestolpert. Ein Instagram-Posting von Isabel Bersenkowitsch, B. Sc., einer Diätologin und Ernährungstherapeutin, wurde mir just in dem Moment ausgespielt, als ich wieder einmal in einem tiefen Loch saß, und irgendwie hab ich's geschafft, ihrem Aufruf zu folgen, ein Erstgespräch auszumachen, um endlich Frieden mit dem Essen schließen zu können.

Ich sah es als letzten Strohhalm, um gleichzeitig abnehmen und Frieden finden zu können. So einfach hat das aber leider nicht funktioniert.

Während meiner Ernährungstherapie bei Isabel Bersenkowitsch bin ich draufgekommen, dass ich während meiner Psychotherapie, die ich direkt nach der Essstörung gemacht hatte, bereits einmal ein Buch gekauft und gelesen hatte, das „intuitiv Abnehmen" hieß. Mir gefiel die Herangehensweise des Buches, mir gefielen die Ideen, mir gefiel nur nicht, dass ich mich auf meinen Körper verlassen musste, denn davor hatte ich zu große Angst.

Und das zeigt einfach, dass ich zu dem Zeitpunkt noch nicht bereit dafür war.

Ich hab in den letzten Jahren nämlich immer wieder diese Gedanken gehabt:

Hätte ich die Ernährungstherapie doch schon früher entdeckt! … Hätte ich doch schon viel früher von der Diätkultur und ihrer Maschinerie gewusst. … Wäre ich doch schon viel früher auf die Anti-Diet-Bewegung gestoßen! Dann …

Raus aus dem Diät-Terror

Dann? Ja, dann was? Dann hätte ich ganz bestimmt dagegengeredet und mich noch verzweifelter irgendwelchen Instagram-Diät-Gurus und ihren „Weisheiten" zugewandt, nur um zu hören, dass Diäten doch funktionieren. Dass ich mich nicht umsonst kasteie und wie Dreck behandle. Ich war damals nicht bereit für diese Reise. Ich war erst bereit, als ich ein zweites Mal gemerkt habe, wie ich immer weiter in die Diätspirale eintauche und aus dem gestörten Essverhalten langsam wieder eine ausgewachsene Essstörung wurde. Wie aus den sporadischen Gedanken ans Essen wieder eine Obsession für die Kontrolle jeder Mahlzeit wurde. Und wie aus sporadischem Sport, der mir Spaß gemacht hat, wieder eine zwanghafte Routine wurde.

Versteh mich nicht falsch, ich bin stolz darauf, dass mir „früh genug" bewusst wurde, dass ich gerade wieder einen falschen Weg einschlage und deshalb dringend die Reißleine ziehen muss. Aber dennoch war ich enttäuscht von mir. Ich war enttäuscht und wütend, dass die Magersucht durch meine Psoas-Entzündung und die damit verbundene Ruhigstellung wieder so Fahrt aufnehmen konnte, dass sie bereits im Begriff war, mich neuerlich einzuholen.

Ich war doch schon so weit gekommen. Ich hatte doch schon so hart an mir gearbeitet. Es ging mir doch schon so gut. Wie konnte ich es so weit kommen lassen?

Der Punkt ist – und das kann ich natürlich erst heute sagen (der damaligen Sophie wäre das nie in den Sinn gekommen): Es war nicht meine Schuld. Und es ist auch nicht DEINE Schuld. Dass wir immer wieder in die Diätspirale geraten, liegt daran, dass sie uns immer wieder in besonders verletzlichen Momenten erwischt und uns dann in Versuchung bringt.

Wir öffnen unsere Social-Media-Kanäle – BAM –, eine Werbung für eine neue Diät, eine neue Fitness-Challenge, ein neuer Lifestyle „Change".

Wir gehen mittags in ein Restaurant – BAM –, hier ist ein wunderbares Low-Carb-Lunch-Menü für dich.

Wir spazieren in die Stadt – BAM –, Abnehmen im Liegen, so leicht war es noch nie, deine „Traumfigur" zu erreichen.

Wir schauen abends einen Film – BAM –, alle „guten" Hauptcharaktere sind schlank, sportlich und unfassbar gut aussehend. Und die lustige und ulkige Nebendarstellerin ist mehrgewichtig.

Die Diätkultur ist so in unserer westlichen Gesellschaft verwurzelt, dass uns das alles komplett normal vorkommt. Es ist normal und gesellschaftlich komplett akzeptiert, abnehmen zu wollen. Spricht man das in einer Runde von Freunden an, wird man auch noch mit Ratschlägen überhäuft und durch motivierendes Zureden „unterstützt", nicht auf den eigenen Körper zu hören, sondern Mahlzeiten auszulassen, bestimmte Nahrungsmittelgruppen aus dem Ernährungsplan zu streichen oder bis zum Umfallen Sport zu treiben.

Kurz gesagt, auf unseren Körper und seine Signale zu vertrauen, ist nichts, was in unserer Gesellschaft als normal angesehen wird.

Ganz im Gegenteil: Du hast Hunger? Trink erst mal ein Glas Wasser, vielleicht ist dir nur langweilig. Du bist abends nach der Arbeit müde? Mach Sport, du faules Stück, andere schaffen das ja auch.

Intuitiv essen liegt also nicht auf der Hand, dabei ist es die natürlichste Form, sich zu ernähren und vor allem eine Möglichkeit zu lernen, dem eigenen Körper wieder zu vertrauen, ihn besser kennenzulernen und sich dabei ganz viel Liebe und Mitgefühl entgegenzubringen.

Hört sich das nicht wundervoll an? Ich hoffe, du denkst dir jetzt zumindest: Schon, eigentlich ...

Du musst hier noch nicht 100% an Bord sein, dazu ist nämlich das Folgende da: dir das Intuitive Essen ein bisschen zu erklären und hoffentlich auch schmackhaft zu machen.

Die 10 Prinzipien des Intuitiven Essens

Der Begriff „intuitiv essen" wurde vor allem durch Evelyn Tribole und Elyse Resch geprägt, die 1995 ihr erstes Buch „Intuitive Eating" herausgaben, in dem sie ihre jahrelangen Erfahrungen als Ernährungsberaterinnen und -therapeutinnen gesammelt hatten und mit der Welt teilten.

Aber was bedeutet „intuitiv essen" eigentlich?

- ◆ Die bedingungslose Erlaubnis zu essen, egal was, wann immer man hungrig ist.

- ◆ Zu essen, weil man physischen Hunger verspürt, und weniger aus emotionalen Gründen.

- ◆ Sich auf die inneren Hunger- und Sättigungssignale des Körpers zu verlassen, wenn es darum geht, wann und wie viel man isst.

… und trotzdem darf und wird man manchmal „über den Hunger" essen oder ein Eis essen, auch wenn man keinen Hunger hat, sondern einfach, weil man gerade Lust darauf hat, und das ist absolut in Ordnung, aber darauf gehen wir in den 10 Prinzipien des Intuitiven Essens noch mal genauer ein.

Intuitiv essen ist ein ganzheitliches Konzept in Bezug auf die Psyche und Psychodynamiken, sagt meine Ernährungstherapeutin Isabel Bersenkowitsch. Das Besondere ist der gewichtsneutrale Zugang und dass man bei der intuitiven Ernährung ohne Moralisierung arbeitet. Man darf essen, was man möchte, ohne Mengenbeschränkung von außen. Es geht darum, einen gewissen Gewohnheitseffekt zu erreichen, indem man sich alle Lebensmittel und vor allem Fearfoods erlaubt und diese isst, und somit unbewusste Dynamiken auflösen kann, wodurch die innere Mengenbeschränkung – also das Sättigungsgefühl, dann auch irgendwann von selbst kommen kann.

Um dich noch ein bisschen weiter zu motivieren, will ich dir noch kurz von einer Studie erzählen, die die Vorteile des Intuitiven Essens für uns gesammelt hat.

Diese Meta-Studie von 2016, die 24 einzelne Studien zum Thema „Intuitiv Essen" analysiert hat, kam zu dem Ergebnis, dass intuitiv essen

- zu einer größeren Wertschätzung des eigenen Körpers und der Körperzufriedenheit,

- zu einer größeren Zufriedenheit mit dem eigenen Leben,

- zu bedingungsloser Selbstachtung und mehr Optimismus,

- zu psychischer Resilienz

- und zu mehr Motivation für Bewegung führt, weil der Fokus nicht auf Schuld oder Aussehen liegt, sondern einfach auf dem Vergnügen daran.

Und das kann ich dir alles auch genau so unterschreiben.

1

Die Diätmentalität
loswerden

Über die Diätmentalität und die Diätkultur haben wir in vorangegangenen Kapiteln schon sehr viel gesprochen. Sie ist maßgeblich dafür verantwortlich, dass wir uns immer wieder in einer Spirale wiederfinden.

Die Diätkultur will uns ständig weismachen, dass wir unserem Körper nicht vertrauen können.

Meine immerwährende Angst war: Wenn ich keine Essensregeln habe oder keine bestimmte Diät verfolge, werde ich nicht mehr aufhören können zu essen.

Die Realität ist allerdings folgende: Essensregeln sind eigentlich die Trigger für Überessen und diesen „Kontrollverlust". Wenn du ständig zu wenig isst und dir bestimmte Lebensmittel nicht erlaubst, ist es für den Körper sehr schwer, nicht zu überessen, wenn er dann mal die Chance hat. Das ist eine absolut normale und lebensnotwendige Reaktion unseres Körpers, wenn wir ihn hungern lassen. Wenn du dir aber bedingungslos alles erlaubst und nichts mehr „off-limits" ist, wird auch das Bedürfnis beziehungsweise der Drang zu überessen mit der Zeit weniger.

Die Message ist also simpel: Lass die Diätmentalität „einfach" los. Aber warum fällt uns das so schwer?

Wir kommen aus der Diätmentalität nicht heraus, weil wir in einer Spirale gefangen sind, im sogenannten „Diät-Dilemma" oder Dieter's Dilemma: Dieses Rad wird dadurch angetrieben, dass wir Frauen uns immer wünschen, kleiner, dünner und weniger zu sein. Ein Wunsch beziehungsweise ein Ideal, das uns in unserer Gesellschaft von allen Seiten eingeimpft wird. Wir wünschen uns also, dünner zu sein (meistens komplett egal, wie unser Körper aussieht), und suchen nach Möglichkeiten, Diäten und Programmen, die uns dabei helfen sollen. Meistens muss man danach gar nicht lange suchen, denn die nächste Challenge oder das nächste Ernährungsprogramm ist, wie wir jetzt schon mehrfach festgestellt haben, immer nur einen Swipe entfernt. Wir beginnen also mit der nächsten restriktiven Diät und streichen ganze Nahrungsmittelgruppen aus unserer Ernährung. Das geht für eine bestimmte Zeit gut, bis sich das Dilemma entfaltet und die Sehnsucht und die Lust auf die verbotenen Lebensmittel zu groß werden und wir uns diesen hingeben. Die Folge: Wir verlieren die Kontrolle und überessen uns. Das führt meist dazu, dass man das Gewicht, das man verloren hat, wieder zunimmt, laut Studien, die ich im vorherigen Kapitel bereits besprochen habe, oftmals mehr als zuvor. Und so stehen wir dann wieder am Anfang des Dilemmas, dem Verlangen danach, dünner zu werden, und alles geht von vorne los.

... wenn wir nicht damit beginnen, die Diätkultur abzulehnen.

Wie also nun aus diesem Dilemma ausbrechen?

Schritt 1:
Verstehe den Schaden, den Diäten anrichten

Wir glauben immer, dass Diäten alles besser machen. Die nächste Diät ist es, die mich endlich wunderschön und perfekt werden lässt, die mich endlich alle Sorgen um meinen Körper vergessen lässt, die mich endlich strahlen lässt, die mich endlich den Partner fürs Leben finden lässt, die mich endlich erfolgreich werden lässt ...

Die Diät, die mich endlich ... (Wie würdest du diesen Satz beenden?)

Die Diät wird das nicht bewirken, egal was du dir da oben wünschst. Im besten Fall wirst du ein paar Kilos verlieren und genau diese wieder zunehmen, im schlimmsten Fall kippst du in eine Essstörung und gefährdest deinen Gesundheitszustand.

Hier ein paar Gründe, warum Diäten Schwachsinn sind:

- ◆ Chronisches Diäthalten lehrt den Körper, mehr Fett zu speichern, wenn du wieder „normal" zu essen beginnst. Das ist die biologische Reaktion deines Körpers, mehr Energie zu speichern, falls es wieder zu einer Hungerperiode kommt. (Urschlau von unserem Körper, findest du nicht?)

- Diäten verlangsamen unseren Stoffwechsel. Weil wir unserem Körper weniger zu essen geben, versucht er effizienter mit den wenigen Kalorien umzugehen, die er bekommt, und senkt dadurch den Grundumsatz.

- Diäten erhöhen Cravings (Gelüste auf bestimmte Lebensmittel) und sogenannte Binges (unkontrollierbare Essanfälle). Wenn wir unserem Körper gewisse Nahrungsmittel entziehen oder generell zu wenig essen, versucht das Hirn uns durch das Vorspielen von bestimmten Gelüsten dazu zu bringen, mehr zu essen und so das vorhergegangene Hungern auszugleichen.

- Diäten erhöhen das Gesundheitsrisiko und die Wahrscheinlichkeit von Herzkrankheiten. Eine Studie, die über ganze 32 Jahre Daten erhoben hat, die Framingham-Herz-Studie, hat gezeigt, dass Menschen, deren Gewicht sich immer wieder drastisch nach oben oder nach unten verändert hat – ganz gleich welches Ausgangsgewicht sie hatten –, ein doppelt so hohes Risiko haben, an einer Herzkrankheit zu sterben.

- Diäten verändern die Körperform (du denkst wahrscheinlich „Ja, sollen sie ja auch" – aber nicht so wie du glaubst). Menschen, die immer wieder Diäten machen und das verlorene Gewicht immer wieder zunehmen, nehmen dieses meist in der Bauchgegend zu.

- Fünfzehnjährige, die eine Diät machen, haben eine achtmal höhere Wahrscheinlichkeit, im weiteren Lauf ihres Lebens an einer Essstörung zu erkranken, als solche, die das nicht tun.

- Diäten korrelieren sogar mit Gefühlen wie Versagen, vermindertem Selbstwertgefühl und sozialen Angststörungen, und das komplett unabhängig vom Gewicht.

Schritt 2:
Erkenne die Glaubenssätze der Diätmentalität

Die Diätmentalität zeigt sich in vielen verschiedenen, oft ganz subtilen Gedankengängen.

Vergiss Disziplin!

Ein ganz klassischer Glaubenssatz ist: Es braucht nur ein bisschen Willenskraft und Disziplin, um deinen Traumkörper zu erreichen. Die Diätkultur vergisst in diesem Zusammenhang aber, dass unser Körper hier auch ein Wörtchen mitzureden hat. Egal wie viel Willenskraft du hast, dein Körper braucht Kohlenhydrate, um dich jeden Tag von A nach B zu bringen. Er braucht Zucker, damit du dich konzentrieren und lernen kannst, um nächste Woche die Prüfung zu schreiben. Und ziemlich sicher wird er dir genau das in einem Moment des „Kontrollverlusts" zeigen und in den meisten Fällen in Form von Überessen über das Ziel hinausschießen.

Das hat nichts mit Willenskraft zu tun, das ist unser Körper, der uns zeigt, dass er leben möchte.

Vergiss starre Regeln!

Typisch für die Diätmentalität ist auch die Wechselbeziehung zwischen Regelgehorsam und Regelbruch. Wenn uns etwas verboten wird, wird es automatisch interessanter. Wie die verbotene Frucht im Paradies. Wir wissen, wir dürfen nicht, aber je länger wir uns dem verwehren, umso größer wird die Lust darauf, aus dem restriktiven System an Regeln auszubrechen. Wie der Teenager, der genau weiß, dass er keinen Alkohol trinken darf, und es trotzdem tut, oder die Dreijährige, die genau weiß, dass sie die Schere nur unter Aufsicht benutzen darf, und das Buntpapier trotzdem alleine schneidet.

Sobald etwas verboten ist, ist es doppelt so interessant. Erst als ich mir erlaubt habe, Schokolade jederzeit zu essen, habe ich gemerkt, dass ich sie eigentlich gar nicht jeden Tag brauche und dass ich auch eigentlich gar nicht so ein Sweet Tooth bin, wie ich immer dachte.

Vergiss das Gefühl von Versagen!

Wie wir bereits in Schritt 1 gelernt haben, können Menschen, die ständig Diät halten, noch so erfolgreich in ihrem Privat- oder Berufsleben sein, sie fühlen sich dennoch oft wie Versager, und das nur, weil sie vielleicht an einem Tag mehr oder einfach überhaupt Schokolade gegessen haben. Sofort schaltet sich der negative Dialog im Kopf ein:

Du schaffst es nicht mal, so simple Regeln wie den Verzicht auf Schokolade oder kein Brot zum Abendessen einzuhalten. Du schaffst doch gar nichts. Du bist eine Versagerin.

Kommt dir das bekannt vor? Würdest du eine Freundin als Versagerin bezeichnen, weil sie einfach etwas isst? Nein?! Warum dann dich selbst?

Beim Intuitiven Essen gibt es kein Versagen. Beim Intuitiven Essen gibt es nur hinhören, wahrnehmen und lernen. Manche Lebensmittel tun dem Körper gut, andere der Seele. An manchen Tagen brauchen wir mehr zu essen, an anderen weniger.

Vergiss ganz oder gar nicht!

Für mich gab es früher immer nur entweder „Diät" oder „Cheat Day", Kontrolle oder Kontrollverlust. Entweder ich war gehorsam, oder ich hab rebelliert. Es gab keine Balance, auch wenn es mir noch so sehr eingeredet habe, dass meine Cheat Days inklusive „Jetzt-ist-es-auch-schon-egal"-Mentalität, wenn ich im Übermaß Schokolade und kohlenhydratreiches Essen in mich hineingestopft hatte, meine „Balance" seien. Ich hatte so panische Angst davor, mir selbst und meinem eigenen Körper zu vertrauen, dass ich immer alles kontrollieren musste.

Erst als ich diese Glaubenssätze losgelassen und wirklich auf mich und meinen Körper gehört habe, habe ich gesehen, dass mein Körper ganz alleine Balance sucht. Nicht immer auf den Tag gesehen, auch oft nicht auf die Woche gesehen, aber meistens über einen Monat hinweg erkenne ich die Balance. Ich erkenne, dass mein Körper an manchen Tagen mehr Zucker braucht, oder einfach generell größere Portionen. An anderen dafür wieder weniger. Vor allem wir Frauen sind jeden Monat hormonellen Schwankungen ausgesetzt, die genauso für verschiedene Gelüste oder ein bestimmtes Essverhalten verantwortlich sind wie langes Cardio-Training oder eine längere Krankheitsperiode.

Schritt 3:
Schmeiß die Diät-Instrumente über Bord

Während einer Diät hören wir nicht auf unseren Körper und seine Signale. Wir verlassen uns auf externe Stimmen, die uns sagen, wann und wie viel wir essen sollen, und kontrollieren das, beziehungsweise unseren „Fortschritt", fortwährend durch verschiedenste Diätinstrumente.

Wirf die Waage weg!

Sei mal ganz ehrlich: Wann hat dir die Waage wirklich ein gesundes Körpergefühl vermittelt? Jahrelang hat die Waage täglich meine Stimmung definiert. Wenn es „zu viel" war, war ich am Boden zerstört und habe mich und meinen Körper mit Nicht-Essen bestraft oder bin vor lauter Enttäuschung in einen Binge-Anfall gekippt. Hat die Waage weniger angezeigt, hatte ich ein unglaubliches Hochgefühl, mit der Folge, dass ich mir entweder das nächste noch niedrigere Zielgewicht setzte oder mir an dem Tag einen „Cheat Day" erlaubte, der in einem Kontrollverlust endete und mich mit furchtbaren Schuld- und Versagensgefühlen zurückließ.

Die Waage kann innerhalb einer Sekunde ein gesundes Körpergefühl auslöschen und restriktive Gedanken triggern, die wiederum in den meisten Fällen Kontrollverlust und Essanfälle zur Folge haben. Ich für meinen Teil habe mich seit fast acht Jahren nicht mehr gewogen, und ich hab auch nicht vor, das jemals wieder zu tun, solange es nicht aus irgendeinem Grund unbedingt notwendig ist.

Ein solcher Grund war zum Beispiel, als ich mit Manuel einen Helikopter-Flug über Sydney gemacht habe und die Betreiber ausrechnen mussten, wer von uns wo Platz nimmt. Ich habe dem werten Herrn, der mich damals gewogen hat, im Vorhinein ausdrücklich gesagt, dass er das Gewicht bitte für sich behalten soll, weil ich es nicht wissen möchte, und er hat sich in meinem Fall, Gott sei Dank, daran gehalten. Was wäre wohl passiert, hätte er die Zahl laut abgelesen? Hätte ich den Flug dann genießen können? Ich kann mit ziemlicher Sicherheit sagen: NEIN! Die Zahl wäre zu hoch gewesen. Das war sie nämlich immer, selbst als ich mein „Zielgewicht" erreicht hatte, selbst als ich krankhaft dünn war und tief in meiner anorektischen Phase gesteckt bin. Hätte ich mein Gewicht an diesem Tag erfahren, hätte ich den ganzen Helikopterflug (und wahrscheinlich auch die Tage danach) darüber nachgedacht. Ich hätte den Ausblick über Sydneys Central Business District und den Bondi Beach nicht genießen können. Meine Gedanken hätten immer wieder zurück zu dieser Zahl gefunden. Ich wäre gereizt gewesen und hätte diesen romantischen Flug wahrscheinlich irgendwie durch einen Streit sabotiert (mein armer Mann – er hätte nicht mal gewusst, warum). Und die Tage danach? Unser schöner Urlaub in Australien? Wäre ziemlich sicher einige Tage von diesem Erlebnis überschattet gewesen. Jedes Mal Essengehen hätte mich getriggert, und im Bikini am Strand entlanggehen? Phuuu … schwierig.

Wenn man kein gestörtes Verhältnis zum Essen oder seinem eigenen Körper hat, kommen einem Erzählungen wie diese vielleicht sehr überdramatisch vor. Es ist doch „nur" eine Zahl, das kann dich doch nicht so beeinflussen? Aber um ehrlich zu sein, das war meine Realität, und ich weiß, dass es die Realität vieler Frauen ist. Die Gedanken ans Essen, an den Körper, an die Essensregeln und an das Gewicht nehmen einen unglaublich riesigen Teil des eigenen Lebens ein, beeinflussen Erlebnisse und den Alltag. Frieden mit dem Essen zu schließen und die Waage wegzuwerfen, hat mir so viel Kapazität im Kopf und in meinem Leben freigemacht, und ich vermisse sie keinen Tag.

Lösch die Tracking-App!

Ich will hier auf keinen Fall Werbung für die App machen, die ich jahrelang auf meinem Handybildschirm – natürlich ganz vorne auf Seite 1 – gespeichert hatte, also nenne ich sie einfach die „Fucked-up-App". In der Phase, als ich langsam von gestörtem Essverhalten in die Essstörung gerutscht bin, war diese App mein bester Freund. Mein tägliches Kalorienziel war bereits bei der Erstanmeldung niedriger als der Grundumsatz eines Dreijährigen und hat sich stetig weiter nach unten bewegt. Mal ganz davon abgesehen, dass ich sowieso täglich versucht war, weit unter meinem Ziel zu bleiben.

Ich hab alles abgemessen und eingetragen und wurde immer „ein bisschen" unrund, wenn ich ein bestimmtes Lebensmittel nicht direkt fand oder nicht die Möglichkeit hatte, etwas „fachgerecht" zu wiegen. Es musste ja alles so genau wie möglich sein.

Durch diese App hab ich gelernt, wie viele Kalorien ein Reiskorn hat, ich hab gelernt, wie ich durch Weglassen bestimmter Zutaten bei einem Gericht

Kalorien sparen kann, und ich hab dabei den Genuss beim Essen komplett verloren. Jedes Lebensmittel, jedes Stück, jeder Bissen hat für mich eine Zahl dargestellt.

Und ich bin ganz ehrlich, die Kalorien von Lebensmitteln zu vergessen, die ich mir über mehrere Jahre lang eingelernt hatte und die meinen Tag bestimmten und definierten, wie gut oder schlecht ich gegessen hatte, war einer der schwierigsten Schritte meiner Recovery. Wenn etwas so lange den Tag bestimmt, dann ist es schwer loszulassen.

Wenn ich mir wünschen könnte, eine Sache in meinem Leben komplett zu vergessen und aus meinem Gehirn zu löschen, dann wären es diese Zahlen. Denn auch wenn ich mich heute nicht mehr davon beeinflussen lasse, ist es mir dennoch auch während des Intuitiven Essens öfter mal passiert, dass ich in meinem Kopf die Gesamtkalorien für den Tag überschlug und „kontrollierte". Und das beeinflusste mich bei meinem Essen immer, auch wenn ich es noch so wenig zugeben wollte.

Vergiss den Diätplan und die Fitness-Challenge!

Wer mir auf Social Media folgt, weiß, wie oft ich das thematisiere. Diätpläne und Fitness-Challenges zu verkaufen ist auf Social Media so normal wie im Supermarkt Gemüse und Obst anzubieten. Alle tun es, am liebsten in Verbindung mit sogenannten „What I eat in a day"-Videos, immer schön mit einem Mirror- oder Ab-Check zu Beginn, der suggerieren soll: „Wenn du genau so isst wie ich, wirst du genau so aussehen wie ich." Aber genau da liegt schon der Fehler: Denn selbst wenn wir alle jeden Tag genau das Gleiche essen und uns genau gleich viel bewegen würden, würden wir trotzdem alle ganz unterschiedlich aussehen. Denn jeder Körper ist einzigartig und besonders, und jeder Körper reagiert anders auf Lebensmittel, Bewegung oder psychische Einflüsse.

Es gibt keinen Quick-Fix, denn wenn es den gäbe, dann würden auf unserer Erde keine mehrgewichtigen Menschen existieren, sondern nur vermeintlich „perfekte" Körper, denn dann würde ja jeder diese eine Diät machen oder diese eine Tablette oder Tinktur nehmen, und wir alle würden dem sehr problematischen, aber herrschenden Schönheitsideal entsprechen.

Schritt 4: Sei lieb zu dir selbst

In einer Welt wie der unseren, die geprägt ist von Diätkultur, in der es normal ist, seinen Körper verändern zu wollen, in der man schief angeschaut wird, wenn man seinen eigenen Körper nicht mit der nächstbesten Crash-Diät „sommer-ready" oder „bikini-ready" machen will, ist es schwierig, nicht manchmal in diesen Sog der Diätmentalität hineingezogen zu werden. Auch wenn man auf rationaler Ebene weiß, dass Diäten Bullshit sind und sie eigentlich nicht funktionieren, ist es okay und normal, manchmal von dieser „letzten" Diät zu träumen. Es ist auch okay zu trauern, zum Beispiel um den dünneren Körper, der vielleicht, wenn man intuitiv isst und auf die Signale des Körpers hört, nicht erreichbar sein wird. Es ist okay.

Intuitiv zu essen ist eine Reise – eine Reise zu dir selbst. Und auf dieser Reise braucht es vor allem eines: ganz viel Mitgefühl gegenüber dir selbst und deinem Körper.

2

Den Hunger ehren

Den Hunger ehren, das hört sich erst einmal ziemlich geschwollen an, oder? Ich mag hier die englische Übersetzung irgendwie lieber: Honor your hunger.

... den Hunger ehren. Das hab ich ganz, ganz lange nicht getan. Die oberste Prämisse jeder Diät ist doch, den Hunger zu ignorieren und so lange hinauszuschieben, bis wir dieses eigenartig befriedigende Gefühl im Kopf bekommen, dieses Gefühl, das sich so anfühlt, als wäre eigentlich nur Watte und Luft im Kopf. Das Loch im Bauch ist so groß, dass es einem in den Kopf steigt und man sich ganz benebelt und auf eine ganz eigene Art und Weise auch angeheitert fühlt. Als Person, die Anorexie hatte, hab ich diesem Gefühl tagtäglich nachgejagt. Es hat mir eine unglaubliche Befriedigung gegeben, es jeden Tag länger auszuhalten, nicht zu essen, das Hungergefühl noch mal länger hinauszuschieben und zu ignorieren. Und irgendwie hab ich bis heute das Gefühl, dass es in unserer Welt eigentlich ganz normal ist, nicht auf die Signale unseres Körpers zu hören.

Wie wir die Signale unseres Körpers gerne ignorieren:

„Du hast heute gar nicht zu Mittag gegessen?"
– „Nein, ich hatte so einen Stress, ich hatte einfach keine Zeit für Essen."
Einfach nein! Es ist nicht cool, sich keine Zeit zum Essen zu nehmen – it's called self care –, und wenn dein Vorgesetzter ernsthaft von dir verlangt, keine Pausen zu machen, dann solltest du in Betracht ziehen, deinen Job zu wechseln.

„Bist du dir sicher, dass du heute noch ins Gym gehen möchtest?"
– „Ja klar, ich fühl mich unfassbar müde, aber wenn ich trainieren gehe, kommt bestimmt die Energie zurück!"
Puh – diese Lüge hab ich mir selbst nur zu oft vorgesagt. Dabei war das einfach die Diätkultur, die mir wie ein kleiner Teufel auf der Schulter gesessen ist und mir ein schlechtes Gewissen gemacht hat, weil ich den ganzen Tag „nur" gesessen bin.

„Du trinkst morgens nur einen Kaffee?"
– „Ja, ich brauch nicht mehr."
Been there, done that, am liebsten in Kombination mit dem Satz: „Ich bringe morgens einfach nichts runter." Kaffee war mein täglicher Verbündeter, mein Diätelixier, um den Vormittag ohne Frühstück irgendwie rumzukriegen und in den Morgenstunden wenigstens halbwegs lebendig zu sein.

Irgendwie scheint uns unsere (Leistungs-)Gesellschaft einfach tagtäglich eintrichtern zu wollen, dass wir Maschinen sind – alle gleich – und deshalb eigentlich ignorieren sollen, was uns unsere Körper so mitteilen wollen. Du hast Hunger? Nein, das kann noch nicht sein, du hast gestern erst um 13:00 Uhr Hunger gehabt. Und was passiert, wenn man solche Signale über einen längeren Zeitraum ignoriert? Man verlernt, sie zu verstehen beziehungsweise zu deuten. So ging es mir speziell nach meiner Essstörung, aber wenn ich ganz ehrlich zu mir bin, hab ich bis zu meiner Ernährungstherapie und dem Intuitiven Essen nicht gewusst, was es heißt, hungrig zu sein, und wie ich das eigentlich erkenne. Wie auch, wenn ich doch über ein Jahrzehnt konsequent versuchte, diese Anzeichen komplett zu übergehen. Die einzigen beiden Gefühle, die ich, was das Essen anbelangt, kannte, waren fast schmerzhafter Hunger – das altbekannte Loch im Bauch – oder komplett übervoll, sodass mir eigentlich schon fast schlecht war. Ein total unangenehmes Gefühl, das verstärkt wurde durch unfassbare Schuldgefühle, Scham und Ekel vor mir selbst. Respektive gab es für mich beim Essen lange Zeit nur zwei Extreme – NICHT essen oder ÜBERessen.

Ich verstand so lange nicht, dass das zusammenhängt. Ich verstand nicht, warum ich so lange ohne Essen auskommen konnte, diszipliniert hungerte und dann, wenn es ans Essen selbst ging, diese „Disziplin" einfach nicht aufbrachte und nicht aufhören konnte, wenn ich satt war. Ich begriff nicht, dass mein stundenlanges Hungern einen Urtrieb triggerte. Und zwar den Urtrieb zu überessen, weil der Körper das vorausgegangene Hungern kompensieren möchte und auch gleich noch ein bisschen vorsorgen will, hatte er doch von mir gelernt, dass es immer wieder längere Hungerphasen gibt. Der Körper weiß ja nicht, dass du im Umkreis von 1 km wahrscheinlich 10 Supermärkte, beziehungsweise vielleicht sogar einen vollen Kühlschrank in deiner unmittelbaren Umgebung hast und du dein Hungern komplett „freiwillig" herbeiführst. Freiwillig ist hier vielleicht ein schwieriges Wort, denn die Diätkultur, unrealistische Schönheitsideale und unsere Gesellschaft tragen hier einen wesentlichen Teil der Verantwortung.

Was ich damit sagen möchte? Du bist nicht schuld! Weder daran, dass du den Wunsch verspürst, Diäten zu machen, noch daran, dass du dich nach einer Hungerphase überisst. Es ist keine mangelnde Disziplin, es ist ein Urtrieb, es ist dein unfassbar schlauer Körper, der dich am Leben halten möchte. Ein Körper, der auf Diät ist, ist ein (ver)hungernder Körper. Wenn wir unseren Körper auf eine Diät setzen, glaubt dieser, dass wir eine Hungersnot erleben, und reagiert deshalb, sobald er Nahrung in Griffweite hat, mit kompensatorischen biologischen Mechanismen: nämlich dem Essen – und davon lieber mehr als zu wenig. Unsere Körper benötigen Nahrung, um überleben zu können, und auch wenn unser Kopf sagt, dass wir noch nicht genug gehungert haben, sind unser Körper und seine Urtriebe manchmal (Gott sei Dank) stärker.

Minnesota Starvation Study

Dieses Phänomen wurde auch in der Minnesota Starvation Study von Dr. Ancel Keys sehr gut dargestellt und hat mir sehr dabei geholfen, den Zusammenhang zwischen Hunger und Überessen besser zu verstehen.

Die Studie wurde zur Zeit des Zweiten Weltkriegs durchgeführt. Die Probanden waren 32 gesunde junge Männer. In den ersten drei Monaten des Experiments durften sich die Teilnehmer ganz normal verhalten und so viel oder wenig essen, wie sie gewohnt waren, es gab keine Mengenvorgaben. Danach begann die „Semi-Starvation Period", in der die Männer täglich nur mehr die Hälfte der Kalorien zu sich nehmen durften wie davor, und die Ergebnisse der

Studie waren verblüffend. Sie ähnelten sehr stark den Symptomen, die auch Menschen durchleben, die auf Diät sind:

- Die Stoffwechselrate sank um 40 %.

- Die Männer waren besessen vom Thema Essen.
  Sie hatten starke Cravings, redeten ständig übers Essen
  und sammelten Rezepte.

- Die Art, wie die Männer aßen, veränderte sich. Gierig
  verschlingen, mit dem Essen spielen oder den Essprozess
  unnötig in die Länge ziehen, alles war dabei.

- Einige Männer konnten sich nicht an die Regeln halten und
  berichteten von Bulimie-Episoden während der
  Semi-Starvation Period. Manche Teilnehmer der Studie
  trainierten bewusst mehr, um höhere Essensrationen zu erhalten.

- Die Persönlichkeiten veränderten sich teilweise,
  die Männer wurden apathisch, gereizt, launisch
  oder berichteten von depressiven Episoden.

Ich meine, WTF – kommt dir das nicht auch unfassbar bekannt vor? Die Stoffwechselrate kann ich natürlich nicht verifizieren, aber die Obsession mit dem Essen? Absolut! Wie viel Zeit ich dafür aufgewendet habe, mir Gedanken über Essen zu machen. Die Hochphase meiner Essstörung korrelierte stark mit dem Aufkommen von Instagram und Blogs. Ich lag nachts oft wach und scrollte auf meinem Handy nach „gesunden" Rezepten, von denen ich brav Screenshots machte, die ich aber nie nachkochte, weil ich es in meinem Wahn sowieso nicht mehr wagte, irgendwas außer meinen Safe Foods zu essen. Ich kaufte Kochbücher und natürlich einen Smoothie-Maker, die ich alle nicht benutzte, auch wenn ich mir einredete, dass ich so gerne koche. Sogar nachdem ich meine Therapie gemacht hatte, glaubte ich immer noch lange, ich würde wahnsinnig gerne kochen. Aber wenn ich ganz ehrlich zu mir bin, ist das gar nicht so. Ich koche gerne mal am Wochenende gemeinsam mit meinem Mann etwas Besonderes, wenn genug Zeit dafür ist, und ich backe wirklich für mein Leben gerne, aber dieses tägliche Kochen geht mir eigentlich auf die Nerven. Etwas, was ich mir auch erst heute als intuitive Esserin eingestehen kann, bei der sich nicht mehr alles nur ums Essen dreht. Denn eindeutig hab ich das „Ich-koche-für-mein-Leben-gerne" nur als Ausrede für meine krankhafte Obsession fürs Essen hergenommen und um zu rechtfertigen, warum ich die Köchin für einen gemeinsamen Abend mit meiner Familie sein sollte. Denn Gott bewahre, ich hätte nicht kontrollieren können, wie viel Fett in der Pfanne landete. Ich redete unfassbar viel übers Essen, dachte immer darüber nach, wie und was ich die kommenden Tage essen (oder eher nicht essen) würde. Dieses Thema nahm eigentlich meine gesamte mentale Kapazität ein. Ich wundere mich bis heute, wie ich mein Studium in dieser Phase weiterführen konnte. Auch mein Essverhalten veränderte sich komplett. Ich konnte nicht mehr schmecken, konnte nicht mehr essen, ohne obsessiv zu kontrollieren, wie schnell oder langsam andere essen, und passte mein Tempo immer dem ihren an. Und wenn ich dann alleine war und niemand zusah, schlang ich oft die eigenartigsten Kombinationen von Nahrungsmitteln in mich hinein – meistens ohne zu schmecken, ohne wirklich zu fühlen, ob ich das Essen überhaupt mochte oder nicht.

Womit wir auch schon bei den Bulimie-Episoden und Binge-Anfällen wären, die ich, wie die Männer in der Studie, definitiv auch hatte. Und das fanatische Trainieren und Sportbetreiben? Könnt ihr euch zufällig an Kayla Itsines und den Bikini Body Guide erinnern? Falls ihr von diesem Hype verschont worden seid, freut mich das sehr für euch. Dieser Guide hat meine Essstörung täglich begleitet. Es gab keinen Tag ohne ein Workout, keinen Tag ohne Burpees oder Jump Squats. Übungen, die ich bis heute nicht mehr ohne Flashbacks an diese Zeit machen kann. Ich hab aus diesem Grund auch eine unfassbare Abneigung gegen HIIT-Workouts entwickelt. Einfach deshalb, weil sie mich immer an meine Essstörung erinnern, an meine Kraftlosigkeit, an den Zwang und an den Druck auf meinem Herzen (wortwörtlich), wenn ich die 12 Stunden davor nichts außer Chia-Seed-Wasser in meinen Kreislauf gebracht hatte. Eine gefährliche Zeit. Oh, und vergessen wir nicht meine Laune, die mit jeder Woche, die ich tiefer in alles hineinrutschte, schlechter wurde. Hangryfie (Hangry Sophie) war on fire. Ich frage mich immer noch, wie mein Mann (wir standen damals am Anfang unserer Beziehung) dieses Mürrischsein, diese Lethargie und meine unkontrollierten Aggressions- und Tränenausbrüche ausgehalten hat. Versteht mich nicht falsch, ich habe sehr viel Mitgefühl für die Sophie von damals und weiß, dass ich einfach in einem kranken Körper gesteckt habe und deshalb so drauf war. Aber mein Mann hatte davor keine Berührungspunkte mit Essstörungen, und da man es mir zu Beginn auch noch nicht ansah, hat er wohl anfangs einfach gedacht, dass ich ein launischer Mensch bin. Es erfüllt mich mit sehr viel Traurigkeit und gleichzeitig auch tiefer Liebe, wenn ich daran denke, dass er trotzdem geblieben ist und die wenigen Stunden, in denen ich normal drauf war (meistens nach dem Essen, wenn das Völlegefühl vergangen war und ich die Schuldgefühle kurz wegschieben konnte), als Lichtblicke und Hoffnung gesehen hat, dass da die lustige, lebensfrohe Sophie doch noch irgendwo tief drinnen steckt.

Aber nun wollen wir erst mal noch die Studie abschließen, damit ihr versteht, worauf ich hinauswill. Nach den sechs Monaten Semi-Starvation-Modus durften die Männer wieder zu ihrem alten Essverhalten zurückkehren und essen, wie viel und was sie wollten. Das Problem war nur, dass ein Teil der Männer das nicht mehr konnte. Sie berichteten von starken Heißhungeranfällen, unersättlichem Appetit, und obwohl den Männern wieder alles erlaubt war, sagten einige von ihnen aus, dass sie eine irrationale Angst davor hatten, dass Nahrung auf einmal nicht mehr verfügbar sein könnte. Die Probanden fanden es zum Teil schwierig, mit dem Essen aufzuhören, und viele von ihnen hatten mit starken Binge-Anfällen zu kämpfen. Dem Großteil der Studienteilnehmer gelang es im Durchschnitt erst nach fünf Monaten, zu einem normalen Essverhalten zurückzukehren, und einige von ihnen haben diese Fähigkeit nie wieder zurückerlangt.

Was lernen wir daraus? Hungern macht etwas mit uns, hungern macht etwas mit unserem Körper, hungern macht etwas mit unserem Kopf. Es ist nicht deine Schuld, es ist nicht die mangelnde Disziplin, es ist unser Körper, der diese Anpassungen durchführt, weil er in den Notfall-Modus umschaltet, und das ist gut so, denn er will uns am Leben halten.

Die Auswirkungen von Hungern wurden schon von verschiedenen Studien erforscht, eine davon, aus dem Jahr 2000, zeigt beispielsweise, dass eine überproportional große Anzahl an Überlebenden aus den Konzentrationslagern des Zweiten Weltkrieges an Binge-Eating-Störungen leiden. Eine weitere, dass Menschen, die in ihrem Leben Ernährungsunsicherheit erlebt haben, eine höhere Wahrscheinlichkeit haben, in weiterer Folge an Bulimie oder einer Binge-Eating-Störung zu erkranken. In der westlichen privilegierten Welt sind wir zwar von Hungersnot verschont, wenn Kinder oder Jugendliche aber bereits in jungen Jahren mit Diäten beginnen, kann das einen ähnlichen Effekt auf den Körper haben und langfristige Probleme mit dem Essen mit sich bringen. Unser Körper reagiert auf Hungern mit Urtrieben und simplen biologischen Abfolgen, und dafür sollten wir weder ihn noch uns selbst bestrafen. Wir sollten lieber mit großer Neugier und Stolz auf unseren Körper blicken und ihm Dankbarkeit dafür entgegenbringen, dass er alles dafür tut, uns unseren täglichen Alltag zu ermöglichen, selbst wenn wir ihm das Essen verweigern.

Meine Liebe zu Brot, und warum wir Kohlenhydrate brauchen

Ich trau mich zu behaupten, dass wahrscheinlich fast jeder, der dieses Buch liest, schon einmal eine Low-Carb-Diät gemacht hat. Vielleicht war es keine Diät im herkömmlichen Sinn, aber der eigens auferlegte Essensregel-Katalog beinhaltete wahrscheinlich mal so etwas wie „Keine Kohlenhydrate zum Abendessen" oder „Keine weißen Kohlenhydrate unter der Woche". Ich hatte jahrelang panische Angst vor Brot, und das, obwohl ich dieses Nahrungsmittel liebe – in jeglicher Form. Für mich ist es das Schönste, am Samstagmorgen einen überteuerten Bagel von unserer Lieblings-Hipster-Bäckerei zu frühstücken, oder abends zur kalten Jause ein Stück Schwarzbrot zu essen. Heute snacke ich am Nachmittag auch mal ein Marmeladenbrot ohne irgendwelche anderen Gefühle außer große Glücklichkeit und danach viel Energie zu spüren. Ich hab keine Angst mehr vor Brot. Ich hab auch keine Angst mehr vor dem Brotkorb, der vor den Hauptgängen im Restaurant auf dem Dinnertisch steht. Ich habe keine Angst mehr davor, weil ich weiß, dass ich Brot jederzeit haben kann. Meine Angst vor Kohlenhydraten wurde weniger, als ich mehr darüber gelernt habe, warum wir sie brauchen. Kohlenhydrate sind die wichtigste Quelle an Energie für unseren Körper – am besten in Form von Glukose, die braucht er nämlich dafür, unser Gehirn, das Nervensystem und speziell auch die roten Blutzellen zu versorgen. Wenn wir ihm die Kohlenhydrate allerdings verwehren, kommt das Hormon Neuropeptid Y (NPY) ins Spiel. Und keine Angst, ich will hier gar nicht zu sehr ins Medizinische gehen, aber sagen wir mal so: NPY ist unser Freund, und es ist dafür verantwortlich, dass wir zum Beispiel nach dem Laufen richtig Lust auf Pasta haben. Es wird vom Gehirn produziert und triggert unsere Carb-Cravings, wenn die Speicher leer werden, denn wie wir bereits wissen, sind Kohlenhydrate die Nummer-1-Energiequelle unseres Gehirns, und das ist immer darauf bedacht, dass wir ausreichend davon gespeichert haben. Wenn du also merkst, dass du große Lust auf Kohlenhydrate bekommst, ist es gut möglich, dass dein NPY-Spiegel gerade hoch ist. Besonders hoch ist der übrigens meistens morgens – logischerweise –, denn über Nacht führen wir kein Essen zu und deshalb auch keine neue Energie. Wenn wir dann also auch noch das Frühstück auslassen, wird der NPY-Spiegel weiter steigen, was wahrscheinlich im Endeffekt in einem Überessen zu einem späteren Zeitpunkt endet.

Been there, done that: Wie weiter oben schon ausgeführt, habe ich jahrelang nicht gefrühstückt, sondern lieber einfach einen schwarzen Kaffee getrunken (Gott bewahre, da wäre Milch oder, noch schlimmer, Zucker drinnen gewesen, diese unnötigen Kalorien – igitt), denn „ich konnte morgens einfach noch nicht essen". Bezahlt habe ich fast täglich mit ganz argen Zucker-Cravings nach dem Abendessen. Ich konnte nicht abendessen, ohne mich entweder mit dem Gericht bereits zu überessen oder danach zu Schokolade oder anderen Süßigkeiten zu greifen. Es war ein innerer Zwang, der mich fertiggemacht hat. Wieso bin ich so süchtig nach Süßigkeiten? Warum kann ich nicht nach einer Portion aufhören wie normale Menschen? Wieso kann ich nicht auch einfach ein Stück Schokolade essen wie andere auch? Wieso muss ich immer essen, bis mir schlecht ist? Wieso kann ich das nicht genießen? Natürlich lässt sich nicht alles auf das Auslassen des Frühstücks zurückführen, denn ich hab generell einfach für meinen täglichen Energieverbrauch zu wenig gegessen, aber frühstücken war dennoch ein riesiger Gamechanger für mich. Erstens hatte ich zum ersten Mal in meinem Leben die geistige Kapazität, am Vormittag ordentlich zu arbeiten, ohne mir ständig Gedanken darüber zu machen, was und wann ich wohl zu Mittag essen würde, und zweitens wurden, nachdem ich ein tägliches Frühstück in meinen Alltag integriert hatte, die abendlichen Essanfälle und die starken Süßigkeiten-Gelüste viel weniger.

Und jetzt sagt mir noch mal jemand, dass unsere Körper nicht einfach unfassbar schlaue Wunder sind. Je mehr ich darüber gelernt habe, umso erstaunter war ich und umso mehr hab ich diese Vorgänge irgendwie auch bewusster wahrgenommen. An Tagen, an denen ich wenig zum Frühstück esse oder mehr Bewegung als sonst mache, hab ich oft viel mehr Lust auf Brot oder Pasta. Als mein Mann und ich einmal von einem 10-km-Lauf nach Hause gefahren sind und über Pizza und Pommes philosophiert haben, musste ich richtig schmunzeln, weil ich gemerkt habe, wie die Neuropeptide Y aus uns sprechen.

Und wenn du jetzt denkst: „Ja, eh, aber wenn wir lange genug warten, dann macht der Körper ja aus Protein Energie", dann sei gewarnt. Generell stimmt es, dass unser Körper – unser Wunder – auch aus Protein Energie gewinnen kann, aber das geht auf Kosten unserer Muskeln. Diese werden nämlich dafür auseinandergenommen, und das ist auch der Grund, warum man bei Low-Carb-Diäten schnell Gewicht verliert, weil die Muskelmasse abgebaut wird. Muskelmasse, die wir brauchen, um kleine Dinge zu tun, wie aus dem Bett zu steigen oder die Hand zu heben. Dieser Abbau macht übrigens auch vor unserem lebensnotwendigen Herzmuskel nicht halt und kann eine Herzschwäche hervorrufen. Denn auch wenn der Herzmuskel langsam abgebaut wird, muss er immer noch die gleiche Arbeit machen, um den Organismus am Leben zu erhalten, aber mit weniger Energie und einer langsameren Herzfrequenz. Irgendwie gruselig, oder? Was wir nicht alles tun und bereit sind zu opfern, um in einem kleineren Körper zu sein und dem herrschenden Schönheitsideal zu entsprechen. Es macht mich so wütend zu sehen, was Menschen sich und ihrem Körper antun, nur um in eine Schablone zu passen, die nicht für sie gemacht wurde.

Aber nicht nur die Neuropeptide Y sind für unseren Hunger verantwortlich, auch unsere Zellen. Wenn das Energielevel in den Zellen zu niedrig ist, werden Signale gesendet, die Hungergefühle herbeiführen und uns so dazu bringen sollen, Nahrung beziehungsweise Energie zuzuführen.

Wieder zu lernen, was Hunger für mich ganz persönlich eigentlich bedeutet, und ihn auch wieder zu spüren, war eines der schönsten Gefühle für mich. Weil ich gleichzeitig gelernt habe, meinem Körper wieder Vertrauen zu schenken. Als ich im Dieter's Dilemma gefangen war, hatte ich keine Chance, irgendwelche körperlichen Signale zu spüren, und hatte das Gefühl, dass ich in der Nähe von Essen nie „sicher" war. „Was soll das überhaupt heißen", wirst du dich jetzt vielleicht fragen, aber genau so hab ich mich gefühlt. Ich hatte immer Angst davor, komplett die Kontrolle zu verlieren, sobald Essen, das ich mögen könnte (obwohl das bei Kontrollverlust und Essanfällen oft komplett egal war), in meiner unmittelbaren Umgebung war. Wenn man nichts spürt, kann man auch nicht lernen zu vertrauen. Deshalb ist es gut, mal herauszufinden, was es für

Gründe geben könnte, warum man den Hunger nicht mehr spüren kann oder erst spürt, wenn er bereits extrem ist, so wie es bei mir meistens war.

Warum du deinen Hunger nicht mehr spürst:

- ◆ Betäuben: Hab ich morgens gespürt, dass ich hungrig war, hab ich erst mal einen Kaffee getrunken. War ich nachmittags beim Lernen auf der Uni müde vor lauter Hunger, habe ich mir eine Flasche Cola (natürlich zuckerfrei) beim Automaten geholt. Die Flüssigkeit und die Kohlensäure haben sich dann kurzfristig so angefühlt, als hätte ich etwas im Magen, meine Konzentration war aber dennoch im Keller und mein Bauch dadurch meistens aufgebläht und übersäuert.

- ◆ Diäten halten: Wenn man jahrelang jede Art von Hungergefühl ignoriert, werden die Signale irgendwann immer leiser, bis man sie fast nicht mehr wahrnehmen kann. Wenn du eine Person immer wieder fragst, ob sie Lust hat, etwas zu unternehmen, und sie sagt immer und immer wieder Nein, wirst du auch irgendwann aufhören, sie zu fragen, oder?

- ◆ Frühstück auslassen: Wie wir weiter oben bereits erörtert haben, war das Frühstück für mich der Game Changer. Wenn ich morgens nicht gegessen hatte, war ich zwar über den Tag weniger hungrig, hatte mich aber abends dann fast immer überessen, bis ich mich vor lauter Ekel nicht mehr anschauen konnte. Als Resultat aß ich natürlich am nächsten Morgen, um genau das zu kompensieren, wieder nichts. Ein Teufelskreis, den man unterbrechen kann. Seitdem ich frühstücke, habe ich morgens auch wieder Hunger, und das ist ein schönes Gefühl, vor dem ich heute auch keine Angst mehr habe.

- ◆ Hungergefühle auch unterdrückt werden, wenn man unter starkem Stress steht, ein Trauma erlebt hat oder einfach Grundbedürfnisse nicht gedeckt sind.

Erkennst du dich da irgendwo wieder? Bei mir waren es definitiv die ersten drei. Den Hunger betäubt hab ich vor allem in der Phase, in der ich tief in meiner Essstörung steckte. Das Frühstück ausgelassen und mich an Essensregeln gehalten, um den Hunger damit zu unterdrücken, hab ich aber auch lange danach noch gemacht. Ich will nicht sagen, dass es einfach ist, solche Muster zu durchbrechen, und ich schaffte das auch definitiv nicht alles auf einmal und im ersten Anlauf. Als mir meine Ernährungstherapeutin damals erklärte, dass ich doch mal versuchen solle zu frühstücken und dass das eventuell bei meinen abendlichen Essanfällen helfen würde, glaubte ich ihr nicht. Was soll das eine mit dem anderen zu tun haben? Das macht doch keinen Sinn. Und außerdem: „Wenn ich nur abends esse, und dafür mehr, ist es immer noch besser, als dreimal (oder mehr) zu essen." Das war meine Logik. Dass ich mich den ganzen Tag energielos fühlte, nicht genug Hirnkapazität für meine Arbeit hatte, nur ans Essen dachte und mir abends nach dem Überessen einfach nur wie eine Versagerin vorkam, war mir egal. Ich hatte zu große Angst, wieder hineinzuspüren, den Hunger wahrzunehmen und ihn mir auch einzugestehen.

Den biologischen Hunger erkennen

Ich konnte lange Zeit nur ganz extremen Hunger wahrnehmen, leise Hungersignale waren für mich nicht erkennbar, das hatte ich mir abtrainiert. Deshalb war der erste Schritt für mich, wieder mehr hineinzuhören. Jeder Körper ist unterschiedlich, deshalb sind für jeden Menschen auch die Hungersignale unterschiedlich oder unterschiedlich präsent. Bei mir beginnt der Hunger meistens im Kopf, es fällt mir auf einmal schwerer, mich zu konzentrieren. Es fühlt sich manchmal ein bisschen so an, als wäre Watte in meinem Kopf, danach kommt meist ein erstes Bauchgrummeln beziehungsweise eine Leere im Bauch. Bei anderen Menschen sind es vielleicht ein leichtes Unwohlsein, Kopfschmerzen oder Reizbarkeit, die Vorboten sein können. Wenn du das Gefühl hast, gar keine Zeichen deuten zu können, versuch mal, dich daran zu erinnern, wie es sich anfühlte, als du das letzte Mal hungrig warst. Wie sich dein Bauch anfühlte oder dein Mund.

In dieser Zeit des „Trainings" (zur intuitiven Esserin quasi) versuchte ich jedenfalls, nicht mehr in den extremen Hunger zu verfallen, denn das trieb mich zu oft in den Kontrollverlust. Bis heute versuch ich das auch tunlichst zu vermeiden, nicht weil ich Angst davor habe, mich zu überessen, was nach wie vor auch mal passieren kann, aber vor allem deshalb, weil ich mental dann wieder in diese Zeit zurückversetzt werde, in der das Hungern mein täglicher Begleiter war. Seitdem ich regelmäßig esse, hab ich auch regelmäßig Hunger, was wunderschön ist – so seh ich das zumindest heute –, mir aber vor ein paar Jahren natürlich sehr viel Angst machte. Was ich meinem damaligen Ich beziehungsweise auch dir auf dieser Reise mitgeben will ist, dass du deinem Körper vertrauen darfst, wenn er dir diese Zeichen gibt. Dass auf der anderen Seite der Diät ein Leben ist, das so viel mehr ist als nur Essen und Nicht-Essen. Ich hab heute so viel mehr Energie für andere Dinge in meinem Leben. Ich hab das Gefühl, dass ich produktiver arbeiten kann, dass ich in meinen Beziehungen präsenter sein kann, dass ich weniger gereizt bin und dass ich generell einfach glücklicher bin.

You can't live a full life on an empty stomach – Du kannst kein erfülltes Leben leben, wenn du immer hungrig bist. Das geht nicht.

Du darfst auch essen, wenn du nicht hungrig bist

Viele Menschen interpretieren „den Hunger ehren" als „Nur essen, wenn man hungrig ist". Aber auch wenn man natürlich essen soll, wenn man hungrig ist, so gibt es einfach Momente, in denen man isst, ohne hungrig zu sein. Und auch das ist in Ordnung, denn wenn wir uns wieder nur darauf versteifen, nur essen zu dürfen, wenn wir ein Hungersignal spüren, befinden wir uns sofort wieder in einem Regelkonstrukt. Deshalb ist es mir wichtig, euch hier auch mitzugeben, dass es sehr wohl Situationen gibt, in denen man isst, obwohl man gerade keinen Hunger hat.

- Essen wegen des Gustos: Ein typisches Beispiel für Essen aus Gusto ist für mich ein Eis an einem heißen Sommertag. Mein Mann und ich spazieren durch die Stadt, vielleicht kommen wir gerade von einem Mittagessen und gehen bei einer Eisdiele vorbei. Ich liebe Eis, deshalb kann ich in solchen Situationen kaum widerstehen. Hab ich Hunger? Nein, eigentlich nicht. Aber hab ich Gusto auf ein Schokoladeneis (Schoko-Eis = BEST)? Hell, yeah! Werd ich eines essen, obwohl ich keinen Hunger habe? JAAAAAA! Und auch das ist intuitiv essen. Ich erlaube mir, meinem Gusto nachzugehen und ein Eis zu essen, weil ich die Süße und die Kälte spüren will. Das ist keine große Sache. Das ist einfach Gusto.

- Essen aus zeittechnischen Gründen: Vielleicht kennst du das: Du hast einen stressigen Tag vor dir und um 13:00 Uhr einen Termin. Du weißt, dass du meistens genau um diese Zeit hungrig wirst und zu Mittag isst. Da du aber genau um 13:00 Uhr keine Zeit haben wirst zu essen und nicht super hungrig in dem Termin sitzen willst, isst du um 12:00 Uhr bereits zu Mittag, auch wenn du noch keinen großen Hunger hast. Ich mach das sehr oft, gerade beim Mittagessen oder Abendessen, weil oft mal irgendwo ein Termin dazwischenfällt. Ich esse dann meistens kein riesiges Gericht, weil ich mich danach nicht unwohl fühlen will, aber für mich ist das ein Akt von Selbstfürsorge, weil ich weiß, dass mein Körper bald wieder Energienachschub braucht, und den will ich ihm auch geben.

- Emotionaler Hunger: Wenn man lernt, den biologischen Hunger zu erkennen, wird es auch leichter festzustellen, wann man isst, um den emotionalen Hunger zu befriedigen, weil man vielleicht eine Leere füllen will, oder sich gestresst fühlt. Wenn man das herausfiltern kann, kann man auch daran arbeiten, in solchen Situationen neue Wege zu finden, diese Gefühle zu verarbeiten, ohne zu essen.

3

Frieden mit
dem Essen schließen

Frieden mit dem Essen schließen – eine Traumvorstellung, oder? Wenn du dieses Buch liest, hast du wahrscheinlich genau wie ich schon sehr viel mitgemacht, was Essensregeln, Körperbildprobleme und im schlimmsten Fall auch gestörtes Essverhalten anbelangt.

Ich möchte dir sagen: Es tut mir leid! <3 Es tut mir so leid, dass du das alles erleben und durchleben musstest. Ich kenne diese Scham, diese Schuld, diese Versagensgefühle, diese ständige Unzufriedenheit, diese Gereiztheit, diese Traurigkeit und diese Obsession mit allem, was mit Essen, Diäten und dem eigenen Körper zu tun hat. Ich möchte diesen Abschnitt aber damit beginnen, dir Hoffnung zu geben. Die Hoffnung, dass es besser werden kann. Dass man tatsächlich mal vor einer Tafel Schokolade sitzen kann und nichts davon isst, aber nicht, weil man sich's verbietet, sondern einfach, weil man keine Lust darauf hat. Dass man tatsächlich mal etwas von dem liebsten Comfort Food übrig lassen kann, weil man einfach genug hat. Dass man tatsächlich wieder lernen kann, bestimmten Nahrungsmitteln einfach komplett unemotional gegenüberzustehen, obwohl sie in einer früheren Phase einen Essanfall getriggert hätten. Es ist möglich. Aber wie?

Im vorigen Abschnitt (Prinzip 2) haben wir gelernt, welche biologischen Effekte es haben kann, wenn man gewisse Lebensmittel aus dem Ernährungsplan streicht. Nun werden wir uns mehr mit den psychologischen Effekten auseinandersetzen, die nicht minder relevant für unser Essverhalten sind.

Für sehr lange Zeit – auch nach meiner Essstörungstherapie – hab ich meine Wochen so gelebt: Montag bis Freitag „brav" essen (was für mich hieß, so gut wie keine Kohlenhydrate, keine Süßigkeiten, keine zuckerhaltigen Getränke, ah ja und on top auch noch Intervallfasten, damit ich noch eine bessere Ausrede hatte, noch weniger zu essen), und von Freitagabend bis Sonntagabend war dann Cheat Weekend. Diese Tage musste ich mir selbst geben, damit ich die fünf Tage unter der Woche überhaupt durchhalten konnte. Am Wochenende fühlte ich mich immer unfassbar schlecht dafür, konnte aber auch nicht aufhören. Ich plante dafür dann lange Läufe oder besonders anstrengende HIIT-Workouts für diese Tage ein, damit ich mich irgendwie im Spiegel anschauen konnte und nicht komplett in Selbstmitleid versank. Der Sonntagabend fühlte sich dann meistens an wie das letzte Abendmahl, denn jetzt hieß es ja wieder für fünf Tage Diät halten. Das absolut Verrückteste daran ist, dass mir diese Art zu essen ja sogar von einer Diätologin empfohlen wurde, sie riet mir extra dazu, immer bewusst Cheat Days einzulegen, auf die ich mich „freuen" kann. Aber dass das dann in gefühlt endlosem Übereessen enden würde, war eigentlich so sicher wie das Amen im Gebet. Tatsächlich ist es, psychologisch gesehen, so, dass wir immer genau das wollen, was wir nicht haben können. Es ist eine natürliche Reaktion unseres Körpers, die von Einschränkung und Entzug getriggert wird. Wenn du einem kleinen Kind zehn verschiedene Spielzeuge vorlegst und sagst, dass es mit einem ganz bestimmten nicht spielen darf, wird es sich wahrscheinlich genau dieses aussuchen. Und so ist das oft auch beim Essen. Wenn wir uns Lebensmittel verbieten, fühlen wir uns eingeschränkt und wollen rebellieren. Das endet in unkontrollierbaren Cravings für genau diese Lebensmittel und oft im Endeffekt in einem Essanfall. Die Kombination aus den vorher besprochenen biologischen Effekten, die unsere Lust auf bestimmte Lebensmittel ohnehin erhöht, und den psychologischen Triggern ist ein gefährlicher Dynamit-Cocktail, der eigentlich nur im sogenannten Rebound Eating enden kann. So nennen wir die gefühlt unkontrollierbaren Essanfälle, in denen wir alles aufholen wollen, was wir während des Diäthaltens verpasst haben. Das Rebound Eating treffen wir meistens mit seinen toxischen Freunden: der „Jetzt-ist-es-auch-schon-egal"-Mentalität und der „Ab-morgen-halte-ich-mich-dann-wieder-dran"-Einstellung. Durch den Kontrollverlust, der unweigerlich passiert, beweisen wir uns dann auch wieder selbst, wie wichtig es ist, dass wir uns ein strenges Set an Essensregeln bauen, denn wir können uns beim Essen einfach nicht vertrauen. Wir können uns selbst nicht vertrauen. Wie traurig ist diese Aussage? *Ich kann mir selbst nicht vertrauen.* Ganz gleich, ob's hier um Essen geht oder nicht. Wenn uns diese Art zu leben das Vertrauen gegenüber uns selbst nimmt, dann läuft da einfach etwas falsch. Denn es liegt nicht an uns, nicht an dir oder an mir. Es sind ganz normale biologische und psychologische Prozesse, die da in unserem Kopf vorgehen, die uns diese vermeintlich „verbotenen", „falschen" Dinge tun lassen. Auf Kontrolle folgt unweigerlich der Kontrollverlust. Das hat nichts mit Willensschwäche oder fehlendem Vertrauen zu tun, sondern ist ein Gesetz.

Ich bin ein Chocoholic – oder doch nicht?

Besonders anschaulich erklären kann ich euch diese Mechanismen an einem ganz persönlichen Beispiel: Schokolade. Jahrzehntelang hab ich mich als Chocoholic bezeichnet. Ich konnte mir selbst nicht vertrauen, wenn's um Schokolade ging. Besonders schlimm war das für mich immer während der Weihnachts- und Osterzeit, denn da gab's Schokolade en masse. Egal, wo man hinsah. Und obwohl ich jedes Jahr einen Adventkalender haben wollte, so war es jeden Tag eine Qual, ihn zu öffnen, denn eigentlich war Schokolade ja verboten. Es gab dann zwei Möglichkeiten, wie mein Tag ablaufen konnte: Entweder ich aß die Schokolade und bestrafte mich für den Tag mit besonders wenig Essen oder besonders hartem Training (wir reden hier immer noch von einem kleinen Stück Schokolade, EINEM Stück!), oder die Schokolade triggerte einen Cheat Day, denn, ganz ehrlich, wenn ich ein Stück Schokolade esse, ist auch schon alles egal, oder? Achtung, Ironie! Der Ostersonntag war auch immer ein riesiger Binge-Tag für mich, denn meistens gingen ihm vier Wochen Schokolade-Fasten voraus. Eigentlich war es generell Süßigkeiten-Fasten, aber Schokolade ganz besonders. Das war immer eine tolle Zeit, denn während dem Fasten konnte man sich immer auf diese katholische Tradition hinausreden, und niemand fragte nach, wenn man Süßigkeiten aus dem Ernährungsplan strich. Nach 40 Tagen ohne Schokolade und sehr wenig Kohlenhydraten, denn meine „normalen" Ernährungsregeln waren ja zusätzlich auch noch in Kraft, eskalierte ich am Ostersonntag meistens komplett und lag am Ende des Abends, von Schuldgefühlen übermannt und mich vor starken Magenschmerzen krümmend, auf der Couch. Wenn ich an diese Tage denke, erinnere ich mich nicht so sehr an die Zeit mit meiner Familie, sondern vor allem daran, wie ich Schokolade in mich hineinstopfte, dazwischen mal ein Brot aß, weil ich so übersüßt war, und dann noch mal mit Schokolade, Süßigkeiten und Osterlamm-Kuchen nachlegte. Damals dachte ich, dass solche und andere Cheat Days eindeutig bewiesen, dass ich schokoladensüchtig bin. Ich konnte einfach nicht aufhören, nachdem einmal ein Stück meine Lippen berührt hatte. Als wäre ich ein Vampir, der Blut geleckt hat. Ich verstand nicht, warum ich nicht einfach ein Stück aß und dann aufhörte, sondern mein Essverhalten bei Schokolade immer komplett außer Kontrolle geriet. Ich war verzweifelt und schämte mich furchtbar. Warum konnte ich nicht normal sein? Die Ironie daran ist, dass alles eben ganz normal ist an mir, und mein Körper aus diesem Grund immer so stark auf Schokolade reagiert hat.

Ich hatte mir Schokolade nie erlaubt – auch dann nicht, wenn ich sie aß. Sie war immer verboten.

Mir im Prozess zum Intuitiven Essen zu erlauben, Schokolade zu essen, ist einer der Erfolge, auf die ich ganz besonders stolz bin, weil ich mich noch immer daran erinnere, wie schwer mir das gefallen ist (ganz ähnlich wie beim Brot aus dem letzten Kapitel). Ich war so verzweifelt und so unglücklich, dass ich beschloss, es einfach zu probieren. Ich beschloss, mir Schokolade bedingungslos zu erlauben, jeden Tag, zu jeder Tageszeit, ganz egal warum. Und wisst ihr, was passiert ist? Ich hab ganz schnell erkannt, dass ich Schokolade eigentlich gar nicht so unfassbar geil finde, wie ich immer dachte. Vor allem Vollmilchschokolade mag ich gar nicht so gerne. Hin und wieder hab ich Lust drauf, dann esse ich ein, zwei Stück oder vielleicht auch mal ein, zwei Rippen, aber dann leg ich sie weg, weil ich einfach genug hab. Auch der Ostersonntag ist kein Triggerpunkt mehr, weil ich davor und danach auch noch immer Schokolade essen kann. Ein Teil der Osterschokolade liegt jetzt meistens noch bis Weihnachten in unserem Süßigkeitenschrank, weil ich sie nur hin und wieder esse.

Eine ganz besonders schöne Erfahrung in diesem Zusammenhang möchte ich noch mit euch teilen, weil sie mich fast emotional gemacht hat und ich daran gemerkt habe, wie weit ich seit meiner Essstörung schon gekommen bin: Unlängst hab ich mal ein kleines Schokoladenei in einer meiner Jacken gefunden, und das hat mich so glücklich gemacht – nicht nur, weil ich einen Snack für später hatte, sondern vor allem, weil ich daran erkennen konnte, wie viel sich in mir getan hat. Früher hätte ich niemals in irgendeiner Jackentasche Schokolade mit mir herumgetragen und sie vergessen. Ich wäre mir dessen die

ganze Zeit sehr bewusst gewesen und hätte die Jacke wahrscheinlich nicht ausziehen können, ohne das Schokoei aufzuessen. Heute vergesse ich Schokolade,
ich vergesse sie einfach. No big deal. Und das heißt nicht, dass ich sie nicht
trotzdem immer noch gerne esse, aber ich fühl mich nicht mehr schuldig, und
ich hab nicht mehr das Gefühl, abhängig zu sein. Es ist einfach Schokolade,
sonst nichts.

Wie können wir dann überhaupt Diäten machen?

Wenn man hört, welche Macht unsere Körper und unsere Psyche eigentlich haben, mag man sich vielleicht fragen, wie man dann überhaupt eine Diät machen
oder Essensregeln so lange durchhalten kann. Entgegen dem eigenen Gefühl
ist es tatsächlich die Willenskraft und das eigene Mindset, die uns sehr lange
durchhalten lassen, zusätzlich dazu, dass wir aufhören, auf die Signale unseres
Körpers zu hören. Diese müssen erst sehr laut werden, damit es eine Reaktion
gibt. Wir werden zu fremdbestimmten Essern: Vergiss „Hunger ehren", wir
rechnen uns vor, wie viel wir essen dürfen, treffen unsere Essensentscheidungen
auf Basis unserer tausenden Regeln, und wenn unser Magen knurrt, hören wir
erst mal weg. Das funktioniert so lange, bis eine klitzekleine Regel gebrochen
wird, und dann – BAAAAAM – „ist auch schon alles egal!"

Das passiert zum Beispiel, wenn, ein verbotenes Lebensmittel gegessen wird,
eine bestimmte Kalorienmenge überschritten wurde oder auch nur die Möglichkeit besteht, eine Regel zu brechen. In diesen Momenten schaltet das Gehirn um, denn dann ist der Tag eh schon verloren, dann können wir uns dem
Regelbrechen einfach hingeben, und das Übereessen beziehungsweise der Binge
beginnt.

Wie oft ich solche Situationen durchgemacht habe, ich kann es gar nicht
nachzählen. Irgendwie war dieses „Jetzt ist auch schon alles egal" einerseits mit
ganz viel Schuldgefühlen verbunden, andererseits auch zu Beginn mit einer Art
Erleichterung. Erleichtert darüber, nicht mehr starr an mich halten zu müssen, sondern loszulassen. Das wurde natürlich immer ganz schnell wieder von
Schuld und Scham abgelöst, aber für einen ganz kurzen Moment fühlte ich
mich frei. Bevor mir bewusst wurde, dass am nächsten Morgen wieder alles von
vorne losgehen würde und alle Essensregeln wieder „rechtskräftig" waren.

Die bedingungslose Erlaubnis zu essen – der Frieden

Der Höllenweg zwischen Kontrolle und Kontrollverlust, Zurückhaltung und Überessen, Verbieten und Bingen endet, wenn du dir die bedingungslose Erlaubnis erteilst zu essen. Ich weiß, dass dir das jetzt Angst macht und du das eigentlich nicht glauben kannst und willst – mir ging es genau gleich. Aber ich weiß auch, dass du, wenn du dieses Buch in Händen hältst, diesen Leidensweg wahrscheinlich schon eine Zeit lang mitmachst. Und ich hoffe, dass ich mittlerweile schon etwas von deinem Vertrauen gewinnen konnte.

Starten wir mal ganz einfach: Was bedeutet eigentlich die bedingungslose Erlaubnis zu essen?

♦ Das zu essen, was du wirklich willst, ohne auf irgendwelche Regeln in deinem Kopf oder Umfeld zu hören.

♦ Lebensmittel oder Speisen nicht mehr in „gut" und „schlecht" einzuteilen. Ein Burger macht dich nicht „ungesund", und ein Salat macht dich nicht „gesund".

♦ Keine zwanghaften Deals und Versprechungen mehr dir selbst gegenüber, wie: Ich darf heute ein Eis essen, wenn ich ab morgen wieder „brav" esse.

Es klingt paradox, aber wenn du die Möglichkeit hast, theoretisch jederzeit Schokolade zu essen, wird der Drang, sich daran zu überessen, weniger. Ich hatte nicht mehr das Gefühl, aus Angst, nie wieder eine Schokolade zu bekommen, die ganze Tafel aufessen zu müssen, denn ich hatte die Sicherheit, jederzeit ein Stück essen zu können, wenn ich gerade Lust drauf habe. Und diese Sicherheit hat mir geholfen, ein Stück Schokolade nicht mehr so emotional zu sehen, sondern einfach als das, was es ist: Essen.

Ich will dir hier nichts vormachen, das ist nichts, was von heute auf morgen geht. Du stehst nicht an einem Tag auf, erlaubst dir einfach, alles zu essen, und hast nie wieder einen Essensanfall. So einfach ist es leider nicht. Vor allem bei der Schokolade, und auch beim Brot brauchte ich mehrere Anläufe, aber vor allem deshalb, weil ich mir in Wahrheit immer selbst etwas vormachte. Ich erlaubte mir zwar, das Brot zu essen, aber in meinem Hinterkopf gab es trotzdem diese Stimme, die mir immer wieder ganz leise zuflüsterte: „Zur nächsten Mahlzeit aber dann keine Carbs!" oder: „Aber nicht jeden Tag!" Ich hatte einfach immer noch so panische Angst davor, mich damit erneut zu überessen, nicht aufhören zu können, aber diese restriktiven Gedanken, dieses „Gut" und „Böse" lösten genau das wieder aus. Deshalb begann ich, meine Fearfoods folgendermaßen herauszufordern: Ich aß sie jeden Tag. Abgesprochen mit meiner Ernährungstherapeutin, nahm ich mir vor, eine Woche jeden Tag zu jeder Mahlzeit Brot beziehungsweise Kohlenhydrate zu essen. Ja wirklich – jeden einzelnen Tag, auch unter der Woche und auch zum Abendessen. Und wisst ihr, was daraufhin passiert ist? Nach dem fünften Tag hatte ich abends oft gar keine große Lust mehr auf Brot. Versteht mich nicht falsch, ich liebe Brot immer noch, aber ich hab nicht mehr das Gefühl, einen ganzen Laib aufessen zu müssen, um mich befriedigt zu fühlen, ich hab keine Angst mehr vor einem Brotkorb im Restaurant, weil ich weiß, dass ich jeden Tag Brot mit Olivenöl essen kann, wenn ich Lust drauf habe. Ich liebe Kohlenhydrate immer noch und esse sie sehr gerne, weil sie mir schmecken und weil sie mir so viel Energie geben, aber sie sind kein emotionaler Trigger mehr für mich.

Und ob du's glaubst oder nicht, in der Zeit, in der ich begann, meine Fearfoods auf die Probe zu stellen, kam ich sogar drauf, dass ich manche dieser Lebensmittel eigentlich gar nicht so gerne mochte, wie ich immer dachte, dass sie mir eigentlich nicht mal schmeckten. Ich mag Schokolade, aber Schokoriegel wie Mars, Twix und Snickers haben mich oft nach einem Bissen in einen Binge-Anfall geführt. Ich hab sie mir nie erlaubt, weil ein Riegel gefühlt nie genug war. Als ich die Riegel dann mal wirklich gegessen, geschmeckt und gefühlt habe, bin ich draufgekommen, dass sie mir eigentlich viel zu süß und zu chemisch schmecken, genauso wie Nutella: Es schmeckt mir eigentlich gar nicht. Ich esse tausendmal lieber eine Marmelade auf meinem Butterbrot. Und trotzdem hab ich fast zwei Jahrzehnte geglaubt, dass ich süchtig nach diesem Schokoaufstrich bin und mir deshalb tunlichst verbieten muss, ihn zu essen, nur um das Glas nicht in einem Moment der Schwäche fast auszulöffeln.

Die Angst, nicht aufhören zu können

Ich verstehe vollkommen, dass es einem Angst macht, sich selbst zu erlauben, bedingungslos alles zu essen, was und wann man möchte. Ich hatte selbst panische Angst davor, nicht mehr aufhören zu können. Viel mehr noch als davor, auf meinen Hunger zu hören, und das war schon ein sehr heikler Schritt für mich. Mir alles zu erlauben, hat auch nicht vom einen Tag auf den anderen funktioniert, denn wenn ich ganz ehrlich bin, hab ich dieses Prinzip am Anfang nur sehr pseudo gelebt. Ja, ich hab meine Fearfoods gegessen, aber immer mit einem Schuldgefühl und dieser Stimme im Ohr, dass das Essen ab morgen dann aber wieder verboten ist. So kann das Konzept aber leider nicht funktionieren, und das tat es natürlich auch nicht, sondern endete mit einem Essanfall und Frustration mir selbst gegenüber.

Bestimmte Nahrungsmittel für sich selbst zu legalisieren (und ich nenne es bewusst so, denn für mich fühlte es sich tatsächlich oft so an, als würde ich ein Gesetz brechen, wenn ich ein Stück Brot zum Abendessen aß) ist ein ganz, ganz kritischer Schritt zum Food Freedom – dem Friedenschließen mit dem Essen. Wenn alles erlaubt ist, kann man sich komplett auf die Signale des Körpers konzentrieren und auch darauf eingehen. Wenn ich das Stück Schokolade einfach esse, weil ich Lust drauf habe, muss ich nicht eine Stunde durch die Küche wandern und Nahrungsmittel in mich hineinstopfen, die mich eigentlich nicht befriedigen. Wenn ich weiß, dass immer Schokolade zu Hause ist, verliert sie ihre Macht, denn ich kann sie immer haben.

Und genau das hab ich erlebt, mit allen meinen Fearfoods. Als ich begann, sie einfach zu essen, sie vor allem auch regelmäßig zu essen, haben sie ihre Anziehung verloren. Die Stimme im Ohr war zwar immer noch manchmal da, aber sie wurde konstant leiser. Und umso öfter ich die Erfahrung machen durfte, dass ich einfach genug von meinem Fearfood hatte, desto mehr Vertrauen gewann ich. Irgendwann hat man einfach genug, vor allem wenn man sich auch ganz bewusst auf das Geschmackserlebnis einlässt. Es war so eine spannende Erfahrung für mich zu merken, dass mein Körper mir Zeichen gibt, wenn es genug ist. Die Schokolade schmeckt dann einfach nicht mehr so gut wie beim ersten Bissen. Die Konsistenz fühlt sich in meinem Mund dann oft nicht mehr richtig an, sondern irgendwie eher schleimig, und dieses Gefühl von „Ich muss das jetzt haben" (das oft den ganzen Körper durchdringt) verschwindet und

verwandelt sich in ein Gefühl der Befriedigung und Wärme. Ich konnte mir früher nie vorstellen, dass ich das bei Süßigkeiten jemals haben würde – ich war ja ein selbst ernannter Chocoholic, aber es war und ist tatsächlich möglich.
Und das ist es auch für dich. <3

Schritt für Schritt zum Frieden

An der Stelle ist es natürlich wichtig anzumerken, dass jeder Mensch seine ganz individuellen Erfahrungen macht und auch im ganz eigenen Tempo. Dennoch wollte ich dir den kleinen Step-by-Step-Guide von Evelyn Tribole und Elyse Resch zum Friedenschließen hier noch einmal mitgeben. Wenn sich dieser Prozess ohne professionelle Begleitung allerdings unmöglich oder einfach zu groß anfühlt, dann scheue nicht, dir Unterstützung zu holen. Du musst da nicht alleine durch!

- Mach zuerst eine Liste von Nahrungsmitteln oder Speisen, die dich besonders ansprechen.

- Danach streiche alle weg, die du bereits isst, und such dir die heraus, die du dir verbietest.

- Such dir eines aus der Liste aus (nicht mehrere gleichzeitig!), gib dir selbst die bedingungslose Erlaubnis, es zu essen, und hol es dir dann im Supermarkt oder geh in ein Restaurant.

- Während dem Essen ist es wichtig, nicht abgelenkt zu sein. Fühl immer wieder in dich hinein, wie das Essen schmeckt, ob es dir überhaupt schmeckt, und ruf dir immer wieder in Erinnerung, dass du das Essen jederzeit wieder haben kannst, wenn du Lust drauf bekommst.

- Achte in dieser Phase darauf, dass du dieses Essen immer zu Hause hast, beziehungsweise dass du es jederzeit bekommen kannst, wenn du willst.

Ich hab die Erfahrung gemacht, dass es bei manchen Lebensmitteln oder Speisen länger dauert als bei anderen, je nachdem wie gut sie mir tatsächlich geschmeckt haben. Aber je mehr ich von meiner Liste durchgearbeitet hatte, desto kürzer wurden die Phasen, in denen ich das Essen wiederholt essen musste. Ich fasste immer mehr Vertrauen in mich selbst, weil mir die Erfahrung zeigte, dass ich mir selbst vertrauen konnte und dass mein Körper ganz genau weiß, was und wie viel ich essen muss, und mir auch zeigt, wann es genug ist – ganz gleich ob bei Schokolade oder Gemüse. Ich hatte nur die Sprache meines Körpers verlernt.

4

Die innere Essenspolizei

Heute geben wir der inneren Stimme, die Kohlenhydrate verdammt und dir unrealistische Ziele in Bezug auf dein Essverhalten vermittelt, einen Namen: die Essenspolizei. Sie ist immer da, sobald es auch nur im Entferntesten um Essen oder Nahrungsaufnahme geht, und sie kann eines ganz besonders gut: dir ein schlechtes Gewissen machen. Du hast zehn Gramm mehr Haferflocken zum Frühstück gegessen als gestern? Fühl dich schuldig! Du hast ein Stück Kuchen an deinem Geburtstag gegessen? Fühl dich schuldig! Du hast ein normales Cola anstatt Cola Zero getrunken? Fühl dich schuldig!

Die Essenspolizei überwacht alle wahnwitzigen Regeln, die die Diätkultur hervorgebracht hat. Sie schafft es, dass du dich für die Nahrungsaufnahme bestimmter Lebensmittel oder einer bestimmten Menge derselben genauso schuldig fühlst, als hättest du sie gestohlen oder dafür gelogen. Ist das nicht komplett verrückt? Warum fühlen wir uns schuldig, weil wir etwas essen? Warum fühlen wir uns, als hätten wir wortwörtlich ein Gesetz gebrochen, nur weil wir um die falsche Uhrzeit eine Mahlzeit essen? Solange du für dein Frühstück, Mittag- oder Abendessen niemanden umgebracht hast oder es jemandem gestohlen hast, musst du dich nicht schuldig fühlen. Du hast nichts falsch gemacht, und du hast nicht versagt, nur weil du gegessen hast und deinem Körper Energie geben wolltest.

Die Essenspolizei beeinflusst uns in zweierlei Arten. Einerseits hören wir die Stimme der *gesellschaftlichen Essenspolizei*, die genährt wird durch das, was wir im Fernsehen sehen, auf Social Media oder in der Werbung. Dabei werden Essen und Moral in Verbindung gesetzt, eine bestimmte Art zu essen gelobt und als „gut" befunden und andere als „schlecht" abgestempelt. Durch diese kollektiven Bewertungen fühlen wir uns schuldig, sobald wir diese dämonisierten Lebensmittel essen, ganz gleich ob „in der Öffentlichkeit" oder ganz alleine zu Hause. Kommen dann auch noch ungefragte Kommentare von außen dazu, à la „Das willst du wirklich alles essen?", steigen die Schuldgefühle ins Unermessliche.

Aus der gesellschaftlichen Essenspolizei und ihren vielen Regeln und Kommentaren entwickelt sich die *innere Essenspolizei*, die meist noch strenger und brutaler ist. Sie wurde gefüttert durch gesellschaftliche Normen und das „Wissen" der Diätkultur. Sie ist die Stimme, die täglich in dein Ohr flüstert und dich bei keiner Mahlzeit in Ruhe lässt.

Der innere Essensmonolog

Erst mal: Diese Gedanken, die du dir ständig ums Essen machst, existieren nicht seit dem Tag, an dem du geboren wurdest – wir haben sie gehört, gelernt und verinnerlicht. Wir haben sie als „Wissen" und Glaubenssätze abgespeichert, und sie kommen immer dann zutage, wenn wir an eine Mahlzeit denken.

Meine Essenspolizei hat mir jahrelang erzählt, dass Kohlenhydrate schlecht für den Körper sind, dass ich keine Süßigkeiten essen darf, dass ich erst nach 12:00 Uhr essen darf, dass ich nur 0 %-Fett-Joghurt kaufen darf, und dass ein Stück Schokolade mich zu einem komplett schlechten Menschen macht. Und ganz ehrlich, manche dieser Glaubenssätze poppen immer noch auf, wenn ich im Entscheidungsprozess bin, etwas zu essen.

Aber wer spricht hier eigentlich? Tribole und Resch haben folgende Stimmen dentifiziert:

♦ die Essenspolizei,
♦ die Ernährungsinformantin,
♦ die Diätrebellin.

Alle drei kurbeln den inneren Diätmonolog an und halten uns davon ab, Frieden mit dem Essen zu schließen. Wenn wir aber beginnen, die unterschiedlichen Stimmen voneinander zu trennen und zu hinterfragen, können aus manchen der Stimmen auch liebevolle Verbündete werden. Nur nicht aus der Essenspolizei – diese versuchen wir gänzlich mit positiven Erfahrungen und

Glaubenssätzen zu überschreiben. Sie hinterfragt jede einzelne Entscheidung und jedes einzelne Handeln, das deine Ernährung betrifft, und lässt dich schuldig fühlen, wenn du etwas vermeintlich falsch machst.

Die *Ernährungsinformantin* nutzt nahrungsspezifische Informationen, um dich „auf Diät" zu halten. Vorwand für ihre „Informationen" und Tipps ist meistens deine Gesundheit. Diese Stimme hört sich manchmal ein bisschen nach dem klassischen Social Media Fitness Influencerin an, die dir ein Glas Wasser vor dem Essen vorschlägt, damit du erkennst, ob du auch „wirklich schon hungrig genug" bist. Die Ernährungsinformantin ist aber nicht nur schlecht, sondern kann dir, wenn sie von der Essenspolizei entkoppelt wird, auch helfen, Essensentscheidungen zu treffen, die dir guttun, aber ganz ohne Einschränkung und Schuldgefühle.

Die *Diätrebellin* ist die Stimme in deinem Kopf, die sich meldet, sobald du die Kontrolle verlierst: die „Jetzt-ist-auch-schon-alles-egal"-Mentalität. Sie hat keinen Bock auf Diät und ist dafür verantwortlich, dass du auch nach dem x-ten Keks nicht aufhören kannst, obwohl du schon Bauchschmerzen hast und dir übel ist. Denn sie möchte es voll und ganz ausnutzen, dass du ihr endlich mal die Kontrolle überlässt. Wenn sich diese innere Rebellin aber mit dir und deiner sanften und fürsorglichen Seite verbündet, kann sie eine starke Kraft gegen Menschen sein, die die Grenzen deines neu erlernten Essverhaltens testen.

Als intuitive Esserin hast du aber nicht nur die bekehrte Diätrebellin und missionierte Ernährungsinformantin an deiner Seite, sondern auch zwei weitere Stimmen, die du im Prozess kennenlernen wirst: die „Ernährungsanthropologin" und die „Fürsorgerin". Die Stimmen sind bereits in dir, aber du wirst lernen, wie du sie findest und die Lautstärke weiter aufdrehen kannst.

Die *Ernährungsanthropologin* ist eine einfache neutrale Beobachterin, die dir beispielsweise mitteilt, dass du bereits zwei Stunden nach dem Mittagessen wieder hungrig bist, weil du wahrscheinlich zu wenig gegessen hast und deshalb etwas snacken solltest. Sie übermittelt Informationen und weist dich auf Signale deines Körpers hin, ganz einfach ohne Bewertung, nur um dich darauf hinzuweisen, damit du danach handeln kannst.

In der Stimme der *Fürsorgerin* liegt ganz viel Mitgefühl. Sie ist für dich da, wenn die Essenspolizei mal wieder besonders laut ist, und erinnert dich daran, gut mit dir selbst umzugehen und für dich zu sorgen.

Wie sieht nun ein Dialog zwischen diesen Stimmen bei einer intuitiven Esserin wie mir aus? Ich zeig's dir anhand eines Beispiels:

Die Ernährungsanthropologin:
„Hey Sophie, deine Konzentration lässt nach, und dein Bauch grummelt, ich denke, es ist Zeit fürs Mittagessen."

Die geheilte Diätrebellin im Lunch-Lokal:
„Schau mal, auf der Menükarte gibt es extra eine Low-Carb-Rubrik – so ein Blödsinn, wir zwei wissen ja ganz genau, wie wichtig Kohlenhydrate für unsere Energie sind."

Die Ernährungsinformantin:
„Pasta al pomodoro wäre eine gute Entscheidung, um den Kohlenhydratspeicher aufzufüllen, du kannst auch noch einen grünen Salat dazu nehmen für ein bisschen frisches Gemüse."

Die Fürsorgerin:
„Ich weiß, dass du jahrelang gedacht hast, dass du keine Pasta essen darfst. Es ist schwer, diese Gedanken loszulassen, aber du darfst gut für dich sorgen und dir genau das bestellen, worauf du Lust hast."

Wie wir mit uns selbst reden, hat ganz viel Einfluss darauf, wie wir uns fühlen. Ich spreche darüber auch im Abschnitt Affirmationen ein bisschen mehr. Es ist nach wie vor superinteressant zu merken, wie sich meine Gedanken in den letzten Jahren verändert haben und wie die liebevollen und fürsorglichen Stimmen in meinem Kopf vor allem in Bezug auf das Essen immer lauter geworden sind. Natürlich höre ich auch die Essenspolizei noch hie und da, auch die innere, denn sie wird ja leider von den vielen unterschiedlichen Ernährungsbotschaften in den Medien gefüttert. Aber wenn mir heute ein „neues Diätgeheimnis" oder „Superfood" auf Social Media ausgespielt wird, versuche ich es entweder einfach zu ignorieren oder, wenn es mich zu stark triggert, zu falsifizieren. Ich google die neue Diät und versuche sowohl dafür- als auch dagegensprechende Argumente zu finden. Achtung, hier ist es natürlich sehr wichtig, auf die richtigen und vor allem wissenschaftlichen Quellen zu hören.

Im Zweifelsfall würde ich mit meiner Ernährungstherapeutin beziehungsweise Diätologin sprechen, nur um sicherzugehen. Durch diese Methode hat sich meine Angst vor Kohlenhydraten zum Beispiel komplett aufgelöst, weil ich weiß, dass es einfach doppelt und dreifach belegt ist, dass wir alle – ja, auch DU! – Kohlenhydrate zum Überleben brauchen.

5

Genuss und Zufriedenheit finden

Als ich das „Intuitive Eating"-Buch von Evelyn Tribole und Elyse Resch erneut las und durcharbeitete, speziell um in diesem Buch noch mal die wichtigsten Details für euch zusammenzufassen, erkannte ich, wie viel sich bei mir mittlerweile verändert hatte. Wenn ich Sätze las, die ich mir vor drei Jahren markiert hatte, dachte ich oft: „Wow, wie selbstverständlich diese Dinge heute schon für dich sind. Wie weit du schon gekommen bist." Ich kann heute das Essen einfach genießen. Ja, ich weiß, das hört sich unfassbar dämlich an. Das Essen einfach genießen. Sophie, das ist doch der Sinn der Sache? Aber ich habe einfach über ein Jahrzehnt damit verbracht, alles Essen, das ich geliebt habe, zu dämonisieren und die Diätkultur diktieren zu lassen, was ich wann esse. Deshalb ist das simple Genießen einer Mahlzeit für mich heute wieder etwas ganz Besonderes geworden.

Wenn man eine Mahlzeit isst, auf die man gerade richtig Lust hat, dann kann ich fast nicht beschreiben, was für ein glückliches und warmes Gefühl ich in meiner Brust spüre. Ich bin richtig aufgeregt und genieße jeden einzelnen Bissen. So ein Gefühl kam nie auf in der Zeit, in der ich mir alles verwehrte und für jedes Essen, das ich eigentlich wollte, eine „gesunde" Alternative suchte. Wie auch? Wie soll man zufrieden und glücklich sein, wenn man eigentlich einen Burger will, aber einen Salat isst? Wie soll man einen Proteinriegel ohne Zucker genießen, wenn man eigentlich einen Schokokuchen essen möchte? Ganz einfach: Man kann es nicht – Punkt. Wie oft konnte ich nicht mehr aufhören zu essen, weil ich einfach keine Befriedigung in dem fand, was ich aß. Ich erlaubte mir nicht, meinen Gelüsten nachzugeben, und wählte deshalb immer irgendwelche „gesunden Alternativen", die aber dafür en masse. Mein Bauch war voll, aber mein Kopf hatte nicht genug, denn diese ganz spezielle Befriedigung, die ein Essen, auf das man Lust hat, mit sich bringt, die trat einfach nicht ein. Das ließ mich ewig weiterziehen – von Snack zu Snack zu Snack.

Das weiß ich, weil ich genau dieses Verhalten selbst über Jahre hinweg genau so praktizierte und immer wieder am gleichen Punkt endete: heulend am Küchenboden sitzend, mit einem schmerzenden Bauch und unglaublicher Frustration darüber, wie schwach ich bin.

Lebt man in der Welt der Diätkultur, schließen sich Genuss und Essen einfach aus. Nicht nur weil es meistens gar nicht schmeckt, sondern weil wir selbst, wenn wir die Dinge essen, auf die wir Lust haben, sofort ganz schlimme Schuldgefühle bekommen und Angst davor haben, die Kontrolle beim Essen zu verlieren. Wie also können wir den Genuss beim Essen wiedererlangen?

Schritt 1: Frag dich, worauf du wirklich Lust hast

Da mir die Diätkultur ohnehin immer ganz genau vorschrieb, was ich essen sollte und essen durfte, machte ich mir über einen sehr langen Zeitraum gar keine Gedanken mehr darüber, was ich eigentlich essen will. Die Dinge, die ich mochte, waren sowieso off the table, und meine eigenen Geschmacksbedürfnisse wurden nie berücksichtigt, wenn ich trockene Reiswaffeln (die ich tatsächlich noch immer mag, aber nur mit Nussmus und nur als Snack, nicht als Brotersatz) und dressinglosen Salat aß. In meiner restriktiven Phase hatte ich natürlich ganz oft Fantasien von bestimmten Speisen oder Lebensmitteln. Bei sehr vielem kam ich dann aber durch das Intuitive Essen drauf, dass sie mir gar nicht so einen Genuss bringen, wie ich immer gedacht hatte.

Schritt 2: Entdecke die Freuden des Geschmacks

Ich war lange Zeit so damit beschäftigt, mir Gedanken darüber zu machen, was ich essen darf, wie viel ich essen darf und wie ich das Essen am besten wieder „abtrainiere", dass ich mich während der Mahlzeiten überhaupt nicht auf das geschmackliche Erlebnis und meinen Gaumen konzentrieren konnte. Ich war überall, nur nicht im Hier und Jetzt und nicht auf meinem Teller. Ich hätte dir zwar danach wahrscheinlich ziemlich genau sagen können, wie viele Kalorien ich zu mir genommen habe und wie lange ich danach jetzt nichts essen dürfe, aber ich hätte dir nicht sagen können, wonach das Essen geschmeckt hat, oder ob es mir überhaupt geschmeckt hat. Wenn ich gegessen habe, dann habe ich in mich hineingeschlungen, weil ich in den meisten Fällen schon zu ausgehungert war, um zu genießen oder langsam zu essen. Darüber hinaus war mir der Geschmack herzlich egal, schließlich ging's ja vorrangig darum, so wenig wie möglich und nur „erlaubte" Dinge zu essen.

Auf meinem Weg zum Intuitiven Essen habe ich erst gelernt, wieder wirklich zu schmecken und zu genießen – und zwar jeden Bissen. Natürlich hab ich immer noch Tage, an denen ich einfach esse, ohne über den Geschmack nachzudenken, vor allem bei Dingen, die ich oft esse – mein Granola am Morgen zum Beispiel. Ich weiß, wie es schmeckt, ich weiß, ich mag es, und deshalb konzentriere ich mich in diesen Situationen nicht mehr zu hundert Prozent darauf. Aber bei Speisen, die ich zum ersten Mal probiere oder auf die ich mich richtig freue, versuche ich richtig zu zelebrieren: richtig zu genießen <3

Einen Ratschlag von Evelyn Tribole und Elyse Resch aus ihrem Buch „Intuitive Eating" habe ich mir ganz besonders zu Herzen genommen: nämlich zu entdecken, was ich wirklich mag und was mir wirklich schmeckt. Wenn ich ein Essen zum ersten Mal koste, analysiere ich eine Reihe von Dingen: den Geschmack, die Konsistenz (ich liebe zum Beispiel die Kombi aus cremig und crunchy – deshalb lieb ich Cookies-&-Cream-Eis sehr!), das Aroma, das Aussehen (etwas, was für mein Geschmackserlebnis super wichtig ist! Ästhetisches Essen schmeckt für mich einfach auch wesentlich besser), die Temperatur (bei mir gibt's nur heiß oder kalt; eine lauwarme Suppe? Nope! Halbkalter Kaffee? Nope!) oder auch, wie sättigend das Essen ist. Wenn man sich während des Essens mit diesen Parametern beschäftigt, wird man schnell merken, was man mag und was nicht, ob einem gewisse Speisen schmecken, oder ob man sie immer nur gegessen hat, weil sie „gesund" oder einfach nur „low-calorie" waren.

Wenn man dann Gerichte isst, die man wirklich mag und die für alle Sinne eine Freude sind, kommt die Zufriedenheit nach oder während des Essens von ganz alleine. Das Bedürfnis ist gestillt, und man muss nicht weitersuchen.

Schritt 3: Mach dein Essen zu einem schönen Erlebnis

Um deine Erfahrungen mit dem Essen in etwas Schönes zu verwandeln, ist es einerseits wichtig, dass du dir das Essen, das du wirklich willst, auch erlaubst. Du solltest aber auch noch weitere Faktoren beachten: Wenn du früher immer im Stehen zwischen Tür und Angel deine „fat-free", „guilt-free" Snacks in dich hineingeschoben hast, solltest du vielleicht mal probieren, dir etwas mehr Zeit für deine Mahlzeit zu geben, dich hinzusetzen und eine achtsame Erfahrung daraus zu machen: Achte darauf, wie du dich fühlst, wie das Essen schmeckt, und wie es sich anfühlt. Spür in dich hinein, um zu merken, wann du zufrieden bist beziehungsweise genug von der Mahlzeit gegessen hast. Für mehr Genuss ist es auch immer besser, nicht darauf zu warten, bis man „sterbenshungrig" ist, sondern einfach angenehm hungrig. Ansonsten kann es passieren, dass unser Körper vor lauter Hunger keine Zeit mehr hat, irgendwas zu genießen, weil die Energie schon so dringend gebraucht wird. Ich verstehe auch voll und ganz, dass es sehr schwer ist, sich zu erlauben, etwas zu essen, obwohl man noch nicht das Gefühl hat, gleich in Ohnmacht zu fallen. Das hab ich nämlich ganz lange gemacht. Ich hab gedacht, ich dürfte erst essen, wenn mein Bauch komplett leer ist und laut schreit (im wahrsten Sinne des Wortes). Aber je öfter ich gegessen habe, wenn ich nicht komplett ausgehungert war, desto besser konnte ich mein Essen auch genießen und meine Zufriedenheit und mein Völlegefühl einschätzen. Du darfst essen, wenn du leicht hungrig bist, du darfst aber auch essen, wenn du nicht hungrig bist, sondern nur Lust auf etwas hast. Du darfst deinem Körper vertrauen.

Und falls du dich jetzt fragst, ob ich mir für jede Mahlzeit mindestens eine Stunde Zeit nehme, komplett ohne Stress oder Ablenkung esse und jeden Bissen einzeln analysiere: Nein! Ich esse nicht immer achtsam, und mir ist ganz bewusst, dass das in deinem stressigen Alltag vielleicht auch nicht immer möglich ist, aber gerade wenn man sich auf diese Reise begibt, ist es wichtig, mehr Raum dafür zu schaffen, um zu lernen, dem Körper mehr zu vertrauen und sich mehr auf ihn zu konzentrieren. Mein Frühstück versuch ich zum Beispiel immer ganz ohne Ablenkung und mit ganz viel Achtsamkeit zu essen, das ist meine tägliche Mindful-Eating-Experience.

Schritt 4: Nicht einfach aufessen!

Du hast etwas probiert oder gegessen, das dich ganz und gar nicht zufriedenge-stellt hat? Weil du's dir vielleicht ganz anders vorgestellt hast, oder es dir einfach nicht schmeckt? Dann gib dich nicht damit zufrieden und iss es auf, nur damit es weg ist. Stell es auf die Seite, biete es jemand anderem an und probier etwas anderes. Wenn du's nicht magst, iss es nicht, und wenn du's liebst, genieße es.

Schritt 5: Check-ins während des Essens

Wenn du mal damit begonnen hast, dir Essen, das du wirklich gern hast, zu erlauben, wirst du merken, dass der erste Bissen oder das erste Schlecken von einem Eis ganz anders schmeckt als der letzte. Das lässt sich mit dem Phäno-men der wahrnehmungsspezifischen Sättigung erklären. Wenn man ein gewis-ses Lebensmittel oder eine bestimmte Speise isst, nimmt das Verlangen nach diesem speziellen Geschmack ab. Deswegen ist der Genuss, den du am Anfang eines Essens verspürst, ein ganz anderer als beim letzten Bissen. Spür wäh-rend des Essens immer wieder in dich hinein und frag dich, schmeckt mir das eigentlich noch? Oder hab ich vielleicht auch einfach schon genug davon?

Nachdem ich so lange und so oft Schokolade gebingt habe, ist das etwas, bei dem ich immer ganz besonders achtsam auf meinen Genuss- und Essens-prozess bin. Nicht, weil ich Angst davor habe, zu viel zu essen, sondern einfach deshalb, weil ich diese Erfahrung, die ich mit Schokolade hatte, eben weil sie so oft einen Essensanfall bei mir ausgelöst hat, nicht wieder machen will. Und es ist einfach so spannend, dass ich, wenn ich Summe X Schokostücke esse und in mich hineinspüre, meistens wirklich ganz genau merke, wann ich genug da-von habe. Meistens schmeckt die Schokolade dann zu süß, oder die Konsistenz fühlt sich in meinem Mund irgendwie nicht mehr richtig an, und dann merke ich: Okay, ich hab genug. Und in diesem Fall ist das weniger ein Sättigungs-gefühl im herkömmlichen Sinn, weil ich Schokolade nur selten gegen Hunger esse, sondern vor allem eine Sättigung beziehungsweise eine Zufriedenheit in meinem Kopf: Ich bin einfach zufrieden mit den x Stücken, die ich gegessen habe, und es ist okay, die Tafel jetzt wieder wegzupacken. Einfach so. – Hätte ich mir auch nie gedacht, dass ich das mal sagen kann.

6

Sättigung reflektieren

Sättigung zu spüren war für mich seit jeher ein Problem. Ich erinnere mich an mehrere Situationen, in denen ich verheult und verzweifelt in Embryonalstellung in meinem Bett gelegen habe, mein Bauch voll – viel zu voll –, sodass er richtig schmerzte, und ich einfach nicht verstand, warum ich nicht einfach aufhören konnte zu essen, wenn ich satt war. Ich MUSSTE MICH IMMER ÜBERESSEN. Punkt. Es gab kein „angenehm" Vollsein. Es gab nur übervoll sein. Ich erinnere mich genau an eine Situation, als ich gerade mit dem Studium begonnen hatte, in der Wohnung meiner Großtante lebte, weil ich nach der Trennung von meinem Exfreund eine Übergangslösung brauchte, und wieder mal einen Abend damit verbrachte, nur zu essen. Ich kaufte in der Zeit eigentlich nie sehr viel ein, weil ich immer Angst davor hatte, dass genau das passieren würde, dass ich mich überesse und danach schlecht fühlen würde. Das hielt mich aber nicht davon ab, trotzdem die gesamte Küche auf den Kopf zu stellen, leere Haferflocken und zahllose Scheiben Pumpernickelbrot ohne Topping in mich hineinzustopfen.

Meine kurzfristige Lösung für dieses Problem war damals, noch weniger alleine zu Hause zu sein. Ich ging abends viel aus, schlief bei Freundinnen oder fuhr am Wochenende nach Hause zu meinen Eltern.

Heute versteh ich genau, woran es lag. Denn es war die Zeit, in der die Hochphase meiner Essstörung begann. Ich aß den Großteil des Tages nichts, ignorierte meinen Hunger, und wenn ich abends dann alleine war und mir vielleicht noch eine Kleinigkeit erlauben wollte – meinem Körper quasi den kleinen Finger hinstreckte, nahm er die ganze Hand und aß, so viel er konnte, weil er genau wusste, dass ich ihn am nächsten Tag wieder hungern lassen würde.

Hunger und Sättigung sind unweigerlich miteinander verbunden. Wenn man seinen Hunger nicht respektiert, wird man auch die (angenehme) Sättigung nicht spüren können. Ein Punkt, den ich meiner Ernährungstherapeutin am Anfang nicht glauben wollte. Man kann Sättigung nur spüren, wenn man dem Körper genau das gibt, was er braucht und so viel er davon braucht.

Wenn die Sophie von damals mich heute sehen würde, würde sie sich über mich wundern, wie ich manchmal ein oder zwei Bissen einfach auf meinem Teller lassen kann oder eine zweite Portion ablehnen würde. Nicht, dass das immer passiert, manchmal esse ich auch komplett auf, an anderen Tagen hol ich mir auch mal Nachschlag. Aber aus einem anderen Grund: nämlich weil ich mit meinem Körper verbunden bin und erkenne, was er braucht, und vor allem wann es genug ist oder wann er mehr braucht. Früher war mir das schlicht und einfach nicht möglich. Wenn ich einmal essen „durfte" (das Verbot und die Erlaubnis waren wie immer selbst auferlegt), dann war es immer schwierig für mich aufzuhören. Ich hab die Speisen aufgegessen, einfach weil es gerade erlaubt war und ich danach ja wieder hungern musste, und nicht weil sie mir so gut geschmeckt haben.

Heute halte ich dieses Übervollsein nur mehr ganz schwer aus, aber nicht deswegen, weil es generell einfach ein unangenehmes Gefühl ist, sondern weil es mich immer wieder zurück an diesen dunklen Ort bringt. Zurück zu dieser verzweifelten und kranken Sophie, die sich so sehr geschämt hat, die sich so grausig vorgekommen ist. Diese Sophie, die einfach nur ihr Essen in den Griff bekommen wollte.

Der Weg zur angenehmen Sättigung

Das Schlüsselelement, um Sättigung zu spüren und bei einem angenehmen Level mit dem Essen aufzuhören, ist, sich selbst die bedingungslose Erlaubnis zu geben, essen zu dürfen – oh ja, again ;). Wenn man weiß, dass man jederzeit wieder essen darf, auch genau das, was man gerade isst, dann ist es auch möglich, damit aufzuhören. Wie soll man stoppen, wenn man im Hinterkopf weiß, dass man die Schokolade bis zum nächsten Wochenende nicht mehr bekommt, oder für die nächsten 14 Stunden fasten muss? Unser Körper ist schlau, sobald er solche Diät-Abmachungen im Kopf herumspuken fühlt, setzt das Sättigungsgefühl quasi aus, beziehungsweise wird es ignoriert.

Aber wie erkennt man überhaupt eine „angenehme" Sättigung? Ja, das hab ich mich auch gefragt! Ich hatte nämlich keine Ahnung, weil ich so darauf konditioniert war, meinen Teller aufzuessen, dass ich nie wusste, wie sich eine angenehme Sättigung eigentlich anfühlen soll. Und wie soll man etwas spüren, von dem man keine Ahnung hat, wie es sich eigentlich anfühlen soll? Ich will euch jetzt auf keinen Fall den Mut nehmen, aber dieser Weg war für mich tatsächlich nicht so einfach. Es hat einige Zeit gedauert, bis ich meine individuellen Sättigungsgefühle erkennen konnte. Ich denke, dass das vor allem damit zusammenhing, dass ich mir die bedingungslose Erlaubnis zu essen sehr lange nicht komplett gegeben habe. Ich habe gesagt, dass ich es tue, und wollte es auch wirklich, aber ich konnte die Kontrolle dennoch nicht ganz aufgeben. Aus diesem Grund hat es für mich einiges an Training und wirklich achtsamem Essen gebraucht, um angenehme Sättigung zu erkennen. Aus Angst vor dem Übervollsein aß ich dann zu Beginn immer zu wenig, war dann sehr schnell wieder hungrig, was mich wiederum stresste, weil ich es nicht gewohnt war, meinen Hunger zu ehren und so „oft" zu essen.

Versuche dich dafür nicht zu bestrafen, sondern sieh es als kleine Entdeckungsreise beziehungsweise Expedition zu dir selbst an, und für das Ergebnis lohnt sich der steinige Weg auf jeden Fall.

Mit Bedacht essen

Als ich begann, intuitiv zu essen, versuchte ich so oft es mir möglich war, achtsam zu essen und ganz bewusst auf Sättigungssignale zu hören. Vor allem Frühstück und Mittagessen esse ich meistens alleine, weshalb es mir da oft auch gar nicht so schwerfiel, mehr in mich hineinzuhören und während des Essens achtsame Pausen zu machen.

Nach der Hälfte der Portion machte ich die erste kleine Pause und spürte mal in mich hinein: Wie schmeckt mir das Essen gerade? Bin ich noch hungrig? Spüre ich noch eine Leere im Bauch oder merke ich, dass langsam eine Sättigung einsetzt? Diese erste Pause bedeutete nicht, dass ich dann aufhörte zu essen, sondern sie ermöglichte mir einfach einen ersten kleinen Check-in, meinen Körper zu spüren. Als ich dann aufhörte zu essen – ganz gleich, ob der Teller leer war oder nicht –, machte ich den gleichen Check-in noch mal: Wie würde ich mein Völlegefühl jetzt beschreiben, wie fühlt es sich an? Ist es ein angenehmes Gefühl oder nicht? Hab ich mein angenehmes Sättigungslevel überschritten? Kann ich vielleicht sogar sagen, um wie viel? Zu Beginn tat ich mir unfassbar schwer damit, diese Fragen zu beantworten. Ich hatte keine Ahnung, wie ich mein Sättigungslevel einordnen sollte, aber je mehr Übung ich hatte, umso leichter fiel es mir, ziemlich genau zu sagen, was mein „letzter Bissen" sein würde und wann ich satt war. Wenn mich heute jemand fragt, wie sich ein angenehmes Sättigungslevel anfühlt, würde ich sagen: Zufriedenheit, kein Hunger, keine Leere im Bauch, einfach zufrieden sein mit der Menge an Essen und damit, wie es geschmeckt hat. Ich spüre dann auch, wie die Kräfte wieder zurückkehren, sowohl was meinen Körper als auch meine mentale Stärke und Konzentrationsfähigkeit anbelangt. Ich fühl mich dann einfach wieder bereit und glücklich.

Mehr Achtsamkeit beim Essen

Ich hab weiter oben bereits erwähnt, dass es mir vor allem beim Frühstück und Mittagessen besonders leicht fiel, achtsamer zu essen und das intuitive Essen zu trainieren. Beim Abendessen war das oft erheblich schwieriger, weil ich abends meist mit meinem Mann esse oder auch mal ausgehe – in ein Restaurant oder zu Freunden. Da mein Mann in diesen Prozess und meine Ernährungstherapie zu einem großen Teil auch „eingeweiht" war, hab ich ihn auf diese Reise einfach ein bisschen mitgenommen und mit ihm darüber gesprochen, dass ich während des tatsächlichen Essens ruhiger sein werde, weil ich mehr in mich hineinhören will, und dass er bitte nicht kommentieren soll, wenn ich eine Pause mache oder etwas übrig lasse. Dass er mich da vollkommen unterstützte, machte es mir sehr viel leichter. Wenn ich unter Leuten war, zog ich mich während des Essens von den Gesprächen einfach ein wenig zurück und ging mehr in mich. Wenn es eine größere Gruppe ist, fällt das auch meistens gar nicht auf, wenn man selbst mal etwas ruhiger wird. Du kannst guten Freunden aber natürlich auch davon erzählen und sie um das Gleiche bitten, wie ich damals meinen Mann. Vermeide aber bitte nicht, essen zu gehen oder in Gesellschaft anderer Leute zu essen, nur weil du Angst hast, dein Sättigungsgefühl deshalb nicht richtig einschätzen zu können. Beim Intuitiven Essen gibt es kein „richtig" und kein „falsch", und es gibt vor allem kein „perfektes Intuitives Essen". Manchmal können wir unseren Hunger und unsere Sättigung besser einschätzen, an anderen Tagen schlechter. Es geht hier um eine Entdeckungsreise, eine Reise zu dem Punkt, an dem du und dein Körper wieder mehr Verbundenheit spüren und du ihm wieder mehr Vertrauen schenken kannst. Und auf dieser Reise gibt es Höhen und Tiefen, und das ist absolut in Ordnung.

Mir fällt es leichter, achtsamer zu essen und schneller mein Völlegefühl zu erkennen, wenn ich ohne Ablenkung esse. Natürlich glaub auch ich manchmal, dass die Stunden meines Tages nicht ausreichen und ich deshalb während des Mailbeantwortens mein Mittagessen essen muss. In so einer Situation tut man sich offensichtlich schwerer, in sich hineinzuhören, weil der Fokus woanders liegt, aber auch das ist dann eine bewusste Entscheidung, die ich treffe. Ich stelle quasi meine Arbeit in diesem Moment über meinen Körper. Das darf mal vorkommen, sollte aber nicht die Regel sein. Wenn dein Job dir keine Zeit für eine Mittagspause gibt, ist es vielleicht nicht der richtige Job. Wenn ich ohne Ablenkung esse, merke ich, dass ich viel schneller satt bin, weil ich auch ganz schwache Signale viel besser deuten und das Essen auch viel besser genießen kann.

Wenn ich das Gefühl habe, ein angenehmes Sättigungsgefühl erreicht zu haben, lege ich mein Besteck auf den Teller und schiebe ihn ein paar Zentimeter von mir weg, damit bestärke ich meine Entscheidung und erinnere mich selbst daran, dass ich satt bin. Wenn dann doch jemand mein Verhalten kommentiert oder mir noch eine weitere Portion anbieten will, versuche ich so bestimmt wie möglich „Nein, danke!" zu sagen. Das erfordert vor allem bei der Familie oft einiges an Übung, weil sie's meistens ja sehr gut meinen und man irgendwie das Gefühl hat, man würde sie enttäuschen, wenn man nicht weiterisst. Aber denk daran, dass du ganz alleine dafür verantwortlich bist, wie viel du isst oder trinkst, und niemanden damit glücklich machst, wenn du danach Bauchweh hast oder dich schlecht fühlst, weil du dein Sättigungslevel weit überschritten hast.

Die Sättigungsfaktoren

Was mir auf der Entdeckungsreise zu meinem Sättigungsgefühl oft besonders schwerfiel, war zu merken und anzunehmen, dass es sich verändert, immer unterschiedlich und vor allem auch tagesabhängig ist. Ich esse zum Beispiel fast jeden Tag das gleiche Frühstück – don't hate me for that :D –, einfach weil es mir schmeckt und mir den Start in den Tag erleichtert, dass ich nicht zwischen vielen Möglichkeiten wählen muss, sondern einfach mit der Zubereitung starte. Deshalb richte ich mir auch immer ungefähr gleich große Portionen her, weil mir meine Erfahrung einfach gezeigt hat, wie viel ich esse. Es gab oder gibt natürlich aber immer mal wieder Tage, an denen ich weniger esse oder nach meiner „normalen" Portion immer noch hungrig bin, und vor allem mit Letzterem tat ich mir lange Zeit sehr schwer. In meinem Kopf war gespeichert: Du isst immer genau diese Portion, warum solltest du jetzt auf einmal mehr brauchen? Diese Situationen haben mir dann auch oft wieder diese Essanfälle und den Kontrollverlust in Erinnerung gerufen, und ich hatte Angst, auf einmal wieder nicht mehr aufhören zu können. Als ich mit der Ernährungstherapie beziehungsweise mit dem Intuitiven Essen begann, schwor ich mir allerdings, alles zu probieren, was mir diese Art des Essens lehren und zeigen würde, denn ich wollte einfach nie mehr in den Diätstrudel zurück. Deshalb aß ich auch in solchen Situationen weiter und besprach diese dann mit meiner Therapeutin. Und in den meisten Fällen gab es sogar ganz plausible Erklärungen für die Veränderung meines Sättigungslevels: zum Beispiel, dass ich mich in den Tagen davor mehr oder weniger bewegt hatte als sonst, oder mehr oder weniger gegessen hatte, oder ich an einem bestimmten Punkt meines Zyklus stand. Manchmal gibt es aber auch keine Erklärung, und auch das ist für mich heute in Ordnung, weil ich meinem Körper bedingungslos vertraue. Er ist für mich da und ich für ihn.

Faktoren, die dein Hunger- und Sättigungsgefühl beeinflussen können:

- ◆ Wie viel Zeit vergangen ist, seitdem du zum letzten Mal gegessen hast. Wenn du öfter isst, bist du weniger hungrig.

- ◆ Welche Art von Speisen oder Lebensmitteln du isst. Der Mix aus Fett, Protein, Kohlenhydraten beziehungsweise auch die Menge an Ballaststoffen, die das Essen beinhaltet, können die Sättigung beeinflussen.

- ◆ Wie viel Essen noch in deinem Magen ist. Ein leerer Magen braucht meistens mehr, bis er die Sättigung erreicht.

- ◆ Dein anfängliches Hungerlevel. Wie ich bereits in vorhergehenden Kapiteln angemerkt habe, isst man meistens mehr, wenn man lange Zeit gehungert hat, beziehungsweise sehr hungrig ist.

- ◆ Der soziale Einfluss. Auch ob wir alleine oder gemeinsam mit anderen Menschen essen, kann beeinflussen, wann wir Sättigung spüren, weil wir vielleicht ein bisschen mehr abgelenkt sind als sonst.

Du siehst also, dass es viele Faktoren gibt, die unsere Sättigung lenken. Die Menge an Essen, die dein Körper braucht, bis er angenehm satt ist, wird immer schwanken, und das ist okay. Wichtig ist, dass wir im Einklang mit unserem Körper bleiben und auf das hören, was er uns sagen möchte.

7
Emotions-
bewältigung

Bevor ich diesen Abschnitt zu schreiben begann, hab ich viel darüber nachgedacht, wann ich zuletzt Essen als Emotionsbewältigung benutzt habe. Ich hab wirklich viel und lange überlegt, und es ist mir in der jüngsten Vergangenheit einfach nichts eingefallen. Und das, obwohl ich mich früher immer als emotionale Esserin beschrieben habe. Mein letztes Stresserlebnis, das ich durch Essen gelöst habe, war ziemlich zu Beginn meiner Ernährungstherapie. Zeitgleich während der Therapie hatte ich auch damit begonnen, auf einer Online-Plattform Yoga-Stunden zu geben, und eine meiner ersten Live-Yoga-Einheiten stand kurz bevor. Ich hatte den Großteil des Tages mal wieder sehr wenig gegessen und war unheimlich nervös (heute denke ich, dass das Zu-wenig-Essen noch dazu beitrug, dass ich mich so nervös und unsicher in dieser Situation fühlte). Ich wollte die Online-Yoga-Stunde einfach perfekt machen. Um meine Gefühle irgendwie in den Griff zu bekommen und mich zu beruhigen beziehungsweise abzulenken, begann ich zu essen. Es war zu diesem Zeitpunkt ungefähr 16:25 Uhr, und ich wusste, dass ich spätestens um 16:45 Uhr zu essen aufhören musste, damit ich noch alles rechtzeitig einrichten und den Ton testen konnte. (Dass es komplett irrsinnig ist, direkt vor dem Yoga, wo man so viel upside-down ist, viel zu essen, hab ich in dem Moment wohl einfach bewusst ignoriert.) Zwanzig Minuten lang mit Essen trösten – was soll schon passieren? Ich stopfte alles in mich hinein, was ich in unserem Vorratsschrank so fand, löffelte Mandelmus, Schokolade und was sonst noch da war. Als es dreiviertel wurde, bemerkte ich, was für einen Blödsinn ich da gemacht hatte. Ich fühlte mich viel zu voll, unwohl in meiner Haut, und irgendwie war mir auch ein bisschen übel. Was hatte ich nur getan! Ich hatte mich 20 Minuten lang von dem unangenehmen Gefühl der Nervosität befreien wollen und mich dabei komplett von der Erde und vor allem aus meinem Körper gebeamt. In diesen 20 Minuten gab es keinen Genuss, keinen Geschmack, keinen Hunger und keine Sättigung. Es war ganz einfach Ablenkung. Weil ich mit dem eigentlichen Gefühl, das da war, nicht umgehen konnte.

Das Intuitive Essen hat mir zwar jetzt, rückblickend betrachtet, nicht dabei geholfen, meine Gefühle besser zu verarbeiten, aber es hat mir gezeigt, wie ich es nicht machen sollte, nämlich mit dem Essen. Seit dem Ende der Ernährungstherapie kann ich mich tatsächlich an keine solchen Erlebnisse mehr erinnern, zumindest nicht von dieser Tragweite. Natürlich esse ich manchmal Schokolade, einfach weil es sich gut anfühlt, aber ich betäube meine Gefühle nicht mehr damit, weil Essen auch gar nicht mehr diese riesige Macht über mich hat.

Emotionen und Essen sind in unserer Gesellschaft sehr stark miteinander verbunden, einerseits wird es uns durch Medien und Werbung vorgemacht, andererseits lernen wir es auch, wenn wir bestimmte Lebensereignisse mit einem Essen feiern. Die Hochzeitstorte zum großen Fest der Liebe, der Eisbecher, wenn wir Liebeskummer haben, wir feiern den Schulabschluss mit einem besonderen Restaurantbesuch, in der Weihnachtszeit beim gemütlichen Beisammensein gibt es Omas Kekse. Das ist wunderschön, wir Menschen sind soziale Wesen, und wir genießen gerne gemeinsam, aber manchmal täuscht uns dieser emotionale Verband vor, dass es die einzige Art und Weise ist, Gefühlen ihren Raum zu geben. Essen ist Liebe, Essen ist Trost, Essen ist Belohnung, Essen ist ein verlässlicher Freund und manchmal der einzige in Momenten von Schmerz und Einsamkeit.

Wenn wir essen, weil wir damit unsere Gefühle bewältigen wollen, führt das dazu, dass wir nicht bei uns sind beim Essen, wir stopfen das Essen nur in uns hinein, ohne es zu schmecken, ohne auf unseren Körper zu hören. Hände hoch, wenn dir das schon passiert ist. (Ich hab beide gehoben!) Wie wir im vorherigen Abschnitt gelesen haben, überessen wir uns in solchen Situationen dann oft, eben weil wir nicht in unseren Körper hineinhören. Dann überessen wir uns und fühlen uns schuldig. Und das, obwohl wir in dieser Situation eigentlich Mitgefühl mit uns selbst haben sollten, weil wir gerade etwas durchmachen, was uns aufwühlt.

Emotionale Trigger

Ein Eis zu essen, weil ich mich vielleicht einfach nicht so wohl fühle, meine Tage bekommen habe, oder mich von einer unangenehmen Arbeit abhalten möchte, ist auch emotionales Essen, aber bis zu einem gewissen Grad ganz normal. Emotionales Essen hat viele unterschiedliche Facetten und auch Intensitäten, die von Trost über Ablenkung und Beruhigung bis hin zu Selbstbestrafung gehen. Es gibt verschiedene emotionale Trigger, die bei dir Essen als Ablenkung auslösen können:

- Langeweile und Prokrastination
- Bestechung und Belohnung
- Aufregung
- Beruhigung
- Liebe
- Frustration
- Zorn
- Stress
- Angst
- Depression
- Sich-verbunden-Fühlen
- Dampf ablassen

Kannst du hier vielleicht eine oder mehrere Auslöser für dich selbst finden? Für mich war das Essen vor allem Ablenkung in Zeiten von Langeweile, Angst oder Stress. Aber sehr oft betrachtete ich Essen auch selbst als Belohnung, um mich durch einen Lernmarathon zu bringen oder ein hartes Workout durchzuhalten. Es ist gut und wichtig zu wissen, welche Trigger bei dir Essen auslösen, damit du genau für diese Gefühle andere Ventile finden kannst.

Emotionales Essen bewältigen

Evelyn Tribole und Elyse Resch geben in ihrem Buch „Intuitive Eating" vier Tipps, wie man emotionales Essen entlarven und gegebenenfalls auch aufhalten kann. Stell dir folgende Fragen:

◆ Bin ich wirklich hungrig? Spüre ich Hunger? Wenn ja, solltest du natürlich essen. Wenn nein, versuche folgende Fragen für dich zu beantworten:

◆ Was fühle ich gerade? Ich versuchte das damals immer in mein Journal zu schreiben und zu analysieren, warum. Vor allem wenn es Traurigkeit oder Stress sind, vertraue ich mich immer jemandem an, meinem Mann oder einer guten Freundin, und alleine das hilft mir schon ein bisschen, diese Gefühle zu bewältigen.

◆ Was brauch ich gerade? Ich hab an mir selbst viel zu oft beobachtet, dass ich vor allem deshalb gegessen habe, weil ich einfach müde und ausgelaugt war. Ich brauchte Energie, und anstatt eine Pause einzulegen oder einen Powernap zu machen, hab ich gegessen. Das bescherte mir natürlich manchmal ein kurzfristiges High, war aber selten von langfristigem Mehrwert.

◆ Um Hilfe bitten. Warum war ich wohl so übermüdet und ausgelaugt? Ich hab zu viel gearbeitet, und warum hab ich mich überarbeitet? Weil ich einfach unfassbar schlecht darin bin, etwas abzugeben und um Hilfe zu bitten. Würdest du mir bitte helfen, dieses Video fertigzuschneiden? Würdest du mir bitte helfen, den Text fertigzustellen? Um Hilfe bitten, egal worum es geht, kann manchmal den Druck schon rausnehmen und ist eine viel bessere Möglichkeit, mit dem eigenen Stress und emotionalen Unwohlsein umzugehen, als zu essen. Es hilft auch wesentlich mehr.

Wenn du draufgekommen bist, was du eigentlich wirklich brauchst, ist es wichtig, dir selbst und deinen Bedürfnissen mit ganz viel Liebe und Fürsorge zu begegnen. Ich weiß, die Diätkultur hat uns darauf konditioniert, uns selbst und unsere Körper zu hassen und sie zu bestrafen. Intuitives Essen ist der genau gegenteilige Ansatz: Selbstfürsorge und Selbstmitgefühl. Sie helfen dir dabei, das Vertrauen zu deinem Körper zurückzugewinnen, und je öfter du auf die Signale deines Körpers hörst, desto lauter und einfacher werden diese auch zu deuten. Kümmere dich um dich selbst, frage dich immer wieder, wie es dir geht, mach Self-Check-ins und probiere neue Arten, mit deinen Gefühlen umzugehen. Ich merke immer wieder, wie viel leichter mir ist, nachdem ich meine Sorgen und Ängste mit einer vertrauten Person oder meiner Therapeutin besprochen habe. Das rückt alles in die Perspektive und zeigt Möglichkeiten, für die man zuvor blind war.

Aber natürlich ist es auch okay, sich manchmal von überwältigenden Gefühlen abzulenken, nicht über sie zu sprechen und sie auf die Seite zu schieben. Aber Essen sollte nicht die einzige Form der Ablenkung für dich sein. Jeden Menschen lenken unterschiedliche Dinge ab, beziehungsweise fesseln ihn. Für mich ist das, ein gutes Buch zu lesen, Tetris auf meinem Handy zu spielen oder zu malen. Mein Mann jongliert gerne mit drei Bällen, wenn er sich ablenken möchte, oder zockt eine Runde Fifa. Probier dich durch.

Das Wunderschöne daran, wenn man gelernt hat, dass Essen nicht die Nummer-eins-Bewältigungsstrategie für unangenehme Gefühle sein muss, ist, dass Essen seine Macht verliert und man eine ganz andere und nicht mehr so aufgeladene Beziehung zum Essen hat. Versteht mich nicht falsch, ich bin immer noch ein „Foodie", genieße gutes Essen und kann deshalb auch richtig aufgeregt sein, aber das Gefühl wird vom Essen ausgelöst und nicht umgekehrt – nicht das Gefühl löst das Essen aus.

8

Körperrespekt

Wie leicht fällt es dir, deinen Körper zu respektieren? Ich hab mir diese Frage gerade beim Schreiben selbst gestellt, und ich muss sagen, dass ich heute schon viel weiter bin als noch vor ein paar Jahren. Mit Respekt tu ich mir mittlerweile eigentlich sehr leicht. Ich respektiere, dass mein Körper Bedürfnisse hat, so wie Essen und Trinken, die ich wiederum befriedigen muss und auch möchte. Man muss seinen eigenen Körper nicht abgöttisch lieben, um ihn zu respektieren. Ihn zu respektieren heißt, ihm eine gewisse Wertschätzung und Dankbarkeit zu zeigen. Er ist jeden Tag für uns da, trägt uns von A nach B, kämpft gegen Viren und Bakterien, und dafür braucht er vor allem eines: Energie, und die bekommt er durch Essen. Eigentlich eine sehr einfache Gleichung. Und dennoch fällt es uns gerade an Tagen, an denen wir uns über gewisse Körperpartien ärgern, so besonders schwer, dieses Grundbedürfnis nach Essen zu respektieren und es zu erfüllen. Während der Hochphase meiner Essstörung hatte ich für jedes Haustier in meiner Umgebung mehr Respekt und Liebe als für meinen eigenen Körper, und dabei ist gerade die Beziehung zu ihm so wichtig, denn sie bleibt bestehen, selbst wenn Freundschaften auseinandergehen, Partnerschaften sich verändern oder die eigenen Kinder sich entfremden. Unser Körper bleibt. Er bleibt bei uns. Warum also tun wir uns so unglaublich schwer, ihn zu akzeptieren beziehungsweise zu respektieren?

Auch wenn dir die Diätkultur das gerne so vormachen will, ist nicht dein Körper das Problem. Nur weil du deinen Körper durch die nächste irrsinnige Diät versuchst zu verändern, wird sich deine Beziehung zu ihm nicht verbessern. Das Problem ist unsere Gesellschaft und die Diätkultur, die durch irrsinnige Schönheitsideale unsere Unsicherheiten füttern und uns nie zufrieden sein lässt.

Mehr Respekt für deinen Körper

Du kannst keinen Frieden mit dem Essen schließen, wenn du gegen deinen eigenen Körper einen Krieg führst und immer gegen ihn arbeitest. Jemand mit einer Schuhgröße 40 würde niemals erwarten, in einen Schuh der Größe 36 zu passen, warum also denken wir, dass das mit unserem Körper anders wäre? Unsere DNA bestimmt, wie wir aussehen und auch wie unsere Körper aussehen. Wenn du deinen „Traumkörper" nur erhalten kannst, wenn du täglich mehrere Stunden Sport treibst und dich nur von Luft und Reiswaffeln ernährst, dann ist das wohl nicht der Körper, der für dich vorgesehen ist. Das ist schwer zu akzeptieren, vor allem weil uns von der Diätkultur immer etwas anderes vorgegaukelt wird. Aber wenn du zurückdenkst, welche Diät hat wirklich langfristig funktioniert? Wann warst du jemals wirklich glücklich mit deinem Körper? Ich war auch nicht glücklich, als ich mein „Idealgewicht" erreicht hatte. Schiebe das Glücklichsein nicht auf, bis du irgendeinen bestimmten Körper hast. Dein Körper ist kein Vorher-Bild – er ist dein Pinsel, den du für das wunderschöne Kunstwerk „Leben" brauchst. Dein Körper ist nicht das Kunstwerk, sondern alles rundherum.

Wie kannst du also deinem Körper mehr Respekt entgegenbringen?

Verabschiede dich von sämtlichen Kleidungsstücken, die irgendwie zwicken oder einschnüren. Wir wollen uns wohl in unserer Haut fühlen, und das funktioniert nicht, wenn eine Naht in den Bauch schnürt oder uns das Oberteil nicht atmen lässt. Du hast so viel Geld in irgendwelche Fitness- und Abnehmprogramme gesteckt, vielleicht ist es Zeit, dieses Geld nun in passende Kleidung zu investieren, in der du dich wohlfühlst. Hier muss man der Realität allerdings ins Auge schauen: Die großen Modeketten versorgen leider bisher zum Großteil nur kleinere Konfektionsgrößen, weshalb es mehrgewichtige Menschen oft schwerer haben, coole und passende Kleidung zu finden. Aber in den letzten Jahren tut sich Gott sei Dank auch hier sehr viel, um in der Modeindustrie mehr Inklusion zu schaffen.

Wirf die Waage weg und trenne dich von allem, womit du dein Gewicht oder deinen Körper kontrollierst. Auch so zeigst du deinem Körper Respekt. Ich wiege mich eigentlich bereits seit meiner Essstörungstherapie nicht mehr, das hab ich, Gott sei Dank, komplett aufgegeben, dennoch hatte ich ganz lange eine Hose im Schrank, die mir in Wahrheit immer einen Tick zu eng war. Sie war lange Zeit ein Maßstab dafür, wie dünn mein Körper gerade war. Hat sie mir gepasst, war ich glücklich, hat sie nicht gepasst, war ich unglücklich. Darüber, dass ich sie mir direkt nach dem Ende meiner Essstörungstherapie gekauft hatte und eigentlich damals noch keinen gesunden Körper hatte, hab ich nie nachgedacht. Die Hose war quasi Ersatz für eine Waage – um meinen Körper unter Kontrolle zu halten. Es war ein wirklich befreiendes Gefühl, diese Hose endlich wegzugeben und sie nicht mehr im Hinterkopf zu haben. So kann sie mir auch nicht mehr zufällig in die Hände fallen, wenn ich mich eigentlich gerade sehr wohl mit mir selbst und meinem Körper fühle. Außerdem hatte die Hose danach noch ein langes glückliches Leben in einem anderen Kleiderschrank und wurde sogar getragen.

Hör auf, deinen Körper mit anderen zu vergleichen. Egal ob es Fremde sind oder Freundinnen. Es ist mir fast peinlich, das laut zu sagen, aber ich konnte vor allem in der Zeit meiner ganz starken Essstörung eigentlich keinen Raum betreten, ohne gleich mal alle meine Freundinnen und Menschen rund um mich herum abzuchecken, auf vermeintliche Fehler, wie gut ihre Figur war, ob und wie sie sich verändert hatte, ob sie besser aussahen als ich, dünnere Beine, dünnere Arme oder generell eine schlankere Figur hatten. Ich konnte mich oft gar nicht richtig auf andere Dinge konzentrieren, sondern war nur in meinem ganz persönlichen Body-Checking-Spiel versunken. In meiner ganz eigenen verzerrten Wahrnehmung fand ich natürlich, dass ich immer noch nicht dünn genug war, ganz egal, wie meine Freundinnen aussahen. Ich würde meine Freundinnen eigentlich niemals auf ihre Körperform reduzieren, denn ich weiß, was jede von ihnen schon durchgemacht hat und was für liebenswerte Personen sie sind. Es war meine ganz eigene Unsicherheit, die mich dieses Spiel hat spielen lassen. Eine Unsicherheit mit meinem eigenen Körper, der nie genug war und den ich nie respektieren konnte.

Wir können nicht in andere Menschen hineinschauen, die Person, mit der du dich auf irgendeiner Party vergleichst und die du auf ein Podest stellst, hat vielleicht eine Essstörung – you never know. Respektiere deinen und andere Körper so, wie sie sind, und versuche sie nicht zu bewerten.

Lass dich auch von großen Events, für die du früher vielleicht eine Diät gemacht hättest, nicht vom Weg abbringen. Hier will ich vor allem das Hochzeitsthema ansprechen – aber diese Thematik kann man auch auf viele andere

Großereignisse, wie einen runden Geburtstag oder einen Ball, übertragen. Als ich mein Hochzeitskleid ausgewählt habe, war das für mich ohnehin mit einem riesengroßen Druck verbunden. Ich war zu diesem Zeitpunkt schon sehr gefestigt in meinem Intuitiven Essen und auch mit meinem eigenen Körper. Dennoch hat es mir unfassbaren Druck gemacht, ein Kleid auszuwählen (für alle, die das nicht wissen, man muss ein Kleid mindestens sechs Monate vor der Hochzeit bestellen, sonst ist man zu spät dran), das ich erst acht Monate später tragen würde. Ich hatte erstens Angst davor, dass es mir vielleicht nicht mehr gefallen würde, zweitens aber noch viel mehr Angst davor, dass sich mein Körper vielleicht aus irgendeinem Grund verändern würde, und da ich zu dem Zeitpunkt bereits eine große Verfechterin der Intuitiven Ernährung war, wäre eine Diät keine Option gewesen, und dann hätte mir das Kleid vielleicht nicht gepasst. Drama! Um diese Situation für mich aber noch mal unangenehmer zu machen, meinte die Verkäuferin dann auch noch zu mir: „Sie sind zwischen zwei Größen, nehmen Sie lieber die kleinere, Sie werden ja sowieso noch abnehmen." Ich war in dem Moment so perplex, dass ich gar nicht wusste, was ich sagen sollte. Die Unsicherheiten in meinem Kopf begannen sofort wieder zu spinnen: „Was meint sie damit?" „Sehe ich nicht gut aus?" „Was ist falsch an mir?" „Warum soll ich abnehmen?" Etwas, was man als Braut oder „Bride-to-be" immer wieder erfahren muss, ist dieser unglaubliche Druck von außen, an diesem Tag „perfekt" auszusehen – die schönste Version von sich selbst zu sein. Und genau deshalb ist es so besonders schwer, dabei bei sich zu bleiben und keine Diät für diesen Tag zu starten, denn eigentlich geht ja eh jeder davon aus, dass man es tut. Wenn ich mir die Hochzeitsbilder heute ansehe, denke ich nicht darüber nach, wie mein Körper an dem Tag aussah, ich sehe nur ganz viele Emotionen und Liebe, und darum geht es doch im Endeffekt. Es wird immer ein nächstes Ereignis geben, für das sich eine Diät vermeintlich lohnen würde. Es hört nie auf. Aber du kannst diesen Tag auch mit dem Körper genießen, den du heute schon hast.

Sprich liebevoll mit deinem Körper und achte auf negative Aussagen. Jedes Mal, wenn du dich auf die Unvollkommenheiten und „Fehler" deines Körpers konzentrierst, wird das deine eigene Unsicherheit verstärken. Konzentriere dich auf Wertschätzung und Dankbarkeit für deinen Körper und für das, was er täglich für dich tut.

Respektiere Körperdiversität, an dir selbst, aber auch an anderen. Unsere

Körper kommen in verschiedenen Formen und Größen. Und nur aufgrund von Äußerlichkeiten können wir keine Annahmen darüber machen, wie viel Sport jemand macht, oder wie sich jemand ernährt. Die internalisierte Fettfeindlichkeit, die in uns allen lebt, bringt uns dazu, irgendwelche Vorurteile gegenüber Menschen zu hegen, die nicht dem vermeintlichen „Idealbild" entsprechen. Das ist problematisch, sowohl in Bezug auf andere als auch auf uns selbst. Deshalb gilt es, das zu verändern. Challenge deine eigene Voreingenommenheit und lerne dazu.

Sei realistisch, was deinen eigenen Körper angeht. Wenn du dein Körpergewicht nur halten kannst, indem du irgendwelche wahnsinnigen Diäten machst, dann ist das nicht dein natürliches Set-Point-Gewicht (das Gewicht, das dein Körper bei Intuitivem Essen und normaler Bewegung automatisch hält). Das mag vielleicht nicht die Zahl sein, die dir immer als Ideal vorgeschwebt ist, aber es ist das Gewicht, mit dem sich dein Körper wohlfühlt, er ausreichend Energie hat und allen seinen Funktionen nachkommen kann. Die Zahl sollte im Übrigen eh keinen Unterschied mehr machen, denn die Waage hast du hoffentlich schon weggeworfen ;).

Und zu guter Letzt: Tu deinem Körper Gutes. Auch das ist Respekt. Das mag für jeden Menschen etwas anderes sein. Wenn ich mal wieder merke, dass ich etwas netter zu meinem eigenen Körper sein könnte, nehm ich mir nach dem Duschen extra viel Zeit fürs Eincremen. Aber auch wenn ich ihm einfach mehr Pausen und Möglichkeiten zum Entspannen gebe, tu ich ihm etwas Gutes. Vielleicht ist ein heißes Bad genau das Richtige für dich, vielleicht aber auch etwas vollkommen anderes? Ganz gleich, was es für dich sein mag, tu genau das!

Körperrespekt ist eine der Königsdisziplinen des Intuitiven Essens, das hat mir auch die Diätologin und Ernährungstherapeutin Isabel Bersenkowitsch so bestätigt. Sie meinte, das ist sowohl schwierig für Menschen, die im Schönheitsideal liegen, aber oft noch mehr für Menschen, die einen gesellschaftlich abgelehnten Körper haben. Denn es ist das eine, mit sich selbst zufrieden zu sein und Frieden mit sich selbst zu schließen, aber andererseits permanent von außen getriggert zu werden, weil man in einer Gesellschaft lebt, die Angst davor hat, so auszusehen wie du.

Wenn ich über Körperrespekt spreche, möchte ich auch nicht verschweigen, dass ich mir meines Skinny-Privilegs sehr bewusst bin und dass ich, weil ich in einem Körper lebe, der einem gewissen Ideal entspricht, viele Probleme und Gewichtsstigmata, denen mehrgewichtige Menschen ausgesetzt sind, nicht zur Gänze nachvollziehen kann. Es ist leichter, seinen eigenen Körper zu respektieren, wenn man in einem Körper lebt, der von der Gesellschaft akzeptiert wird. Das ist traurig und hat viel mit der internalisierten Fettfeindlichkeit zu tun, die sich durch alle Schichten zieht.

9

Bewegung, die guttut

Wenn ich Diäten machte, war das bei mir immer automatisch auch mit exzessivem Sport verbunden. Wenig essen, gepaart mit viel Bewegung und Sport, ist eine Kombination, die eigentlich zum Scheitern verurteilt ist, obwohl ich das während meiner Essstörung erstaunlich lange durchhielt, und das sag ich hier auf keinen Fall mit Stolz, ganz im Gegenteil. Es ist einfach der Beweis dafür, wie weit ich davon entfernt war, auf meinen Körper zu hören oder seine Signale zu erkennen. Bewegung und Sport machten mir nie Spaß, es war einfach ein täglicher Zwang. Etwas, was ich tun musste. Ich erinnere mich an einsame Abende in meinem WG-Zimmer, an denen ich um 22:00 Uhr so leise wie möglich versuchte, Kayla Itsines Workouts zu machen, damit es nur ja niemand mitbekam. Jeder, der einmal ein solches HIIT-Workout gemacht hat, weiß, dass das in einer Altbauwohnung mit knarrendem Boden quasi unmöglich ist. Mir war sehr wohl bewusst, dass das etwas Krankhaftes hatte, aber ich konnte nicht anders, das Workout musste erledigt werden, sonst konnte ich nicht schlafen gehen.

Den Bewegungszwang, den ich in dieser Zeit entwickelte, legte ich sehr lange nicht ab, aber die Intensität veränderte sich. Ich begann, schon bevor ich das Konzept des Intuitiven Essens überhaupt kannte, damit, mich von super anstrengenden HIIT-Workouts zu verabschieden und mich mehr auf Bewegung und Sport zu konzentrieren, der sich gut für mich anfühlt und der mir auch guttut. Yoga ist seither meine präferierte Bewegungsform, weil ich einerseits merke, wie mein ganzer Körper beansprucht wird, aber andererseits auch mein Kopf komplett im Moment ist. Und das hat eine ganz besondere Qualität für jemanden, der sich oft in Gedanken an die Zukunft oder Vergangenheit verliert. Das muss aber natürlich nicht heißen, dass Yoga auch für dich eine gute Art der Bewegung ist.

Bewegung ist wichtig für unseren Alltag und auch für unsere langfristige Gesundheit, das heißt aber nicht, dass man ständig laufen gehen oder Crossfit machen muss, wenn einem das nicht zusagt. Wichtig ist, eine Bewegung zu finden, die einem Spaß macht, dann ist es auch viel einfacher, sie in den Alltag zu integrieren. Und das heißt nicht, dass man jeden Tag eine Stunde dafür aufwenden muss, du kannst dir auch angewöhnen, bei dir im Haus die Stiege statt den Lift zu nehmen, einmal in der Woche zum Yoga zu gehen oder alle zwei Tage eine kleine Runde durch deine Nachbarschaft zu drehen. Ganz so, wie es dir gerade Spaß macht.

Fokussiere dich auf das Gefühl

Anstatt in deinem Kopf die verbrannten Kalorien herumzujonglieren oder eine gewisse Zeit „abzutrainieren", versuche dich darauf zu konzentrieren, wie du dich während der Bewegung fühlst und wie es dir damit und vielleicht auch danach geht. Mein Stresslevel ist meistens um einiges niedriger, wenn ich Yoga gemacht habe, und mein Energielevel dafür höher. Mein Mann (und sogar meine Therapeutin) meint immer, dass ich viel ausgeglichener wirke, wenn ich mehr Yoga mache, und das glaub ich gleich, weil es sich oft anfühlt wie eine Meditation. Treibe ich mehr Sport oder mache generell mehr Bewegung, schlaf ich auch meistens besser. Wenn man merkt, wie gut es einem währenddessen und vielleicht auch danach geht, und die positiven Auswirkungen wahrnimmt, ist es viel einfacher, weiterzumachen. Denn wieso sollte man mit etwas aufhören, was einem Spaß macht und einem guttut?

Entkopple Bewegung von Abnehmen

Wie ihr der Geschichte zu Beginn dieses Abschnitts vielleicht entnehmen konntet, waren Abnehmen und Bewegung für mich immer untrennbar miteinander verbunden. Und auch lange nach meiner Essstörungstherapie nutzte ich Sport immer als Kontrollinstanz, um meinen Körper in einer gewissen Form zu halten. Ich hab mir selten Gedanken darüber gemacht, wie sich etwas für mich anfühlt und ob mir der Sport überhaupt guttut. Ich sah nur die verbrannten Kalorien und die vermeintliche Traumfigur, die ich bekommen würde, wenn ich nur X Stunden pro Woche im Fitnesscenter verbrachte.

Dabei kann Bewegung so viel wichtigere Dinge bewirken: Endorphine ausschütten zum Beispiel. Ich merke, dass mir ein kleiner Spaziergang am Morgen oder in der Abendsonne sehr dabei hilft, meine Stimmung zu heben. Darüber hinaus ist es auch für den Körper und die generelle Gesundheit wichtig, Bewegung in seinen Alltag zu integrieren.

Seitdem ich Arten der Bewegung gefunden habe, die mir tatsächlich Spaß machen, ist es für mich kein Zwang mehr und auch nichts mehr, wozu ich mich aufraffen muss, es fühlt sich eigentlich ein bisschen an wie Selbstfürsorge, weil's mir einfach guttut.

Pausen sind wichtig

Diese Aussage hab ich nie geglaubt. „Ich fühl mich müde." – Sophie, du musst Sport machen. „Ich hab Kopfschmerzen." – Sophie, du musst Sport machen. Eigentlich gab's keine Ausrede, die mein kranker Kopf damals gelten hätte lassen, um ein Workout ausfallen zu lassen. Ich hatte hier eine ähnliche Einstellung wie beim Essen – entweder ganz oder gar nicht. Wenn ich einen Sportplan hatte, dann wurde der durchgezogen, ganz gleich, wie die Tagesverfassung war.

Diese Mentalität abzulegen hat sehr viel Übung gebraucht, und manchmal tu ich mir auch immer noch schwer damit zu erkennen, ob bei Energielosigkeit nun Ruhe oder doch eher Bewegung hilft, aber ich werde immer besser darin. Heute bin ich richtig stolz drauf, wenn ich auf meinen Körper höre, wenn ich merke, dass er an dem Tag Ruhe braucht. Ich freue mich, dass ich die Signale deuten kann, und gib ihm dann genau das, was er braucht (meistens ein paar Stunden auf der Couch, mit Friends).

Selbstfürsorge kann an manchen Tagen bedeuten, sich zu bewegen, und an anderen, dass man es sich auf dem Sofa gemütlich macht. Beides ist okay. Es ist nur wichtig zu erkennen, was man gerade braucht, und dabei hat mir vor allem das Intuitive Essen und die Reise dorthin sehr geholfen.

10

Schätze deine Gesundheit

Im letzten Prinzip des Intuitiven Essens geht es um Ernährung, die deine Gesundheit fördert, dir schmeckt und guttut. Auf die Wahl der Lebensmittel und Speisen im Lichte der Gesundheit zu achten, ist deshalb der letzte Punkt auf der Liste, weil man nicht Frieden mit dem Essen schließen kann, wenn man bei jeder Essensentscheidung darüber nachdenkt, welches Essen „gesünder" ist.

Ich bin ganz ehrlich: Wenn ich „gesundes Essen" höre, dann stellen sich bei mir mittlerweile alle Nackenhaare auf. Mir ist bewusst, dass gewisse Lebensmittel meinem Körper mehr Energie geben und andere weniger, dass ich manche Speisen besser vertrage und andere weniger gut. Aber als ich hörte, dass wir im letzten Punkt der Ernährungstherapie dieses Thema behandeln, hatte ich sofort Angst: Here we go again, die restriktiven Regeln, die ich über die letzten Monate so hart versucht habe abzulegen, jetzt kommen sie zurück. Aber um die Wahrheit zu sagen, wir hatten dieses Thema so schnell abgehakt, weil ich sofort merkte, wenn ich mich intuitiv ernähre, dann esse ich ohnehin sehr abwechslungs- und nährstoffreich. Meine Angst, die ich zu Beginn hatte, dass ich mich, wenn alle Regeln ausgeschaltet waren, nur mehr von Schokolade und Süßem ernähren würde, war komplett unbegründet. Die Ausgewogenheit ist oft nicht innerhalb eines Tages, aber meistens über einen Zeitraum von ein paar Wochen erkennbar. Wenn ich eine Phase hatte – im Urlaub zum Beispiel, oder wenn ich meine Tage habe –, in der ich mich viel dem „Spaßessen" (Essen, bei dem Gesundheit und Energie nicht unbedingt im Vordergrund stehen, dafür der Geschmack oder das Erlebnis) überließ, folgte meistens in den Wochen darauf eine Phase, in der ich wieder viel mehr Lust auf frisches Gemüse, selbst gemachtes Essen und viel weniger Lust auf Süßigkeiten habe. Der Körper reguliert das wunderbar selbst, und wenn du ihm die Chance gibst, zuzuhören, dann sagt er dir auch ganz genau, was er braucht. Dieses Jahr waren wir im Mai eine Woche mit meinen Eltern in Paris, und wir hatten einfach die allerbeste Zeit. Ich hatte mich davor schon so auf Croissants und Baguette gefreut und aß auch jeden Tag eines zum Frühstück. Gegen Ende der Woche freute ich mich aber schon wieder richtig auf mein klassisches Joghurt-Granola-Frühstück zu Hause. Ich hatte wieder richtig Lust auf Abwechslung, und mein Körper offensichtlich auch.

Natürlich muss das nicht bei jedem Menschen so sein. Wenn du hier vielleicht unsicher bist, würde ich dir auf jeden Fall empfehlen, eine Ernährungstherapeutin oder Diätologin aufzusuchen, die eine Ausbildung zum Intuitiven Essen gemacht hat. Sie kann dir bestimmt deine Sorgen nehmen und dich auf den richtigen Weg leiten.

Was du beim Thema gesunde Ernährung aber niemals vergessen solltest, ist, dass es so viel mehr Faktoren gibt, die deine Gesundheit beeinflussen, als einzig und allein das Essen. Ich dachte so lange, dass manche Speisen mich krank machen und andere mich gesund machen können, aber im Endeffekt hat kein Essen allein diese Macht. Und KEIN Essen ist so ungesund wie eine Essstörung!

So viele unterschiedliche Lebensumstände, wie soziale Beziehungen, Traumaerfahrungen, wo du lebst, wie das Gesundheitssystem ist, ob du Opfer von Rassismus oder anderen Diskriminierungen geworden bist und vieles mehr, können deine Gesundheit beeinflussen. Ernährung wird immer ein Faktor bleiben, aber schaut man sich die Vergangenheit an, sieht man auch, wie sich Ernährungsempfehlungen quasi jährlich ändern. Es gibt Studien, die besagen, dass ein Glas Wein pro Tag gut für den Körper ist, andere verteufeln Alkohol generell. Die Ernährungswissenschaften und die sich daraus ergebenden Regeln sind nicht in Stein gemeißelt und werden oft von einem Tag auf den anderen wieder über den Haufen geworfen. Und weil sich diese Informationen so oft ändern, gibt es auch keine „perfekte" Ernährung. Das ist beim Intuitiven Essen auch niemals die Prämisse. Wichtig ist die Verbindung zu dir selbst und deinem Körper, ihm zuzuhören, ihm Vertrauen entgegenzubringen und ihm wieder mehr Fürsorge und Aufmerksamkeit zu schenken. Und wenn du hier jetzt Zweifel hast, kann ich dir vielleicht mit den Worten meiner Diätologin und Ernährungstherapeutin Isabel Bersenkowitsch ein bisschen Mut machen:

„Jeder Mensch kann intuitiv essen (lernen), wenn man ihn lässt, denn wir sind alle mit einer gewissen Intuition geboren, auf die wir uns verlassen können." Wenn du deinem Körper zuhörst, dann wird er dich auf den richtigen Weg lenken, daran glaub ich ganz fest. Unsere Körper sind nämlich toll und richtige Wunder. Sie wollen uns täglich unterstützen – wenn man sie lässt. Darauf darfst du vertrauen.

Weiterführende Literatur

Wenn du jetzt auf den Geschmack gekommen bist und mehr über das intuitive Essen lernen möchtest, dann kann ich dir das Buch „Intuitive Eating – a Revolutionary Anti-Diet Approach" von Tribole und Resch absolut ans Herz legen. Ich hab mich auf den Seiten dieses Buches so oft wiedergefunden und es als Literaturgrundlage für dieses Kapitel verwendet.

2

Body Image Work

Juli 2018, wir sind übers Wochenende nach Oberösterreich gefahren – nach Hause – wie ich immer noch gerne sage. Im Juli überschlagen sich die Geburtstagsfeiern in unserer Familie, weshalb ich meistens eine ganze Woche bleibe. Das Wetter ist perfekt, es ist heiß, Manuel und ich liegen neben dem Pool. Wir waren gerade eine Runde schwimmen, haben Wasserball gespielt und sind wie kleine Kinder immer wieder aus dem Wasser und mit vollem Anlauf wieder hineingesprungen. Alles fühlt sich wunderbar warm und schön an. Ich freu mich richtig aufs Wochenende, ein bisschen Familienzeit und die Geburtstagsfeiern. Plötzlich baut sich ein Schatten über uns auf. Mein Papa. Er ist wohl heimgekommen, während wir im Pool waren. Er freut sich sichtlich auch, dass wir hier sind, und erzählt von den Plänen fürs Wochenende. Dann streckt er sein Handy aus und tippt aufs Display: „Schau, ich hab ein Video von euch gemacht. Ihr habt ausgesehen, als hättet ihr wahnsinnig viel Spaß." Zuerst spiegelt sein Handy leider sehr, deshalb rutsche ich mit Manuel ein Stück weit in den Schatten und schaue mir das Video an. Einige Sekunden später würde ich mir wünschen, ich hätte es lieber nicht gesehen. „Das bin ich? Nein. Ich sehe ja furchtbar aus. Siehst du, wie der Bikini an meinen Hüften einschnürt? Meine Oberarme. Und dann noch ich und mein Bauch von der Seite." Ich zoome hinein, analysiere jeden Zentimeter meines Körpers. „Ist das etwa Cellulite auf meinem Po?" Mein Kopf ist im Fehlersuchmodus. Manuel und mein Papa sind mit ihrem Gespräch bereits weitergezogen, aber ich kann ihnen nicht folgen. Ich kann nur meinen Körper auf diesem Video anstarren, der so unvorteilhaft aussieht, dass ich mich sofort ins Handtuch einwickeln möchte. Wie konnte ich Momente davor nur so entspannt in der Sonne liegen? Mittlerweile hab ich einen Kloß im Hals. Die Verzweiflung und Frustration darüber, wie mein Körper gerade aussieht, überrollt mich einfach. Wie kann das sein? Ich mach doch so viel Sport und halte mich, so strikt es geht, an das Intervallfasten. Was soll ich denn noch tun? Manuel reißt mich aus den Gedanken, er will wissen, ob wir noch mal ins Wasser gehen. „Nein", sage ich schnippisch, drücke meinem Papa das Handy in die Hand und verlasse die Terrasse. Ich geh ins Haus und sperr mich im Badezimmer ein. Ich lege das Handtuch zur Seite, betrachte mich mit zornigem Blick im Spiegel. Alle Seiten werden analysiert, ich spanne meine Bauchmuskeln an, ziehe meinen Bauch ein, stelle mich auf die Zehenspitzen. Warum seh ich so aus? Warum? Warum kann ich keine längeren Beine haben? Warum kann ich keine schmalere Taille haben? Warum wirken meine Oberarme so fleischig und groß? Warum kann ich nicht einfach anders aussehen?

Dieses Video, das mein Papa ganz arglos aufgenommen hat, weil er einfach einen süßen Moment zwischen Manuel und mir einfangen wollte, ruinierte mir das ganze Wochenende. Dabei war das Video selbst ja gar nicht das Problem, sondern mein eigenes Körpergefühl. Das mag für Außenstehende wahnsinnig überzogen wirken, aber für mich war es so. Ist man sich seines Körpers und der vermeintlichen Fehler auf einmal wieder so bewusst, kann man das nicht von der einen Sekunde auf die andere abschalten. Es überschattet die nächsten Tage und Stunden. Es beeinflusst, wie man in den Dialog mit anderen Menschen geht, wie man isst, und vor allem auch die eigene Gefühlswelt. Man möchte am liebsten um alles in der Welt den eigenen Körper verlassen, weil man sich darin so gefangen fühlt. An solchen Tagen konnte ich mich selbst nicht leiden, redete mich immer weiter in den Boden hinein, bis kein Stück Selbstwert mehr da war. Ich habe meine Gefühle mir selbst gegenüber, meine Wertigkeit jahrebeziehungsweise jahrzehntelang nur von meinem Äußeren, beziehungsweise meinem Körper abhängig gemacht. Eine sehr volatile Grundlage für Selbstvertrauen, wenn ihr mich fragt. Aber auch nicht verwunderlich, vor allem wenn wir uns ansehen, wie das eigene Körperbild eigentlich entsteht.

Was bedeutet eigentlich Körperbild beziehungsweise Body Image? Körperbild ist ein Begriff, mit dem wir beschreiben, wie wir unseren Körper wahrnehmen, was wir über ihn denken und wie wir uns in ihm fühlen. Unser Körperbild wird von vielen soziokulturellen Faktoren geformt, wie die Erfahrungen, die wir mit unserem Körper machen, unsere inneren Glaubenssätze (die wir auch oft genug von der Gesellschaft und unserem Umfeld mitbekommen) und den Medien und ihren Botschaften, denen wir ausgesetzt sind. Denk mal über dein eigenes Körperbild nach, wovon wurde es beeinflusst und geformt? Und was sind deine inneren Glaubenssätze über deinen Körper? Denkst du, dass du ein positives Körperbild hast?

Vielleicht fragst du dich gerade, wie du das beurteilen kannst, ob du ein gutes oder schlechtes Body Image hast. Wir können es vor allem daran beobachten, wie sehr unser eigener Wert von unserem Aussehen abhängt und wie viel Zeit wir damit verbringen, negativ über unseren Körper zu denken und schlecht über ihn zu sprechen.

Ich für meinen Teil hatte den Großteil meines Lebens ein sehr schlechtes Körperbild und nutzte die fünf Gehirnzellen, die nicht damit beschäftigt waren, darüber zu philosophieren, wie viel oder wenig ich essen durfte, um darüber nachzudenken, wie hässlich mein Körper ist und was ich alles verändern könnte. Hatte ich mal einen guten „Body-Image-Tag" (was sehr selten vorkam), war die Welt hell und warm, alles war gut, aber Situationen wie die mit dem Video konnten so einen Tag innerhalb von Sekunden ins Gegenteil verkehren und mich tagelang an mir und meiner Person zweifeln lassen.

Aber woher kommt das? Wir kommen ja nicht mit einem negativen Körperbild zur Welt, oder? Nein, das können wir ja zum Beispiel ganz eindeutig an Kleinkindern feststellen, die sich voller Freude im Spiegel betrachten, mit einem Lächeln im Gesicht, und keine Sekunde versuchen, irgendetwas an ihrem Körper zu optimieren oder zu verändern, sondern sich einfach selbst ein Lächeln schenken.

Irgendwo auf dem Weg zum Erwachsenwerden dürften wir dann wohl falsch abbiegen, möchte man denken. Aber hier will ich gleich mal einhaken. Denn du und ich, wir sind nicht schuld daran, dass wir uns so fühlen und unseren Selbstwert so zwanghaft an unser Äußeres knüpfen. Das eigene Körperbild und die Probleme damit sind kein „Mindset-Issue". Du hast dich da nicht selbst hineingeredet.

Unser Körperbild und ob wir eher negativ, positiv oder neutral eingestellt sind, hat sehr viel mit unserer Kultur (der Diätkultur vor allem) und sozialer Unterdrückung zu tun. Unsere Gesellschaft lebt uns jeden Tag vor, dass man als Frau gewisse Schönheitsstandards zu erfüllen hat: schlank und sportlich, aber bitte nicht dürr; kurvig, aber bitte nicht dick; keine Cellulite; schöne Lippen, aber keinesfalls aufgespritzt und unnatürlich; junge, glatte Haut; keine grauen Haare, generell eigentlich bitte keine Haare, nur am Kopf, dort dafür viele; lange Beine, aber bitte nicht zu groß; the list goes on and on and on. Unser Kopf lernt bereits in jungen Jahren durch Medien, Fernsehen oder das direkte Umfeld, dass Menschen, die so aussehen, richtig und „gut" sind. Wir schreiben Menschen mit diesen äußerlichen Merkmalen auch automatisch Begriffe wie glücklich und erfolgreich zu, einfach weil wir das so gelernt haben. Sehen wir also nicht so aus, wie die Menschen in den Medien, glauben wir nicht nur, dass wir äußerlich unzureichend sind, sondern auch als Person selbst nicht genug sind. Ein psychologischer Aspekt, der ein negatives Körperbild maßgeblich verstärkt.

In diesem Kapitel möchte ich dir ein paar Ratschläge und Ideen mit auf den Weg geben, die dir dabei helfen können, dein eigenes Körperbild ein Stück weit zu verbessern. Behalte aber bitte im Hinterkopf, dass du nicht daran schuld bist, dass du dich so fühlst. Selbst für mich als Mensch, der sich bereits sehr viel mit diesen Themen beschäftigt hat, ist es manchmal schwierig, das eigene Aussehen vom eigenen Wert gelöst zu sehen, und auch ich stolpere immer mal wieder in eine Negativspirale, wenn ich zu lange auf Social Media unterwegs bin. Was mich in diesen Situationen aber wieder hinauszieht, ist eine große Portion Wut auf die Diätkultur und unsere Gesellschaft, die uns tagein tagaus vorlebt, dass wir erst genug sind, wenn wir eine gewisse Figur oder eine bestimmte Zahl auf der Waage erreicht haben.

Medien und Schönheitsideale

Wie bereits in der Einleitung erwähnt, spielen unsere Gesellschaft und die Medien eine ganz maßgebliche Rolle bei der Entstehung von Körperbild-Störungen beziehungsweise -Problemen. Da wir im Fernsehen, auf Social Media und in der Werbung fast ausschließlich junge, schlanke, weiße und nichtbehinderte Körper sehen, wird dies automatisch zur Norm und zum Ideal. Durch die Verbreitung dieser idealisierten und oft auch unrealistischen Darstellung von Körpern, sind wir schnell dazu geneigt, unsere Körper negativ zu bewerten und uns mit diesen für den Großteil der Gesellschaft unerreichbaren Schönheitsstandards zu vergleichen. Das führt für viele Menschen, vor allem auch Jugendliche, zu starken Minderwertigkeitskomplexen und Selbstwertproblemen, weil sie diesen unrealistischen Idealen nicht entsprechen.

Und dank der Medien werden wir eigentlich täglich mit dem herrschenden Schönheitsideal konfrontiert. Wir können ihm eigentlich gar nicht entkommen, denn ganz gleich, ob wir Instagram öffnen, den Fernseher einschalten oder auf die Straße gehen und eine Reklame für eine Versicherung sehen, wir werden von „vermeintlich" perfekten Menschen angelächelt. Das hat weitreichende Auswirkungen für uns und unsere Mitmenschen.

Bleibt man auf der persönlichen Ebene, führt diese Konfrontation dazu, dass wir in einem ständigen Kreislauf von „Nicht-genug-Sein" und dem Bedürfnis der Veränderung unseres Körpers gefangen sind. So entstehen ungesunde Diäten, gestörtes Essverhalten und Essstörungen. Eine Studie von Anne E. Becker aus den 90er-Jahren hat das auch ganz eindrucksvoll belegt. Sie zeigte in einem dreijährigen Experiment die Effekte der Einführung des Fernsehens auf die kleine Insel Fiji. Die fidschianische Kultur liebt Kulinarik, und das typische Frauenbild war damals sehr konträr zu dem westlichen, nämlich kräftig und robust. Die Psychiaterin und Anthropologin Anne E. Becker besuchte Fiji 1995, kurz nach der Einführung des Fernsehens, und dann erneut drei Jahre später. Jedes Mal wurden Mädchen im Alter von 17 Jahren befragt, wie viel sie fernsehen und wie ihr Essverhalten und ihre Beziehung zu ihrem Körper aussah. Nach nur drei Jahren Fernsehen und der Beschallung mit dem westlichen Schönheitsideal veränderten sich die Antworten immens. Bei Mädchen, die an mindestens drei Abenden fernsahen, war es um 50 % wahrscheinlicher, dass sie sich selbst als dick_fett ansahen (was sie selbst wiederum als negativ bezeichneten) und um 30 % wahrscheinlicher, dass sie Diäten machten. Waren Essstörungen vor der Einführung des Fernsehens auf Fiji quasi nicht existent, so waren die Schlüsselindikatoren, die auf Essstörungen hindeuten, laut Becker nach der Einführung deutlich erkennbar. Der EAT-26 (Eating Attitude Test), eine Kennzahl, mit der das Vorhandensein von Essstörungen gemessen werden kann, stieg um 12,7 %, und selbst hervorgerufenes Erbrechen, um das Gewicht unter Kontrolle zu halten, stieg in der Kontrollgruppe in den drei Jahren um 11,3 % an. In den Interviews von 1998 sagten die fidschianischen Mädchen: „Ich will ihren Körper!" oder „Ich will ihre Konfektionsgröße!" Wenn das das Ergebnis nach nur drei Jahren ist, ist es kein Wunder, dass ich mit Anfang zwanzig eine Essstörung entwickelte, vor allem wenn wir zusätzlich zum Fernsehen auch noch Magazine und den aufkommenden Social-Media-Hype in den 2010er-Jahren dazurechnen.

Aber nicht nur auf persönlicher Ebene ist das problematisch, auch auf gesellschaftlicher Ebene führt diese einseitige Darstellung von Körpern zu Diskriminierung und Vorurteilen gegenüber Menschen, die nicht dem gängigen Schönheitsideal entsprechen. Wir beurteilen Menschen danach, wie sie aussehen, und nicht, wie sie sind. Menschen, die beispielsweise mehrgewichtig oder alt sind oder körperliche Besonderheiten aufweisen, werden benachteiligt, stigmatisiert oder im schlimmsten Fall aus der Gesellschaft ausgeschlossen. Die eindimensionale Darstellung von Schönheit in den Medien schränkt Vielfalt und Individualität stark ein, da wir uns durch die festgesetzten Normen gezwungen fühlen, uns anzupassen und die Teile an uns zu verstecken, die anders sind. Dadurch gehen in unserer Gesellschaft Diversität und Kreativität verloren, und wir verschwimmen in einem Einheitsbrei, der keine Abweichungen mehr zulässt. Das ist traurig, weil Diversität für unsere Kultur und unsere Gesellschaft so wichtig ist, da sie Neugierde, Toleranz und Verständnis für andere Lebensweisen fördert. Mehr Diversität bedeutet mehr kreativer Austausch, mehr soziale Gerechtigkeit und mehr Innovation auf ganz vielen unterschiedlichen Ebenen. Wenn wir mehr Diversität zulassen, sieht sich jede*r Einzelne dazu ermächtigt, mehr zu sich selbst und seinen wunderschönen Besonderheiten zu stehen, ganz gleich ob äußerlich oder innerlich.

Real versus Fake – die Filtergeneration

Egal ob TikTok oder Instagram, die Flut an Videos, die ständige Beschallung mit den „normschönen, weißen und schlanken Körpern", die vom Algorithmus (so scheint es mir zumindest) gerne bevorzugt behandelt und somit vermehrt ausgespielt werden, machen es uns unmöglich, uns nicht zu vergleichen, auch wenn wir bereits wissen, dass oft mit Filtern, Bearbeitung oder Retusche nachgeholfen wird. Die sozialen Medien zeigen immer ein Highlight Reel, egal ob das Urlaubsbild der besten Freundin oder die Morgenroutine der Lieblingsinfluencerin, und dagegen kann man nur verlieren. Aus diesem Grund ist es auch kein Wunder, dass wir uns nach dem Scrollen oft nur mehr wie ein Häufchen Elend fühlen und die Körperbild-Probleme an die Decke gehen. 2021 sickerten Ergebnisse der internen Forschung von Facebook durch, die sich mit dem Einfluss der Apps auf die mentale Gesundheit ihrer jüngeren Nutzer*innen befasste. Die Resultate zeigten wiederholt (!) einen negativen Effekt auf den Großteil der Probanden, und besonders auf junge Mädchen im Teenageralter. Eines von drei Mädchen sagte, dass, wenn sie sich schlecht in ihrem Körper fühlte, Instagram es noch schlimmer machte. Das deckt sich mit meinen eigenen Erfahrungen. Das ist auch der Grund, warum ich an solchen Tagen mein Handy zur Seite lege, auch wenn ich mittlerweile sehr rigoros bin, was mein Social Media anbelangt, und nur mehr Menschen in meinem Feed auftauchen, die mich positiv beeinflussen. Dem Rest bin ich mittlerweile entfolgt, und das würde ich auch euch empfehlen. Seid hier einfach total streng und sortiert aus, was oder wer euch nicht guttut. Und falls ihr jemandem aus irgendeinem Grund nicht entfolgen könnt, stellt den Account und die Beiträge einfach auf stumm.

Maßgeblich zu diesen unrealistischen Schönheitsidealen beigetragen haben in den letzten Jahren definitiv auch die Filter auf Social Media. Obwohl ein simpler Farbfilter auf den ersten Blick oft so harmlos wirkt, kann er einen starken Einfluss auf die Art und Weise haben, wie wir uns selbst und auch andere wahrnehmen.

Ich hab selbst jahrelang auf Instagram Filter benutzt. Begonnen hat alles mit dem cleanen „Weißtrend", der auf Instagram 2015 Aufwind bekam. Alle Bilder mussten so hell und weiß und clean wie möglich sein. Mit Facetune wurde akribisch über jedes Bild drübergewischt, bis alle Oberflächen möglichst hell und glatt waren. Ganz gleich ob bei einem Selfie, Spiegel-Outfit-Bild oder einem simplen Flatlay. Weiter ging es 2017 mit bunten Farbfiltern und „endet" heute, in Zeiten von Reels und TikToks, mit Videofiltern, die nicht mehr nur die Farben, sondern unsere gesamte Körperform verändern können, uns kleinere Nasen, ein komplettes Make-up oder eine schmalere Taille zaubern, ohne dabei technische Fehler zu machen. Es ist manchmal wirklich erschreckend, wie realistisch diese Filter sind. Die Technik ist heute so weit, dass wir nur schwer erkennen können, was echt und was Filter ist, wenn die Benutzer*innen es nicht offenlegen.

Wir vergleichen uns nicht mehr nur einfach mit Schönheitsidealen, denen nur ein kleiner Prozentsatz unserer Gesellschaft entspricht, sondern mit künstlich generierten Körpern, die so gar nicht existieren (können).

Schon vor Social Media haben die Medien ihren Teil dazu beigetragen. Die Quelle unserer Unsicherheiten war damals allerdings, dass wir dem retuschierten Schönheitsideal auf den Magazin-Covern nicht entsprachen. Es waren Models, Stars, die ihre Make-up-Artistinnen und Stylisten hatten und zusätzlich durch Photoshop makellos erschienen. Heute vergleichen wir uns nicht mehr mit Stars und Models, die wir nicht kennen, wir vergleichen uns mit der Arbeitskollegin, die auf ihrem Urlaubsbild einen Filter verwendet, mit der besten Freundin, die alle Bilder und Videos mit einem Glättungseffekt hochlädt, und wir vergleichen uns mit unserem Selfie-Selbst, das wir mit Farbfiltern, Make-up oder körperverändernden Programmen optimieren.

Diese „verschönernden" Filter befeuern unser verzerrtes Selbstbild und unser Gefühl der Unzulänglichkeit in Bezug auf unser Aussehen, sobald wir uns ohne Filter sehen. Die realitätsverändernden Filter haben allerdings sehr reale Auswirkungen auf unser Körperbild. Sie verändern unser Aussehen je nach Trend und greifen damit unseren Selbstwert an, weil unser reales Ich diesen Look nicht erreichen kann. Das kann zu einer sogenannten Filter-Dysmorphie führen, wie ein Fachjournal für plastische Chirurgie schreibt. Und dieser Knick in unserer Selbstwahrnehmung kann dann auch die Bereitschaft fördern, kleinere oder größere Schönheitsoperationen an sich selbst vornehmen zu lassen. Hyaluron dort, Botox da und die Nase so zu richten, wie sie auf dem Tik-Tok-Filter aussieht, sollte eigentlich auch kein großes Problem darstellen. Ein österreichischer Chirurg, den die österreichische Tageszeitung „der Standard" im Jänner 2023 interviewte, berichtete: Während früher zum Beispiel öfter Referenzbilder von Angelina Jolies Lippen zur Konsultation mitgebracht wurden, ist der Promi heute nicht mehr das Vorbild, vielmehr „die eigene, mit Technologie geschaffene Version – das virtuell gestaltete Ich". Also etwa die eigenen, durch eine Filterfunktion virtuell vergrößerten Lippen.

Ein Umstand, der sich in den letzten Jahren durch Social Media, aber auch durch eine Zunahme von Zoom-Konferenzen bemerkbar gemacht hat, ist die Tatsache, dass wir mittlerweile nicht mehr nur unser Spiegelbild be- und verurteilen, sondern Fotos und Videos von uns, da der tägliche Blick in den Spiegel für viele mittlerweile zum täglichen Blick in die Selfie-Kamera oder Webcam geworden ist. Durch die Zoom-Talks, die während der Pandemie stark zugenommen haben, können wir uns ständig selbst dabei zusehen, wie wir aussehen und wirken, wenn wir sprechen, erzählen, nachdenken oder artikulieren. Das bietet natürlich noch mehr Angriffsfläche für die innere Kritikerin.

Wie sollen wir lernen, die Besonderheiten unseres Körpers zu akzeptieren, wenn wir sie so einfach durch einen „Klick" ausblenden können? Die Filter setzen den Maßstab für das Aussehen in den Medien. Je mehr gefilterte Gesichter und Körper wir täglich sehen, umso weiter sinkt unser Selbstwert und umgekehrt: Je mehr wir selbst Filter verwenden, umso weniger erkennen wir uns ohne und umso größer ist das Verlangen nach der Veränderung im echten Leben. Außerdem tragen wir somit auch selbst dazu bei, diese unrealistischen Maßstäbe und Ideale weiter zu normalisieren.

Leider können wir nicht direkt beeinflussen, wer uns in der Werbung oder im Fernsehen täglich so entgegenlächelt. Was wir aber sehr wohl verändern können, ist unsere eigene Einstellung und unser Verhalten. Ein wesentlicher Punkt ist hier, eine kritische Medienkompetenz zu entwickeln. Sich bewusst zu machen, was mit künstlicher Intelligenz, Photoshop und Bearbeitung heute alles möglich ist, und generell davon auszugehen, dass über den meisten Werbungen, Instagram-Ads und Videos von Influencern oder auch Freunden irgendeine Art von Filter drübergelegt wurde. Wenn man ein bisschen Ahnung davon hat, was heute alles möglich ist, fällt es einem auch leichter zu erkennen, was echt ist und was Fake. Generell bin ich auf Social Media ohnehin immer sehr skeptisch, sobald jemand zu perfekt erscheint. Ganz gleich, ob es da um den Körper, das Gesicht oder das Leben im Allgemeinen geht. Nur wenige Menschen zeigen sich im Internet auch mal von einer nicht so schönen oder perfekten Seite, die meisten laden vorwiegend ihre Highlights auf den sozialen Medien hoch. Eine Freundin von mir postet nur dann auf Instagram, wenn sie gerade auf Urlaub ist, deshalb hab ich eigentlich immer das Gefühl, als wäre sie auf Urlaub, was in mir einen Funken Eifersucht entspringen lässt. Treff ich mich mit ihr allerdings persönlich, merke ich schnell, dass auch sie ganz normal arbeitet und ihre Probleme und Troubles im Alltag hat. Deshalb ist es so wichtig, ein Bewusstsein dafür zu schaffen, dass Instagram, TikTok und Co. nicht die Realität sind, egal worum es geht.

Diversifiziere dein Social Media

Ein wichtiger Ansatz, um gegen die Quellen deiner eigenen Unsicherheiten im Hinblick auf Social Media umzugehen, ist, alternative Medienquellen zu suchen, beziehungsweise sich seinen eigenen Social Media Feed diverser zu gestalten. Niemand schreibt dir vor, wem du auf Instagram, TikTok oder YouTube folgen musst. Deshalb geh im ersten Schritt mal alle Accounts durch, die dir auf deinem Startfeed so unterkommen, und entfolge allen, die dich in irgendeiner Art und Weise negativ triggern, ganz egal ob es hier um den Körper, eine Essens- oder Sportroutine oder den generellen Lifestyle geht. Alles, was dich negativ beeinflusst, sollte entfernt oder zumindest auf „stumm" geschaltet werden. Um hier nun einen positiven Beitrag zu leisten, versuch aktiv Profilen zu folgen, die einen vielfältigen und inklusiven Ansatz zur Darstellung von Schönheit verfolgen. Wenn du Menschen auf Social Media folgst, die unterschiedliche Körpertypen beziehungsweise -merkmale zeigen und im besten Fall auch noch positive Botschaften über Selbstakzeptanz vermitteln, kann das helfen, auch für dich selbst ein positives Körperbild zu kultivieren.

Versuche dich im Weiteren ganz bewusst von den idealisierten Medienbildern zu distanzieren und es auch in deinem Umfeld zu hinterfragen und zum Thema zu machen. Werde dir deiner eigenen Einzigartigkeit bewusst und feiere die Vielfalt. Wir sollten erkennen, dass Schönheit in vielen verschiedenen Formen, Farben, Größen und Merkmalen existiert, und unsere Augen im Alltag genau darauf trainieren.

Die innere Kritikerin und die negativen Selbstgespräche

Du hast sicher schon oft am eigenen Leib erfahren, wie stark Worte – in unserem Fall negative Selbstgespräche – sein können. Sie können aus einem wunderschönen Tag einen miserablen machen. Sie können aus Motivation Versagensängste machen, und das in Sekundenschnelle. Was kann also passieren, wenn wir versuchen, unsere negativen Selbstgespräche in positivere zu verwandeln und uns die innere Kritikerin zu einer Art Freundin und Beschützerin zu machen?

Die innere Kritikerin ist die Stimme der Selbstzweifel, die wir alle tief in uns tragen. Oder wie in meinem Fall gar nicht so tief, die Selbstzweifel lagen mir eigentlich immer sehr locker auf der Zunge. Diese Selbstzweifel können sich auf unterschiedliche Art und Weise manifestieren. Vielleicht durch persönliche Erlebnisse, durch Kommentare anderer Menschen oder durch gesellschaftspolitische Botschaften und kulturellen Diskurs.

Aber wer ist die innere Kritikerin eigentlich? Die innere Kritikerin ist eigentlich ein ganz unschuldiger Teil von uns, die uns vor Konflikten, Verletzbarkeit und emotionalem Unbehagen bewahren möchte.

Sie ist da, weil du gewisse Erfahrungen in deinem Leben gemacht hast, in denen du verletzlich warst, und die innere Kritikerin möchte dich nun davor beschützen, diese noch mal zu machen. Sie ist der Control-Freak, der gelernt hat, dass Kontrollverlust zu Chaos führen kann. Sie ist die Stimme der Diätkultur, die gelernt hat, dass Menschen, die nicht dem Schönheitsideal entsprechen, diskriminiert werden. Sie ist die Stimme der Produktivität, die möchte, dass du alles gibst, weil sie gelernt hat, dass unsere Leistungsgesellschaft Menschen, die viel und lange arbeiten, belohnt. Weil du diese Erfahrungen gemacht hast, möchte die innere Kritikerin, dass du innerhalb deiner Schablone bleibst und keinen Strich hinausmalst.

Die innere Kritikerin macht uns zu People Pleasern und Perfektionisten und will uns davon abhalten, unsere Komfortzone zu verlassen. Sie tut dies, indem sie uns unsere Unsicherheiten vor Augen führt und uns kleinredet. Ich bin kein großer Fan der Aussage, dass das Leben außerhalb der Komfortzone stattfindet, denn wenn ich ganz ehrlich bin, findet ein großer Teil meines eigenen Lebens innerhalb dieser Zone statt, und es stört mich überhaupt nicht, ganz im Gegenteil. Aber die wirklich aufregenden Dinge, die mir ein Flattern in der Brust verursachen, so wie mich selbstständig zu machen oder die Entscheidung, dieses Buch zu schreiben, sind definitiv außerhalb meines Komforts. Wachstum findet außerhalb meiner Komfortzone statt, und immer wenn ich einen Schritt darüber hinaus wage und Erfahrungen außerhalb mache, verschiebt sich auch diese Grenze, und meine Komfortzone wird ein kleines bisschen größer. Natürlich sollte man sich immer nur so weit hinauswagen, wie man es sich auch zutraut, aber wenn man immer innerhalb seiner eigenen Wohlfühlzone bleibt, verschenkt man vielleicht etwas von seinem eigenen Potenzial, und das wollen wir nicht, oder?

Was also tun wir mit der inneren Kritikerin in diesen Situationen? Wir können auf die negative Stimme hören und die Dinge nicht tun, oder wir können nach unserem Herzen handeln, all unseren Mut zusammennehmen, die Komfortzone verlassen und die innere Kritikerin einfach als kleine „vorsichtige Freundin" mit auf die Reise nehmen.

Das Ziel ist es, zu lernen, mit der inneren Kritikerin im Team zu arbeiten und gleichzeitig die mitfühlende und selbstfürsorgliche Stimme in uns zu bestärken. Es ist nämlich nicht deine Schuld, dass die innere Kritikerin da ist und dass du heute mit ihr arbeiten musst.

Wie sich die innere Kritikerin äußert:

- als Emotion: Eine Welle von Scham, die dich überrollt, wenn du zum Beispiel vor dem Spiegel stehst;

- als Stimme: Die ewige kaputte Platte, die immer wieder das Gleiche sagt;

- als Handlung: Indem du gewisse Dinge automatisch vermeidest (keine alten Fotos ansehen, nicht um Hilfe bitten, Diskussionen aus dem Weg gehen);

- oder als Abfolge aller drei, mit dem Resultat, dass sich die Vermeidungshandlung verselbstständigt.

Die innere Kritikerin wird besonders laut, wenn:

- es dir an Selbstfürsorge im Alltag mangelt;

- du emotionale Situationen erlebst;

- dir Leichtigkeit und Freude im Alltag fehlen.

Wie du die innere Kritikerin zu deiner Freundin machen kannst:

- Bemerke, wann und in welchen Situationen sie auftaucht und welche Phrasen sie besonders gerne sagt, oder welche Muster sich oft wiederholen.

- Trenne die Stimme von dir und hinterfrage die Art und Weise, wie du die Botschaften der inneren Kritikerin üblicherweise aufnimmst. Manchen Menschen hilft es zum Beispiel, der inneren Kritikerin einen Namen zu geben oder sich einfach vorzustellen, wie sie aussieht. Dann formuliere den Gedanken um: *„Meine innere Kritikerin sagt, dass …"*

- Spüre in dich hinein und versuche das Gefühl beziehungsweise die zugrunde liegende Angst zu benennen. Die innere Kritikerin ist die Stimme unserer Beschützerin, die uns vor Verurteilung, Diskriminierung, Scheitern und generell dem Schritt hinaus aus der Komfortzone bewahren möchte. Frag dich: Wovor hab ich gerade Angst? *„Meine innere Kritikerin möchte mich davor beschützen, …"*

- Schließe deine Augen und versuche tief ein- und auszuatmen. Halte einen Moment inne, um die Gefühle, die hochkommen, zuzulassen, und versuche mit jeder Ausatmung ein Stück davon loszulassen.

- Erinnere dich nun an deine fürsorgliche und mitfühlende Stimme. Frag dich, was du jetzt in diesem Moment brauchen könntest, was dein inneres Kind in diesem Moment brauchen würde. Was dein früheres Ich gebraucht hätte, als es die Erfahrung gemacht hat, die deinen Ängsten zugrunde liegen.

Ein guter Weg, die innere Kritikerin in Zukunft leiser zu drehen, ist eine regelmäßige Affirmationspraxis zu entwickeln und die negativen Selbstgespräche durch positive Affirmationen zu ersetzen. Darauf gehen wir aber im Abschnitt Affirmationen noch mal genauer ein.

Selbstfürsorge

Wir haben im vorherigen Abschnitt über die innere Kritikerin gesprochen und wissen nun auch, dass sie besonders laut werden kann, wenn wir uns zu wenig um uns selbst kümmern. Aber das ist nicht der einzige Grund, warum du Selbstfürsorge priorisieren solltest. Wenn wir uns selbst hinten anstellen, kann das nicht nur die innere Kritikerin anfeuern, sondern indirekt auch die Unzufriedenheit mit uns selbst und unserem Körper. Wir stellen die Meinungen und Bedürfnisse anderer über unsere eigenen und schmälern damit unseren eigenen Selbstwert. Das ist ein Teufelskreis, denn je kleiner unser gefühlter Selbstwert wird, desto weniger denken wir, dass wir es verdienen, uns auch um uns selbst zu kümmern. Und dabei HAST DU ES VERDIENT! Du bist wichtig und deine Bedürfnisse sind wichtig! <3

Selbstfürsorge und Self Care haben in den letzten paar Jahren großen Aufwind bekommen, vor allem in der Werbung und auf Social Media. Schaumbäder, Gesichtsmasken und #selfcaresunday lachen uns von allen Medien und Kanälen entgegen. Ehrlicherweise stellen sich mir bei solchen Darstellungen aber oft einfach nur die Haare auf. Denn auch wenn Selbstfürsorge an manchen Tagen so aussehen kann, ist sie so viel mehr als das und kann auch sehr viel „unbequemer" sein als ein Entspannungsbad im Kerzenschein. Darüber hinaus darf man auch nicht vergessen, dass „sich um sich selbst kümmern" für jeden Menschen etwas anderes bedeuten kann. Was mir guttut, muss dir nicht guttun und umgekehrt.

Selbstfürsorge ist eine Verpflichtung und ein Versprechen sich selbst gegenüber, sich um seine eigenen emotionalen, physischen und seelischen Bedürfnisse zu kümmern, darauf einzugehen, um sich im besten Fall danach etwas besser und energiegeladener zu fühlen. Selbstfürsorge ist ein erster fundamentaler Schritt in Richtung Selbstvertrauen und Selbstwertschaffung. Jedes Mal, wenn du dir selbst etwas Gutes tust, erkennst du dich selbst und deine Bedürfnisse an und sagst Ja zu dir selbst. Und jedes Mal, wenn wir Ja zu uns selbst sagen, freut sich auch unser Selbstwert. Und wenn du deinen Selbstwert stetig fütterst, wird dir das helfen, mehr in dir selbst zu sehen als nur dein Aussehen und deinen Körper.

Aber wenn es so einfach wäre, würden wir uns ja die ganze Zeit um uns selbst kümmern, also was hindert uns daran? Es gibt zwei Hindernisse, die uns sehr oft davon abhalten, unsere eigenen Bedürfnisse zu priorisieren, und vielleicht erkennst du dich in einem davon ja sogar wieder:

Wie uns Selbstfürsorge vorgelebt wurde

Sehr viel davon, wie wir uns verhalten, haben wir erlernt. Wir lernen von unserem familiären Umfeld, von der Gesellschaft und vielleicht auch von den Medien. Ich denke, wir alle kennen das typische Rollenbild der fürsorglichen Mutter, die sich für die gesamte Familie aufopfert, für alle da ist, allen hilft, den Haushalt schmeißt und immer lächelt. Im Gegensatz dazu steht im Fernsehen dann oft die „egoistische" Karriere-Frau, die zur Maniküre geht und für sich einsteht. Beides ist natürlich oft sehr überspitzt dargestellt, aber selbst in abgeschwächter Form würden diese Rollen einen Einfluss auf unsere Einstellung in Bezug auf Selbstfürsorge und das „Für-sich-selbst-Einstehen" haben. Wenn uns immer vorgelebt wurde, dass sich selbst etwas Gutes tun selbstsüchtig und egoistisch ist, dann ist unsere Beziehung dazu natürlich negativ gefärbt, und wir tun uns schwer damit, dies auch zu priorisieren, denn wir wollen ja auf keinen Fall egoistisch wirken. Aber Selbstfürsorge ist niemals egoistisch, sie ist wichtig, um überhaupt auch für andere da sein zu können. You can't pour from an empty cup – vor allem vor keinem empty Self-Care-Cup! Wenn du so wie ich lange Zeit mit deinem Selbstvertrauen und Selbstwert zu kämpfen hattest, dann hilft es dir vielleicht, jeden Akt der Selbstfürsorge als eine Art Einzahlung auf dein Selbstwert-Konto zu sehen. Jedes Mal, wenn du deine eigenen Bedürfnisse in den Fokus rückst, macht es ka-ching!, und dein Konto wird etwas mehr aufgefüllt. Jedes Mal, wenn du deine eigenen Bedürfnisse in den Fokus rückst, entscheidest du dich für dich! Ein Ja FÜR dich. Es geht nicht darum, wen du vor den Kopf stößt, oder „gegen" wen oder was du dich entscheidest, es geht darum, FÜR wen du dich in diesem Moment entscheidest – nämlich FÜR DICH! Diese Mindset-Umkehr vom „gegen" zum „für" hat mir am meisten dabei geholfen, meine Beziehung zu Selbstfürsorge ein Stück weit zu verbessern. Wenn du ein kreativer Mensch bist, kannst du auch ein Journal führen und einen Sticker für jede Self-Care-Aktivität einkleben, oder eine Art Habit Tracker machen und jedes Mal abhaken. Mir gefällt die Analogie mit dem Konto aber immer sehr gut, und ich höre in meinem Kopf immer ein Ka-Ching, wenn es wieder so weit ist ;).

Unser Perfektionismus

Als „recovering" Perfektionistin (es wird besser, aber die Perfektionistin in mir kommt immer noch hin und wieder durch), kann ich euch sagen, dass es nicht sehr schlau ist, seinen gesamten Wert nur daran zu messen, was andere von einem halten und wie angenehm und perfekt man ist. Es hilft außerdem auch nicht, sich ständig unrealistische Ziele zu setzen, die man nicht erreichen kann. Damit fühlt man sich immer sehr schnell wie eine Versagerin und glaubt, es nicht wert zu sein, die eigenen Bedürfnisse in den Fokus zu rücken. Geht man mit dem Streben nach Perfektion durchs Leben, überrollt einen jedes Mal, wenn man es dann schafft, etwas für sich selbst zu tun, eine Welle der Schuld, oder man denkt, man sei egoistisch. Wenn du auch in dieser Spirale gefangen bist, welcome to the Club, das war ich – sehr lange sogar!

Um daraus auszubrechen, mach dir zuerst einmal bewusst, wie du deine Zeit gerade verteilst. Wie viel Zeit verbringst du damit, etwas für andere zu tun, und wie viel davon für dich selbst? Welche Tätigkeiten in deinem Leben laden dich auf, was nimmt dir Energie, und wie ist hier das Verhältnis? Vielleicht willst du es auch aufschreiben, um es schwarz auf weiß vor dir zu haben. Gibt es etwas, was du von den Aufgaben, die dir Energie nehmen, abgeben oder streichen kannst? Ich weiß, als Perfektionistin denkt man immer, man muss ALLES machen und ALLES können und für ALLES Zeit haben. Aber das musst du nicht. Du musst auch nicht immer für jeden Menschen angenehm sein. Die Personen in deinem Leben werden dich auch lieben, wenn du Grenzen ziehst und einmal Nein sagst, und dann vielleicht sogar für deine Bedürfnisse eintrittst und um Hilfe bittest. Diese Strategie könnte auch etwas mehr Kapazitäten für die Dinge auf der Liste freimachen, die dich aufladen. Was davon würdest du gerne öfter machen oder in deine tägliche Routine mit aufnehmen?

Wie wir mit dem Perfektionismus im täglichen Leben umgehen, lernen wir im Abschnitt „Der Perfektionismus und das Vergleichen".

Die Arten von Selbstfürsorge

Selbstfürsorge sieht nicht immer gleich aus – das muss sie auch nicht. Je nachdem, wie viel Zeit wir haben, können verschiedene Arten von Self Care zum Einsatz kommen oder uns mit manchen auch mal über Wasser halten:

Das absolute Minimum: Wenn für nichts anderes Zeit bleibt, dann ist das absolute Minimum an Selbstfürsorge, auf den eigenen Körper zu hören: Versorge ihn mit ausreichend Nahrung, geh schlafen, wenn du müde bist, oder mach eine kurze Pause während der Arbeit, um fünfmal ein- und auszuatmen.

Tägliche oder wöchentliche Selbstfürsorge: Was kannst du einmal täglich oder zwei- bis dreimal wöchentlich tun, damit du dich emotional und körperlich aufladen kannst? Für manche Menschen mag das Bewegung sein, andere machen jeden Tag nach dem Mittagessen einen 15-minütigen Nap – you do you!

Jährliche Selbstfürsorge – die großen Dinge: Etwas, was wir vorausplanen können und worauf wir uns freuen können, wie zum Beispiel ein Urlaub oder eine Veranstaltung, die uns guttut. Ich verreise zum Beispiel gerne einmal im Jahr alleine, das muss nicht lange sein, manchmal reicht ein Wochenende oder eine Übernachtung für mich selbst an einem neuen Ort.

Eine robuste Selbstfürsorge-Routine erschaffen

Im ersten Schritt musst du definieren, wie Selbstfürsorge für dich ganz persönlich aussieht. Was bedeutet Selbstfürsorge für dich? Was tut sie für dich? Warum ist sie wichtig für dich? Und welche Hindernisse können dir in deiner Routine vielleicht in den Weg kommen?

Im zweiten Schritt schau dir die Self-Care-Arten noch mal genauer an und versuche zu jeder der drei Kategorien eine Liste zu brainstormen, auf die du zurückgreifen kannst. Vielleicht kannst du diese Liste dann auch noch mal nach der Dauer einteilen. So kannst du sichergehen, dass du Raum für Selbstfürsorge machen kannst, egal ob du 15 Minuten oder eine Stunde Zeit hast.

Den dritten Schritt musst du alleine gehen. Kleine Veränderungen jeden Tag oder jede Woche. Beginne mit einer Routine, die sich für dich machbar anfühlt. Wenn das jede Woche einmal ein 15-Minuten-Nap auf der Couch ist, ist das toll und absolut ausreichend! Beginne mit etwas, was du durchhalten kannst, zu dem du Ja sagen kannst. SAG JA ZU DIR! :)

Die Self-Care-Liste – ein Beispiel

Das absolute Minimum

- Frühstücken, Mittagessen, Abendessen (15–30 min)
- Pausen machen und fünfmal ein- und ausatmen (3 min)
- Ausreichend Wasser trinken (1 min)
- Duschen und Body Lotion verwenden (10–15 min)
- Einen Sonnengruß machen (3 min)

Tägliche oder wöchentliche Selbstfürsorge

- 10 Seiten lesen (10–15 min)
- Meditieren (5–10 min)
- Spazierengehen (30–60 min)
- Jemanden treffen oder anrufen (60–120 min)
- Deine Gefühle in ein Journal schreiben (10–15 min)
- Deine Affirmationspraxis (10 min)
- Drei Dinge aufschreiben, für die du dankbar bist / auf die du dich freust (5–10 min)
- Ein neues Hobby ausprobieren (60–120 min)
- Auf YouTube etwas Neues lernen (10–30 min)
- Etwas kochen oder backen (60–120 min)
- Eine Serie schauen oder einen Podcast hören (20–60 min)

Jährliche Selbstfürsorge

- Therapie oder Coachinggespräch
- Ein Yoga- oder Entspannungs-Retreat
- Ein Urlaub
- Die Wohnung entrümpeln
- Einen 1- oder 5-Jahresplan machen
- Deine Finanzen organisieren und in Ordnung bringen
- Eine Wanderung machen

Selbstfürsorge ist nicht immer angenehm

In den Medien wird Selbstfürsorge immer als etwas Schönes und Angenehmes dargestellt. Die Wahrheit ist aber, dass Selbstfürsorge nicht immer Spaß macht, sondern manchmal auch unfassbar traurig, hart und mühsam sein kann. Therapie ist Selbstfürsorge. Ich schaue auf meine mentale Gesundheit, spreche über meine Probleme und versuche meinen depressiven Phasen mit meiner Therapeutin vorzubeugen. Ob das immer lustig ist? Nein! Auch die Arbeit an meinem eigenen Körperbild war und ist nach wie vor oft ganz und gar nicht angenehm. Mich mit mir selbst zu konfrontieren, mit meinem Körper und meinen Glaubenssätzen. Im Schmerz zu sitzen und zu meditieren. Das war alles unfassbar anstrengend und in dem Moment auch kräftezehrend. Aber ich weiß, wofür ich es tue. Ich will ein Leben leben, in dem mein Körper nicht meinen Wert oder meine Tagesverfassung bestimmt. Deshalb hab ich in den letzten Jahren unfassbar viel Zeit dafür aufgewendet, an mir und mit mir zu arbeiten. Das ist Selbstfürsorge – the not so funny part, aber nicht weniger wichtig.

Der Perfektionismus und das Vergleichen

Perfektionismus und der ständige Vergleich mit anderen Menschen ist eine explosive Kombination, die sehr belastend sein kann. Der Perfektionismus treibt uns dazu an, unerreichbare Ziele oder Standards für uns selbst zu setzen, während der Vergleich mit anderen diese Standards zu validieren versucht und unser eigenes vermeintliches Versagen nur weiter betont.

Der Perfektionismus in uns ist natürlich nicht nur schlecht, er kann uns auch motivieren und zu Höchstleistungen antreiben. Problematisch wird es aber dann, wenn jede Handlung und jedes kleinste Detail perfekt sein müssen, um alles richtig gemacht zu haben. Eine Anforderung, die schlichtweg nicht erreichbar ist. Wir stellen uns quasi selbst eine Falle, denn daraus resultiert im Endeffekt eine Unzufriedenheit mit den eigenen Leistungen oder dem eigenen Körper. Das Gefühl des Versagens begleitet uns. Beginnen wir in solchen Phasen zusätzlich damit, uns zu vergleichen, werden diese Gefühle weiter verstärkt, da man sich ganz automatisch mit denen vergleicht, die vermeintlich besser, schöner oder schlauer sind.

Ganz besonders belastend ist das Streben nach Perfektion, wenn es um den eigenen Körper geht. Der perfekte Körper. Was ist das eigentlich? Der perfekte Körper war für mich persönlich groß, schlank und sportlich. Das herrschende Schönheitsideal, das uns täglich von Medien und der Unterhaltungsindustrie auf dem Silbertablett präsentiert wird. Dass diese Körper oft nicht real oder die Personen, die in ihnen stecken, manchmal sogar selbst krank sind, tat für mich beim Vergleichen meist nichts zur Sache. Man sieht nur das, was man nicht hat, das, was man nicht ist, und das, was anders ist.

Perfektionismus loszulassen, kann nur gelingen, wenn wir in unserem Leben immer wieder üben und im Umfeld erkennen, dass nichts perfekt ist und wir auch mit all unseren Unvollkommenheiten und Fehlern geliebt werden und genug sind. Und bei dieser Liebe spreche ich gar nicht von anderen Menschen, denn diese gehen mit uns meistens viel weniger hart ins Gericht, sondern von der Liebe, die du dir selbst gegenüber zeigst. Deshalb ist auch im Umgang mit Perfektionismus eine große Portion Selbstakzeptanz und Selbstmitgefühl so wichtig. Würdest du von deiner Schwester, deiner Freundin oder jemand anderem in deinem direkten Umfeld verlangen oder erwarten, dass sie immer alles perfekt macht, immer perfekt aussieht und den perfekten Körper hat? Hast du sie weniger lieb, wenn sie mal einen Fehler macht oder nicht wie aus dem Ei gepellt aussieht? Ich glaube, du würdest diese Frage mit Nein beantworten. Warum also bist du dann so hart zu dir selbst? Sei deine eigene beste Freundin, dein starker Rücken, deine lauteste Unterstützerin. Mach Fehler und lerne aus ihnen. Du wirst sehen, dass die Welt nicht untergeht, wenn mal etwas nicht „perfekt" läuft, und wahrscheinlich hat dir das deine eigene Vergangenheit auch schon gezeigt. Je öfter du diese Erfahrung bewusst machst, sie vielleicht auch aufschreibst oder sie sonst irgendwie in Erinnerung behältst, umso größer wird das Vertrauen in dich selbst und umso kleiner die Abhängigkeit davon, alles perfekt machen zu müssen. Dein Erfahrungsschatz wird dir dann zeigen, dass das Leben wundervoll sein kann, auch wenn Dinge nicht perfekt sind oder nicht perfekt laufen.

Was das Vergleichen anbelangt, würde ich dir jetzt gerne eine Lösung präsentieren, mit der man von einem Tag auf den anderen damit aufhören kann, aber ich will dir keine utopischen Hoffnungen machen. Sich zu vergleichen ist ein Automatismus, der auf dem Urinstinkt beruht, dazuzugehören zu wollen. Der Mensch ist ein soziales Wesen, wir sind biologisch darauf konditioniert, uns anderen mitzuteilen und anzuschließen. Wir wollen uns aufgenommen fühlen, ganz gleich ob in der Schule, im Job oder im privaten Freundeskreis. Wir hören zu, wir schauen zu und checken ab, wie wir im Vergleich zu anderen abschneiden oder in einer Gruppe dazupassen. Meistens passiert das ganz automatisch, weshalb uns im Endeffekt nur übrig bleibt zu lernen, mit dem Vergleichen umzugehen und uns davon nicht komplett aus der Bahn werfen zu lassen. Wir können damit arbeiten.

Aber wann wird der Vergleich problematisch? Eigentlich meist dann, wenn ich erwarte, weniger gut als die Person abzuschneiden, mit der ich mich verglichen habe. Wenn ich Angst habe, dass ich eben nicht dazupasse, dass ich nicht gemocht werde, oder wenn ich Angst davor habe, von anderen für mein Anderssein ver- oder beurteilt zu werden. Und das entfacht dann meist eine Negativspirale, die nur schwer zu durchbrechen ist. Unsere innere Kritikerin wird laut und tut das Übrige, damit wir uns wie Versager fühlen.

Eine klassische Sophitschgie-Spirale: Ich gehe auf Social Media und sehe das Bild eines Menschen, der einen für mich perfekten Körper hat (wahrscheinlich ist das Bild sogar bearbeitet, aber das war mir früher nur selten wirklich bewusst). Ich zoome in das Bild rein und gehe Körperteil für Körperteil durch und vergleiche es mit meinem eigenen Körper. Dabei erkenne ich, dass meine Oberschenkel größer, meine Brüste kleiner und mein Po flacher sind. Sofort bin ich unzufrieden mit mir selbst, meckere an meinem Körper herum und plane die nächste Diät oder Sport-Challenge, um etwas zu verändern …

Wie kann man also in einem solchen Moment anders reagieren?

- ◆ Du siehst das Bild und spürst diese negativen Gefühle der Unzufriedenheit.

- ◆ Werde neugierig und versuche herauszufinden, welche Situation und welche negativen Glaubenssätze dich gerade in diesen Gedankenstrudel gebracht haben.

- ◆ Werde dir bewusst, dass deine innere Kritikerin diejenige ist, die hier gerade das Ruder in die Hand genommen hat und spricht. Trenne diese Stimme symbolisch von dir: *„Meine innere Kritikerin sagt, dass mein Körper nicht schön/fit genug ist."*

- Fordere die innere Kritikerin heraus und versuche herauszufinden, wovor sie dich in diesem Moment vielleicht beschützen möchte: *„Meine innere Kritikerin hat Angst davor, nicht gemocht zu werden, weil sie denkt, dass man nur mit einem dünnen Körper schön und akzeptiert ist.“*

- Nun ist es Zeit, deine selbstfürsorgliche Stimme zu finden. Begegne deiner inneren Kritikerin und dir selbst mit Mitgefühl. *„Ich lebe in einer Welt, die fettfeindlich ist und in der das herrschende Schönheitsideal dünn, weiß und nicht-behindert ist, und ich werde täglich daran erinnert, und meine Unsicherheit wird von der Diät- und Beautyindustrie angefeuert. Es ist kein Wunder, dass meine innere Kritikerin so reagiert. Ich habe Mitgefühl für sie und für mich. Ich weiß, dass ich gut und richtig bin – genau so, wie ich bin.“*

- Wenn du dich danach etwas besser fühlst, finde Dankbarkeit in dir, für dich und deinen Körper. Falls du immer noch haderst, versuche deine Aufmerksamkeit woanders hinzulenken, um die Negativspirale zu stoppen. Was für dich funktioniert, musst du leider selbst herausfinden, denn jeder reagiert hier anders. Es muss nur etwas sein, was dich psychisch oder physisch so vereinnahmt, dass du dich für einen Moment nur darauf konzentrieren kannst, und was dich komplett von deinen Gefühlen ablenkt.
  Hier ein paar Beispiele:
  Jonglieren, ein Geschicklichkeitsspiel, Sudoku oder Kreuzworträtsel, einen Kindheitsgeruch schnuppern (ich hatte eine Zeit lang immer eine Zimtstange dabei), blind mit den Fingern eine Oberfläche spüren und sich darauf konzentrieren, …
  Probier dich einfach mal durch.

Dieser Prozess, diesen Vergleich zu überwinden, mag sich im ersten Moment sehr unnatürlich und langwierig anfühlen, aber je öfter wir unseren Kopf darauf trainieren, auf eine negative Vergleichsspirale genau so zu reagieren, umso schneller können wir in Zukunft daraus ausbrechen und sie beenden.

Körperbild und die Gefühle

Das Ziel für viele von euch und auch lange Zeit für mich in Bezug auf mein Körperbild war es, meinen Körper zu lieben oder ihn wenigstens zu mögen. Einfach ein positives Körperbild halt … EIN POSITIVES KÖRPERBILD HALT … Aber was heißt es eigentlich, wirklich eine positive Beziehung zu seinem eigenen Körper zu haben. Liebe ich alles an meinem Körper? Nein. Liebe ich meinen Körper jeden Tag? Auch nein. Ein positives Körperbild zu haben, bedeutet für mich zu wissen, dass ich genug bin, ganz gleich, wie mein Körper heute oder morgen aussieht, denn er wird sich ziemlich sicher in den nächsten Jahrzehnten noch öfter verändern, aber mein Wert wird das nicht tun. Ein positives Körperbild zu haben, bedeutet für mich, dass mein Selbstwert komplett losgelöst ist von meinem Aussehen und meinem Körper. Es bedeutet, dass ich weiß, dass die Scham rund um den Körper komplett normal ist und ich nicht daran schuld bin, dass ich mich so fühle, sondern gelernt habe, schlecht über meinen Körper zu denken und ihn zu verurteilen. Ein positives Körperbild zu haben, bedeutet zu wissen, wie ich an schlechteren Body-Image-Days mit mir selbst umgehen muss, dass ich weiß, dass ich für mich da sein muss, für mich sorgen muss, ganz gleich, wie ich mich in meinem Körper an jenem Tag fühle. Es bedeutet, eine Resilienz gegen die Gedanken der Diätkultur aufzubauen und zu wissen, dass ich meinen Körper nicht verändern muss, um etwas wert zu sein oder um genug zu sein. Ein positives Körperbild zu haben, bedeutet, eine gewisse Neutralität gegenüber dem eigenen Körper aufzubauen und zu wissen, wie man damit umgehen muss, wenn unangenehme Gefühle auftauchen.

Gefühle fühlen

„Ich fühle mich dick." – Vielleicht kennst du diese Aussage, oder hast sie selbst schon mal verwendet. Ich für meinen Teil kann gar nicht zählen, wie oft, auch wenn ich das heute nur ungern zugebe, weil es eine unfassbar fettfeindliche Aussage ist und mir das heute auch von Herzen leid tut. Soviel mal dazu.

Erst mal: „Dick" ist kein Gefühl, man kann sich nicht „dick" fühlen. Dick ist ein beschreibendes Adjektiv, nicht mehr und nicht weniger, aber es beschreibt bestimmt kein Gefühl. Wenn du dich oft so etwas sagen hörst, kann es sein, dass du in diesen Phasen emotionales oder physisches Unbehagen in dir spürst. Höchstwahrscheinlich verarbeitest du gerade eine große Emotion oder vielleicht sind dir auch einfach deine emotionalen, sozialen, kreativen, mentalen oder physischen Ressourcen ausgegangen, und das ist dein erlernter Weg auszudrücken, dass etwas gerade nicht stimmt. Indem du allerdings sagst, dass du dich „dick" fühlst, gibst du dieser Emotion keinen Raum, sondern konzentrierst dich auf oberflächliche äußerliche Dinge und verarbeitest diese Emotion nicht ordnungsgemäß. Vielleicht hast du Angst davor, in dich hineinzuspüren, was gerade wirklich los ist, oder dir fehlt einfach die Zeit. Die eigenen Emotionen richtig zu benennen ist die Grundlage dafür, den eigenen Fokus weg vom Aussehen und hin zum Frieden mit dem eigenen Körper zu finden.

Um ein gewisses Maß an Neutralität zum eigenen Körper aufzubauen, ist es wichtig zu wissen, wie man mit den unangenehmen Gefühlen, die in einem hochkommen, wenn man sich im Spiegel oder auf einem Foto sieht, umgehen kann. Wenn wir Emotionen, die durch unser eigenes Körperbild hervorgerufen werden, ignorieren oder verdrängen, tauchen sie oft in unerwarteten Momenten wieder an die Oberfläche und treffen uns mit einer viel größeren Wucht. Außerdem können gerade unterdrückte Gefühle, die den Körper betreffen, die Scham und das Unbehagen noch weiter verstärken.

Regel Nummer 1: Es gibt keine falschen oder schlechten Gefühle, es gibt nur Gefühle, die wir nicht so gut kennen, oder mit denen wir nicht so gut umgehen können. Was genau diese Emotionen oft so unangenehm werden lässt, sind die Erfahrungen, die wir mit ihnen gemacht haben. Um deine Gefühlswelt ein bisschen zu entwirren und dem auf den Grund zu gehen, kannst du versuchen, folgende Fragen für dich zu beantworten:

Was sind meine Glaubenssätze rund um das Thema Gefühle? Für mich galt Weinen lange Zeit als Schwäche, und da ich ein Mensch bin, der sehr schnell glasige Augen bekommt (egal ob aus Freude, Wut oder Traurigkeit), hab ich mich selbst lange Zeit als schwach gesehen. Ein weiterer Glaubenssatz war für mich, dass Frauen nicht wütend sein dürfen, deshalb hab ich das oft in mich „hineingefressen", anstatt meine Wut über eine Situation mit anderen zu teilen. Heute bin ich, was meine Wut anbelangt, viel offener geworden: Die Wut über die Diätkultur ist es, die mich laut werden hat lassen. Die Wut über die Diätkultur ist es, die mir den Mut dazu gegeben hat, laut zu sein, für mich einzustehen und Platz einzunehmen. Und die Wut über die Diätkultur ist es, die mich dieses Buch hat schreiben lassen.

Welchen Emotionen versuchst du gerne aus dem Weg zu gehen? Welche Gefühle versuchst du zu ignorieren? So wie wir alle ganz unterschiedliche Beziehungen zu unserem Körper oder zum Essen haben, so kann auch die Beziehung zu Gefühlen ganz unterschiedlich aussehen. Deine eigene Gefühlswelt ist etwas ganz Persönliches, und das darf sie auch sein. Achte nur darauf, dass sie alle Farben spielt und nicht einen Teil der Farb- beziehungsweise Gefühlspalette komplett außen vor lässt. Das Leben ist bunt, genauso wie unsere Emotionen.

Wie wir Emotionen identifizieren und mit ihnen umgehen können

Emotionen spielen eine wichtige Rolle in unserem Leben, sie beeinflussen unsere Gedankenwelt, unser Verhalten und unser Wohlbefinden – ganz besonders auch in Bezug auf das eigene Körperbild. Indem wir lernen, unsere Gefühle zu identifizieren und mit ihnen angemessen umzugehen, können wir unsere emotionale Intelligenz stärken und damit auch eine Strategie finden, wie wir in Situationen, in denen wir mit einem unangenehmen Körpergefühl konfrontiert sind, reagieren können, ohne unsere Stimmung komplett von dem Blick auf ein Bild oder in den Spiegel abhängig zu machen.

Folgende Bewältigungsstrategie kannst du in Situationen anwenden, wenn du merkst, dass dich deine Gefühle gerade überwältigen, und du nicht weißt, wie du damit umgehen sollst:

◆ *Emotionen erkennen:* Was fühle ich gerade? Nimm dir bewusst Zeit, deine Gefühle wahrzunehmen und zu identifizieren. Achte auf körperliche Empfindungen, Gedankenmuster und Verhaltensänderungen, die mit bestimmten Emotionen verbunden sind.

◆ *Emotionen rational benennen:* Gib der Emotion, die du gerade fühlst, einen Namen. Das Benennen kann dir helfen, sie dir bewusster zu machen und einen klaren Fokus darauf zu setzen.

◆ *Emotionen akzeptieren:* Erlaube dir, die Emotion, die in dir hochkommt, anzunehmen, ohne sie in dem Moment zu bewerten. Jede Emotion hat ihre Berechtigung und einen bestimmten Zweck. Kritisiere dich nicht für das Fühlen deiner Gefühle. Alles darf sein.

◆ *Emotionen aushalten:* Nimm dir Zeit, um tiefer in deine Emotionen einzutauchen, und versuche zu erkennen, wo genau in deinem Körper du sie gerade fühlst. Stress fühle ich zum Beispiel immer in meiner Brust, unangenehme Gefühle, die mein Körperbild betreffen, sehr oft in der Magengegend. Bleibe genau dort und versuche dich weniger auf die Gedanken, die diese Gefühle auslösen, zu konzentrieren und mehr auf die physische Empfindung und das Wo. Versuche das nun einfach „nur" auszuhalten und bleibe ein paar Momente an diesem Ort.

◆ *Emotionen reflektieren:* Sei neugierig und erforsche, was das Gefühl mit dir gemacht hat, wie es sich in den Minuten, als du dich darauf fokussiert hast, vielleicht verändert hat. Was kannst du dir davon mitnehmen? Wie kannst du danach liebevoll und fürsorglich für dich da sein und dir etwas Gutes tun?

Wenn du merkst, dass gewisse Gefühle einfach zu überwältigend werden, versuche, deine Augen zu schließen und tief ein- und auszuatmen, um dein Nervensystem zu beruhigen. Hilft das nicht und hast du das Gefühl, mit diesem Gefühl nicht alleine zurechtzukommen, weil es Erinnerungen und Erfahrungen zum Vorschein bringt, mit denen du nicht umgehen kannst, ist es wichtig, dir professionelle Hilfe zu suchen oder mit einer vertrauten Person zu sprechen.

Ein Weg zur Körperneutralität

Ein neutrales Verhältnis zum eigenen Körper zu entwickeln, kann ein unglaublich befreiender Prozess sein und gleichzeitig zu einem positiveren Körperbild und einem gesteigerten Selbstwertgefühl führen.

Wenn wir unsere Augen vor unserem eigenen Körper verschließen und es vermeiden, ihn anzusehen, weil wir Angst davor haben, dass wir mit dem, was wir sehen, unzufrieden sein könnten, wird es uns wie eine Wucht treffen, wenn wir zufällig damit konfrontiert werden. Ich denke, das beschreibt die Erfahrung, die ich zu Beginn dieses Abschnitts geschildert habe, sehr gut. Ich wollte nicht annehmen, wie mein Körper gerade aussieht, weil er für mich immer „work-in-progress" war. Er war nie fertig, ich hab immer darauf gewartet, dass er besser aussehen wird, und konnte den Ist-Zustand nicht akzeptieren. Aber genauso wie wir normalisieren wollen, wie andere Körper aussehen, dass es Körper in vielen verschiedenen Farben, Formen und mit unterschiedlichen Merkmalen gibt, so müssen wir auch lernen, unseren eigenen Körper zu normalisieren und zu akzeptieren, wie er ist, mit all seinen Facetten. Dazu musst du auch lernen, mit den Teilen deines Körpers Frieden zu schließen, die du früher immer verändern wolltest. Beim Körperbild-Coaching starten wir dazu zuerst mit dem Berühren, gehen dann weiter zum Betrachten im Spiegel, bis wir zuletzt zur Foto-Konfrontation kommen.

Berühren

Wenn ich dich jetzt frage, was dein ungeliebtester Körperteil ist, wirst du entweder sofort zu einem springen oder mir erklären, dass es zu viele sind, um sie aufzulisten. So traurig es ist, aber ich habe diese Erfahrung in meinem Umfeld bereits so oft gemacht. Und ich war genau gleich. Du fragst mich, was falsch an mir ist? X, Y, Z … Du fragst mich, was ich an mir mag? Keine Ahnung … Ich gehöre definitiv zu der Kategorie, die auf die Frage geantwortet hätte, dass es zu viele Dinge sind. Aber mit einem Körperteil hab ich immer am allermeisten gehadert: meinem Bauch. Sobald ich vor einem Spiegel gestanden bin, hab ich ihn eingezogen. Sobald ich eine Hose über meine Hüften gezogen habe, hab ich meine Bauchmuskeln angespannt. Ich konnte ihn im relaxten Zustand nicht ansehen, weder im Spiegel von vorne, von der Seite, noch von oben. Ich konnte nicht akzeptieren, dass er da ist. Mein Bauch.

Ganz gleich, welches Körperteil es bei dir nun ist, wir beginnen heute damit, hinzusehen – oder besser gesagt hinzuspüren. Finde dafür am besten einen ruhigen Ort, setz dich oder leg dich auf die Couch, je nachdem, wie es sich gut für dich anfühlt. Schließe die Augen und nimm einen tiefen Atemzug. Du kannst nun erst mal damit beginnen, deinen Körper von oben bis unten zu scannen und zu bemerken, wo du vielleicht eine Anspannung, eine Entspannung, Wärme oder Kälte spürst. Lege nun deine Hand auf den Körperteil, mit dessen Akzeptanz du öfter zu kämpfen hast, und spüre, welche Emotionen in diesem Moment hochkommen. Was du fühlst und wo du es fühlst. Erinnere dich an die Strategie beziehungsweise Übung zur Emotionsbewältigung und versuche, die Gefühle, die du spürst, auszuhalten. Sei liebevoll und mitfühlend zu dir selbst und unterstütze dich mit Gedanken der Wertschätzung und der Dankbarkeit. Was tut dieser Körperteil für mich? Warum bin ich froh, ihn zu haben?

Mein Bauch trägt ganz viele wichtige Organe für mich und schützt diese auch. Mein Bauch und die Muskeln ermöglichen es mir, aufrecht zu gehen und mich aufzuziehen, wenn ich auf dem Rücken liege. Und vielleicht wird dieser Bauch irgendwann mal ein Baby in sich tragen, who knows. In Situationen, in denen ich schlecht über meinen Bauch spreche, versuche ich mir bewusst zu machen, was er alles für mich tut, und warum ich dankbar bin, ihn zu haben.

Spiegelarbeit

Wenn du dich beim Berühren des Körperteils einigermaßen neutral fühlst und die Emotionen nicht mehr wie ein Wasserfall aus dir herausbrechen, sobald du dich aktiv darauf konzentrierst, kannst du versuchen, mit deinem Spiegelbild zu arbeiten. Du musst dich dafür auf keinen Fall komplett ausziehen oder dich nur in Unterwäsche vor den Spiegel stellen. Wie immer machen wir alles Schritt für Schritt und unternehmen den nächsten erst dann, wenn wir uns mit dem letzten sicher fühlen. Nimm dir dafür auch immer ausreichend Zeit und finde einen ruhigen Moment, um diese Übung zu machen. Ganz wichtig bei der Arbeit mit dem Spiegel: Schließe deine Augen nicht, sondern schau ganz bewusst genau auf jenen Körperteil, der Unbehagen oder Unzufriedenheit in dir auslöst. Betrachte dich zuerst von der „Seite", die sich für dich am „angenehmsten" anfühlt (von vorne, im Profil oder von hinten, das ist ganz egal). Welche Emotionen spürst du, wenn du auf dich blickst? Kennst du sie vielleicht schon von der letzten Übung? Sind die Emotionen diesmal stärker oder schwächer?

Fühle alles, was hochkommt, und halte es aus. Erinnere dich an die liebevolle Stimme in dir. Was würdest du einer Freundin, deiner Schwester oder vielleicht deiner Tochter sagen, wenn sie mit sich hadert? Was würdest du jetzt brauchen?

Für diese Übung kannst du auch ein Kinderfoto von dir selbst an den Spiegel anbringen, damit du dein inneres Kind immer vor dir hast oder schneller den fürsorglichen und mitfühlenden Teil in dir findest.

Foto/Video-Konfrontation

Als Content-Creatorin bin ich eigentlich täglich mit meinen eigenen Bildern konfrontiert, weshalb man meinen würde, dass ich es gewohnt bin, mich zu sehen. Das bin ich auch, und heute hab ich auch überhaupt keine Angst mehr davor, mich unvorteilhaft zu zeigen oder mich in einem unvorteilhaften Video anzusehen. Wie ihr in der Einleitung zu diesem Abschnitt aber lesen konntet, war das nicht immer so.

Sich den eigenen Fotos „zu stellen", ist eines der mutigsten Dinge, die man in der Arbeit am Körperbild tun kann. Denn Fotos werden oft von einem Winkel aus gemacht, von dem aus wir uns im Normalfall niemals sehen würden. Sie fangen eine Nanosekunde ein, manchmal sogar in Bewegung, und verzerren. Das ist so ungewohnt für unser Auge, dass wir damit dann oft ganz besonders hadern. Wie oft ich für mich Fotos aus WhatsApp-Chat-Verläufen gelöscht habe, weil ich mich darauf nicht ansehen konnte, kann ich gar nicht mehr zählen. Ich kann also absolut verstehen, wie es dir geht, auch wenn ich seit Jahren täglich Fotos und Videos von mir auf Instagram stelle. Vergiss nicht, dass diese Bilder und Videos oft der hundertste Take sind und ich als Content-Creatorin ganz bewusst entscheiden kann, welche davon ich hochlade.

Für diese Übung nimmst du dir nun ein Bild zur Hand, mit dem du dich unwohl fühlst. Am besten startest du nicht sofort mit einem Bikini-Foto, sondern vielleicht mit einem Selfie oder einem Porträt. Finde einen ruhigen Moment und einen ruhigen Ort und lass dich auf das Foto ein. Merke, wenn Emotionen aufkommen, und versuche sie zu identifizieren. Was fühlst du? Wie wir bereits in den vorhergehenden Übungen gelernt haben, versuchen wir nun, die Gefühle, die hochkommen, auszuhalten und uns vor allem darauf zu konzentrieren, wo wir sie fühlen. Was sagt deine liebevolle Stimme? Wen sieht sie, wenn sie dich auf dem Foto anblickt? Kannst du der Person auf dem Bild etwas Liebevolles mitgeben? Was braucht sie jetzt?

Wenn du eine dieser Übungen machst, solltest du dir bewusst sein, dass sie kein Quick-Fix sind, dass sie nicht nach einem Mal dein Verhältnis zu deinem ungeliebten Körperteil heilen werden und dass du die Übungen nicht alle an einem Tag durchmachen kannst. Sei geduldig mit dir und sieh es als eine tägliche oder wöchentliche Praxis. Nimm dir Zeit dafür und tu erst den nächsten Schritt, wenn du dich mit dem letzten sicher fühlst und das Gefühl hast, die Emotionen gut verdauen zu können. Wenn du dich immer wieder selbst spürst und wahrnimmst, wie du aussiehst in verschiedenen Situationen und aus verschiedenen Blickwinkeln, dann wird es immer normaler und leichter, sich selbst anzusehen und mehr Körperneutralität zu verinnerlichen.

Die Glaubenssätze der Diätkultur hinterfragen

Die Diätkultur hat uns durch verschiedene Diättipps nicht nur ein ziemlich genaues Bild davon gemalt, wie wir essen (oder eher nicht essen sollen), sondern zusätzlich auch sehr verkehrte Glaubenssätze in Bezug auf unsere und andere Körper eingetrichtert. Die Gedanken, die wir über unsere Körper haben, sind größtenteils erlernt. Erlernt von einer Kultur und einer Gesellschaft, die gekennzeichnet ist von patriarchalen Strukturen und Fettfeindlichkeit.

Wenn wir an einen „normschönen" Körper denken, denken wir immer an einen dünnen Körper, einen weißen Körper, einen nicht-behinderten Körper. Aber das kommt, wie wir im Teil zur Diäthistorie und der Fettfeindlichkeit gelernt haben, auch nicht von ungefähr. Du kannst jetzt gerne mal selbst den Test machen. Gehe auf deine präferierte Social-Media-App und scrolle einfach neunmal nach unten, zwischen organischem Feed und Werbe-Content wird dir sicher schnell bewusst, dass es vor allem weiße, schlanke, nicht-behinderte Körper sind, die dir hier begegnen. Das ist der „Standard" – zumindest will uns das die Diätkultur täglich weismachen. Sehen wir anders aus, sind wir dazu verdammt, unser Leben dafür aufzuopfern, uns zu verändern, verrückte Diäten zu machen, exzessiv Sport zu betreiben und unsere Körper täglich durch negative Selbstgespräche daran zu erinnern, dass sie nicht gut genug sind.

Aber natürlich sind die Diätkultur und ihre „Vorbilder" in den Medien nicht alleine für unsere Glaubenssätze verantwortlich. Zumindest nicht direkt. Die

Glaubenssätze, die wir über unsere Körper über unser Leben hinweg gesammelt haben, sind die Summe aus Erlebnissen, die wir gemacht haben.

Als ich zwölf Jahre alt war, im Eintritt in die Pubertät, veränderte sich viel in meinem Leben, einerseits war es mein Körper, der sich veränderte, andererseits auch die Rolle in meiner Familie. Denn ich wurde zum ersten Mal eine große Schwester und war kein Einzelkind mehr. Das hat viel mit mir gemacht, und das hab ich damals vielleicht auch ausgestrahlt. In dieser Zeit der Veränderung begannen einige Jungs aus meiner Klasse damit, mich zu mobben. Es fing zuerst ganz leise an, indem sie flüsterten, sobald ich vorbeiging, oder mir Schulsachen aus der Hand nahmen und versteckten. Mit der Zeit wurde es aber immer heftiger, bis sie dann auch laut in der Klasse herumschrien, was für eine „hässliche, fette Sau" ich wäre. Mal ganz davon abgesehen, dass „fett" oder „dick" als Beleidigung komplett inakzeptabel sind und nichts dabei ist, dick_fett zu sein, war ich zu keinem Zeitpunkt in meinem Leben mehrgewichtig.

Sehe ich mir heute Bilder von damals an, sehe ich die Traurigkeit in meinen Augen, erkenne an der Körperhaltung, wie ich immer versucht habe, meinen Körper in irgendeiner Weise zu verstecken, weil ich mich immer geschämt habe. Dabei kann ich nicht verstehen, warum – zumindest heute nicht. Ich habe damals mit zwölf Jahren gelernt, dass mein Körper nicht richtig ist, dass er nicht schön ist und dass er kritisiert werden darf. Manche Menschen mögen jetzt sagen, dass das komplett irrsinnig ist, in Anbetracht dessen, dass diese Erfahrungen ja bereits aus der Schulzeit stammen und mittlerweile zwei Jahrzehnte her sind. Auch wenn ich diesen vier Burschen eigentlich niemals so viel Macht geben will oder wollte, glaube ich trotzdem bis heute, dass das Mobbing in dieser so volatilen Phase meines Lebens sehr viel dazu beigetragen hat, wie ich mich bis heute in meinem Körper fühle. Ein erlernter Glaubenssatz, der danach auch durch Medien immer wieder bestätigt wurde, wenn ich Boulevardmagazine aufschlug oder in späteren Jahren über Social Media stolperte: Mein Körper muss schlank, trainiert und straff sein, damit er schön ist.

Unsere Glaubenssätze sind nicht einfach von Kindesalter an da, wir nehmen sie ganz automatisch von unserem Umfeld auf und werden dann meistens durch eines oder mehrere Erlebnisse bestätigt. Das bedeutet, wenn wir versuchen wollen, diese Glaubenssätze zu hinterfragen oder sie zu verändern, müssen wir herausfinden, woher sie kommen, welche Erlebnisse sie geprägt und bestätigt haben und müssen neue Erfahrungen machen, um alte Muster aufzulösen und zu erkennen, dass Körper nicht nur auf eine ganz bestimmte Art und Weise schön sein können.

Um deine Glaubenssätze zu erkennen und sie zu analysieren, kannst du dir Gedanken darüber machen, was folgende Worte für dich bedeuten:

- dünn, dick
- gesund, ungesund
- sexy, attraktiv
- Wie sieht eine Person aus, die fit ist?
- Abnehmen bedeutet für mich …
- Meinen Körper zu akzeptieren, bedeutet für mich …

Vielleicht fallen dir zu bestimmten Glaubenssätzen auch Erfahrungen oder Erlebnisse ein.

Ein Beispiel aus alten Zeiten:

„Dünn zu sein bedeutet für mich, gesehen zu werden, Komplimente zu erhalten, schön zu sein und geliebt zu werden." Dieser Glaubenssatz wurde mehrmals bestätigt, einerseits als ich während der Schulzeit mal ein paar Kilos abnahm, andererseits auch am Anfang meiner Essstörung, bevor man es mir äußerlich auch ansah, denn dieser Grad ist im Endeffekt schmal. Dieser Glaubenssatz hat mich an den Abgrund geführt, in eine Essstörung getrieben und mich vereinsamen lassen. Wenn ich diese alten Gedanken lese, werd ich so wütend. In was für einer kranken Welt leben wir eigentlich? Wir leben in einer Welt, die es gutheißt, dass Frauen sich Essen verwehren und damit auch Energie. Energie, die man für ein erfülltes Leben braucht, für ein Leben voller Freude, Spaß und Verwirklichung. Und wofür? Damit wir in eine kleinere Hosengröße passen. Damit wir uns überhaupt trauen, einen Bikini zu tragen. Damit wir uns kleiner machen.

Diesen Glaubenssatz zu verändern war unfassbar schwierig, weil er leider durch unsere Gesellschaft, ungefragte Komplimente zu Gewichtsverlust und dürre Testimonials in Fernsehen & Co auch nach wie vor immer wieder belegt wird.

Wie du Glaubenssätze verändern kannst:

- ◆ Wenn du die Übung weiter oben gemacht hast, konntest du wahrscheinlich schon einen oder sogar mehrere Glaubenssätze, die du in Bezug auf deinen Körper hast, herausfiltern. Wenn du etwas daran verändern willst, geht das nicht alles auf einmal. Also konzentriere dich im ersten Schritt auf einen Glaubenssatz, der dich in deiner Reise zu einem besseren Körperbild bisher am allermeisten gehindert hat.

- ◆ Im nächsten Schritt überlege, welche Erfahrungen und Erlebnisse diese Glaubenssätze einerseits erschaffen beziehungsweise bestätigt haben, und schreibe sie auf.

- ◆ Versuche nun, aktiv Argumente oder Anhaltspunkte zu finden, die deinen Glaubenssatz entkräften. Podcasts, Social Media, aber auch Bücher sind hier gute Ansätze.

- ◆ Natürlich verschwindet der Glaubenssatz nicht einfach, nur weil wir Beweise finden, die dagegenhalten, denn die Ängste oder Wünsche, die wir rund um unsere Glaubenssätze haben, bleiben oft bestehen. Deshalb ist es wichtig, auch diese zu erkennen und die dahinterliegenden Emotionen zu erforschen. Dabei kann dir auch die Übung zu den Emotionen, die wir auf Seite 170 bereits gemacht haben, helfen. Wenn du zum Beispiel abnehmen möchtest, weil du denkst, erst dann glücklich sein zu können, solltest du dich fragen, was dich heute daran hindert, jetzt in dem Körper, den du hast, glücklich zu sein, oder wie du glückliche Momente in deiner Gegenwart schaffen kannst.

Wenn du nun in deinem Alltag mit Gedanken und Glaubenssätzen der Diätkultur konfrontiert wirst, halte einen Moment inne und rufe dir deine Argumente in Erinnerung. Sei mitfühlend und fürsorglich dir selbst gegenüber. Wie wir schon öfter besprochen haben, ist es nicht deine Schuld, dass du denkst, nur schlanke Körper sind schöne Körper. Es wird uns auch nur wenig anderes vorgelebt. Aus diesem Grund brauchst du dich auch nicht schämen, dass du, auch wenn du mittlerweile schon viel über die Diätkultur und ihre Systeme weißt, Dinge an deinem Körper verändern oder auch abnehmen möchtest. Das ist eine unschuldige, schützende Reaktion, die dadurch hervorgerufen wird, dass wir in einer Gesellschaft leben, die ein ganz bestimmtes Körperbild glorifiziert und mehrgewichtige Menschen diskriminiert und stigmatisiert.

Aber gerade aus diesem Grund finde ich auch, dass Social Media neben seinen vielen Tücken auch etwas ganz Positives hat, denn dort findet man eine Vielfalt an Menschen, die inspirieren und zeigen, dass wir genau so sein dürfen, wie wir sind, egal welche Körperform, Hautfarbe oder sexuelle Orientierung wir haben. Gestalte dir deinen Feed so, dass du erkennst, dass es auf der Welt nicht nur dünne, weiße Menschen gibt. Allein die Konfrontation mit unterschiedlichen Arten von Körpern und Schönheit kann uns dabei helfen, unsere eigenen Körper aus einer anderen Perspektive zu sehen.

Typische Glaubenssätze in der Körperbild-Arbeit

„Meinen Körper zu akzeptieren heißt, mich gehen zu lassen."

Was würde es bedeuten, wenn du dich und deinen Körper so akzeptieren würdest, wie er heute ist? Was würde dann passieren? Wie könntest du dabei gut für dich sorgen?

Du lässt nicht DICH gehen, du lässt das Schamgefühl gehen, das du in Bezug auf deinen Körper hast, und du lässt die Selbstbestrafung und die negativen Selbstgespräche los, die du so lange in dir getragen hast. Dafür entscheidest du dich für Körperrespekt und für Mitgefühl. Du entscheidest dich dafür, deine eigene beste Freundin zu sein.

„Ich kann diesen Körper nicht akzeptieren."

Was würde es heißen, deinen Körper zu akzeptieren? Wie würde das aussehen? Was könnte dabei verloren gehen? Und was wäre die Alternative?

Du kannst nichts verlieren, wenn du dich dazu entschließt, deinem Körper mehr Akzeptanz, Mitgefühl und Respekt entgegenzubringen, aber du gewinnst Selbstwertgefühl.

„Ich habe Angst davor zuzunehmen. "

Diese Angst hat ihre Grundlage in unserer fettfeindlichen Gesellschaft, und es ist wichtig, hier zu sagen, dass diese Angst, dieses Gefühl, das du hast, absolut gerechtfertigt ist, weil Menschen täglich aufgrund ihrer Körperform diskriminiert werden. Aber die Wahrheit ist, dein Körper wird sich noch oft verändern, aufgrund von verschiedenen Gegebenheiten in deinem Leben, und du kannst entweder die nächsten Jahrzehnte damit verbringen, dagegen anzukämpfen, Diäten zu machen und dich für Essen zu bestrafen, oder du kannst annehmen, was kommt, die Gefühle aushalten und dich auf die Dinge konzentrieren, die du an dir selbst und an deinem Körper magst.

Gehe fürsorglich mit dir selbst um und suche dir Vorbilder, die nicht dem anhaltenden und vollkommen unrealistischen Schönheitsideal entsprechen. Nimm die Vielfalt von Schönheit auf, die sich dir jeden Tag bietet.

Selbstmitgefühl kultivieren und Selbstakzeptanz aufbauen

Selbstakzeptanz und Selbstmitgefühl hören sich wie sehr große Worte an, wenn man in den Fängen der Diätkultur gefangen ist, denn samma se ehrlich, wenn's dir ein bisschen so geht wie mir, dann hast du wahrscheinlich auch nicht wirklich gelernt, wie du lieb zu dir bist, sondern vor allem mitbekommen, dass wir unser gesamtes Leben der Veränderung unseres Körpers widmen sollten, und das hat sehr wenig mit liebevollem Verhalten unserem Körper gegenüber zu tun.

Drei Dinge, die du heute tun kannst, um die Basis für Selbstmitgefühl und Körperakzeptanz zu legen:

◆ Trenn dich von allen Dingen, die in irgendeiner Art und Weise deine Körperform tracken oder kontrollieren (wirf die Waage weg, das Maßband, die „schlanke Jeans", die dir nur passt, wenn du gerade krank oder knietief in irgendwelchen Null-Diäten steckst und – I hate to break it to you, aber wenn du deine Apple Watch verwendest, um deine Bewegung und Kalorien zu tracken, dann muss auch die fürs Erste einmal gehen).

- Durchforste dein Social Media nach Profilen, die dir ein schlechtes Gefühl deinem Körper gegenüber geben oder fettfeindliche Botschaften verbreiten. Wenn es aus persönlichen Gründen nicht geht, ihnen zu entfolgen, dann schalte sie einfach auf stumm.

- Sortiere deinen Kleiderschrank aus und gib die Dinge weg, in denen du dich nicht zu 100 % wohlfühlst. Alles, was zu klein ist, muss gehen. Behalte keine Kleidung, weil du an dem Gedanken hängst, irgendwann mal wieder hineinzupassen. Und wenn es wirklich ein Lieblingsstück ist, oder du dir keine neue Hose leisten willst, dann bring sie zum Schneider und lass sie, wenn möglich, so anpassen, dass auch ein aufgeblähtes Food-Baby leicht darin Platz findet.

Mirror Checking, und wie du es unterbrechen kannst

Ich lebe schon seit Jahren ohne Waage, und ich trenne mich auch regelmäßig von Hosen oder Oberteilen, die mir nicht (mehr) gut passen, oder in denen sich mein Körper nicht wohlfühlt. Dass ich aber trotzdem weiterhin meine Figur und somit auch meinen Körper kontrolliert und getrackt habe, ist mir erst bewusst geworden, als ich von dem Begriff „Mirror Checking" erfahren habe – zu Deutsch „Spiegel-Check". Anstatt mein Gewicht zu kontrollieren, begann ich damit, bei jedem Spiegel (oder wenn ich ganz ehrlich bin, oft auch einfach bei jedem Schaufenster) einen kurzen Check zu machen, wie mein Körper aussah. Der Automatismus war sofort, mich von der Seite hinzustellen und meine Körpermitte zu analysieren. Wie sieht sie aus? Sieht sie so aus wie vorher? Sieht sie so aus, als hätte sie sich verändert? Das war ein richtiger Zwang und machte mich im Endeffekt jedes Mal unglücklich, denn ich war nie zufrieden.

So kannst du den Spiegel-Check unterbrechen: Wichtig ist, dass du dir dieser Angewohnheit bewusst wirst, nur dann kannst du sie auch bewusst stoppen. Wenn du an einer spiegelnden Oberfläche vorbeigehst und den Drang verspürst, einen gewissen Körperteil zu analysieren, halte kurz inne und probier mal, in dich zu gehen und dir bewusst zu machen, was du gerade fühlst. Woher dieser Drang kommt. Das Ziel ist es, aus dem physischen Check-in einen emotionalen zu machen. Dafür kannst du dir unterschiedliche Fragen überlegen. Wie geht's dir gerade? Wie fühlst du dich gerade in deinem Körper? Was brauchst du gerade? Kannst du gerade irgendetwas Gutes für dich selbst tun? Alternativ kannst du auch deinen Fokus auf einen neutralen Teil deines Körpers lenken oder beginnen, dich an positive Affirmationen zu erinnern und so deine negativen Glaubenssätze überschreiben.

Fürs Erste üb mal, vor deinem Spiegel-Check eine Sekunde zu warten und die Augen zu schließen. Schaffst du es dann, einen emotionalen Check-in zu machen, ist das wunderbar, schaffst du es nicht, ist das auch in Ordnung, wir probieren es beim nächsten Mal einfach wieder. Als Erinnerung daran, dein Mirror Checking zu unterbrechen, kannst du auch Post-its oder Affirmationssticker an deinen Spiegel kleben, oder auch für diese Übung ein Bild von dir als Kind. Vielleicht fällt es dir dann leichter, deine liebevolle Stimme zu finden und dich erst mal danach zu erkundigen, wie es dir im Inneren gerade geht.

Selbstmitgefühl kultivieren

Wenn es einer dir nahestehenden Person schlecht geht, was tust du dann? Ich kann euch ja mal erzählen, was ich dann tue: Ich bin für die Person da, versuche sie aufzumuntern, immer mal wieder nachzufragen, wie's ihr geht, oder bringe ihr Blumen, eine Karte oder ihr liebstes Comfort-Food vorbei. Ich kümmere mich ganz einfach. Und gerade dieses Kümmern, dieses Mitgefühl brauchen wir während der Arbeit mit unserem eigenen Körper ganz viel, weil wir mit Emotionen konfrontiert werden, die viel mit unserem eigenen Wert und unseren Ängsten zu tun haben.

Mitgefühl zu zeigen heißt nicht, sich selbst einen Pep-Talk zu geben und nur positiv zu sein. Mitgefühl zu zeigen bedeutet, für sich selbst da zu sein, tröstend und beruhigend und Verständnis zu zeigen. Deine Gefühle sind da, und sie sind okay, du musst dich nicht dafür rechtfertigen. Frag dich, was dir in diesem Moment gerade helfen würde. Was dir guttun würde, oder was du gerade brauchen würdest, um dich 1 % besser zu fühlen.

Wenn du dir schwer damit tust, hier Antworten zu finden, weil du es nicht gewohnt bist, dass deine eigenen Bedürfnisse gesehen oder gehört werden, dann nimm ein Bild von dir als Kind zur Hand und frag dich, wie du ihr begegnet wärst, wenn sie Probleme zu ihrem eigenen Körperbild geäußert hätte. Was würdest du sagen oder tun? Wie würdest du reagieren? Ich hab ein ganzes

Album von Kinderfotos von mir selbst auf meinem Handy. Und wenn die Diät-kultur mal wieder mehr durchdringt, oder ich aus irgendeinem Grund Unzu-friedenheit oder Unwohlsein in meinem Körper spüre, tippe ich eines dieser Fotos an und denke dran, dass die kleine Sophie das eigentlich nicht verdient hat. Dass ich für mein inneres Kind da sein möchte und ihr liebevoll begegnen will. Selbstmitgefühl hat ganz viel mit dem vulnerablen Teil in dir selbst zu tun und wie du ihm am achtsamsten begegnen kannst.

Um den alten Körper trauern

Wenn wir der Diätkultur den Rücken kehren und uns von diesen Gedanken verabschieden, bedeutet das auch, dass wir eine gewisse Vorstellung von uns oder unserem Körper loslassen müssen. Der Anfang meiner Körperarbeit be-gann, als ich meine Ernährungstherapeutin bei einem unserer ersten Gespräche fragte, ob ich beim Intuitiven Essen eigentlich auch abnehmen könne, oder ob ich zunehmen würde. Sie antwortete mir, dass man nicht sagen könne, welche Zahl für meinen Körper das Gewicht ist, mit dem er sich am wohlsten fühlt. Es könne sowohl in die eine als auch in die andere Richtung gehen, oder einfach gleich bleiben – man wisse es nicht. Dieser Moment hat mir Angst gemacht. Ich hatte mich jahrzehntelang nach dem „perfekten" Körper gesehnt, und jetzt sollte ich diese Vorstellung loslassen? Die Vorstellung, wieder „dünner" zu sein?

Es ist nicht die Vorstellung dieses bestimmten Körpers, die man loslassen muss, es sind vor allem die Hoffnungen und Träume, die man damit verbun-den hat. Die Fantasie, dass man, wenn man einen gewissen Körper hat, schlag-artig glücklicher ist, die coolste Freundesgruppe oder den Partner fürs Leben findet, oder endlich DEN Job bekommt, der einem Zufriedenheit und Erfolg bietet. All diese Hoffnungen sind allerdings nicht davon abhängig, welchen Körper du hast. Obwohl man hier leider wiederum auf die Fettfeindlichkeit in unserer Gesellschaft eingehen muss, denn leider hält sich das Vorurteil stark, mehrgewichtige Menschen seien faul, was den Jobeinstieg manchmal tatsäch-lich schwieriger gestaltet. Dennoch bedeutet das nicht, dass man einen Job be-kommt, nur weil man dünn ist. Man braucht trotzdem Qualifikationen, Aus-bildungen und die richtigen Antworten beim Bewerbungsgespräch.

Hältst du ständig eine Diät, ist das eine wundervolle Ablenkung davon, deine Träume und Vorstellungen zu verwirklichen. Man kann das alles rausschieben, weil man ja erst den vermeintlich perfekten Körper haben will, um die Dinge anzupacken, von denen man träumt. Diäten und Essensregeln okkupieren den Kopf so sehr, dass man ohnehin nicht sehr viel Kapazität für Pläne hat.

Das loszulassen kann Angst machen, weil es auch heißt, dass man nun die Wünsche anpacken kann, die man immer aufgeschoben hat, weil man auf den „neuen, besseren" Körper gewartet hat. Wenn die Diäten wegfallen, fällt auch die Ausrede weg, und es tun sich viele Möglichkeiten auf, auch die Möglichkeit zu scheitern. Und das kann ängstigen.

Um mit der Trauerarbeit um deinen alten Körper oder auch deinen „Traumkörper" zu beginnen, kannst du zum Beispiel einen Brief an ihn schreiben und dich bei ihm verabschieden.

Fragen, die du in diesem Zusammenhang und zur Selbstreflexion beantworten kannst, wären folgende:

◆ Welche Träume und Wünsche hast du mit deinem Traumkörper verbunden?

◆ Welche dieser Träume und Wünsche könntest du als Erstes in die Tat umsetzen?

◆ Wie fühlt es sich an, zu akzeptieren, dass dein Körper vielleicht nicht mehr dünner wird?

◆ Wie fühlt es sich an, deinen jetzigen Körper zu akzeptieren?

◆ Wie war das Leben mit Diäten?

◆ Was haben dir Diäten gegeben? Gab es etwas, was du an ihnen gemocht hast?

◆ Wie oft hast du Diäten ausprobiert? Wie oft bist du an ihnen gescheitert?

- Bereust du, dass du gewisse Anlässe verpasst hast oder nicht so im Moment sein konntest, weil du nur an deine Essensregeln gedacht hast?

- Wie fühlt es sich an, deine Essensregeln loszulassen?

- Was gibst du auf, wenn du der Diätkultur den Rücken kehrst?

- Was gewinnst du, wenn du der Diätkultur den Rücken kehrst?

- Auf welche Arten profitierst du, wenn du deinen heutigen Körper so akzeptierst, wie er ist?

- Wie fühlt es sich an, frei von der Diätkultur zu sein?

- Und die wichtigste Frage: Was in deinem Leben ist wichtiger, als Gewicht zu verlieren? Schreib jetzt gleich eine Liste und hör nicht auf, bis dir mindestens zehn Dinge eingefallen sind. Und ich wette, dir werden weit mehr einfallen. Behalte diese Liste immer bei dir, ergänze sie und nimm sie dir wieder zur Hand, wenn du merkst, dass die Diätkultur rund um dich herum wieder lauter wird und engere Kreise zieht.

Das Leben bietet so viel mehr, als die nächste Diät oder Sportchallenge. Dein Leben findet abseits von der Waage statt!

Ich verstehe aber natürlich, dass es schwierig sein kann, vor allem in Bezug auf das Intuitive Essen, anzunehmen, dass man zunimmt, denn wie die Set-Point-Theorie besagt, kann man nicht vorhersagen, wo genau sich das Gewicht einpendelt.

Deshalb hab ich hier noch mal fünf Tipps, um mit Gewichtszunahme besser umzugehen:

- Befreie dich vom Schamgefühl – Gewicht zuzunehmen ist NICHTS, wofür man sich schämen muss. Dein Körper ist dein Körper ist dein Körper, egal wie viel Gewicht.

- Hör auf, deinen alten Körper zu verherrlichen. Wenn wir das tun, sehen wir oft mit einem verklärten Blick auf diese „glorreichen" Zeiten zurück und vergessen die mentalen Probleme und internen Konflikte, die wir vielleicht hatten. Dein „alter" Körper war nicht besser.

- Akzeptiere, dass sich alle Körper über die Zeit verändern, und das ist vollkommen normal und auch absolut okay. Irgendwann passiert es uns allen, und deshalb ist es wichtig, dass wir heute damit anfangen, es anzunehmen.

- Sei liebevoll mit dir und arbeite nicht gegen dich selbst. Trauere um deinen alten Körper und lass diese Gefühle dann Schritt für Schritt gehen.

- Versuche zu verstehen und zu verinnerlichen, dass du so viel mehr bist als nur dein Körper. Die wichtigen Dinge, die die Menschen an dir lieben, liegen nicht im Äußeren, sondern sind das, was du im Herzen trägst.

Vom Bad Body Image Day zur Selbstakzeptanz in sechs Schritten

Okay, so einfach ist es nicht – zumindest nicht, was das Zeitfenster anbelangt. Wenn es dir so geht wie mir, dann hast du wahrscheinlich viele Jahre oder gar Jahrzehnte damit verbracht, deinen Körper zu bestrafen und verändern zu wollen, und wahrscheinlich auch die dazu passenden negativen Selbstgespräche gepflegt. Wenn du also so lange dein negatives Körperbild in dir aufrechterhalten hast, kannst du nicht davon ausgehen, dass du das ruckzuck in zwei Wochen veränderst. Es braucht Zeit und Geduld. Aber es lohnt sich ;)

Eine Perspektive, die mir vor allem zu Beginn meiner Reise sehr geholfen hat, war, mir immer wieder in Erinnerung zu rufen, dass nicht mein Körper das Problem ist, auch wenn man das immer glauben will. Ich habe meinen Körper gehasst, als er anorektisch war, ich habe ihn gehasst, als er nicht anorektisch war, ich habe ihn bestraft, als er bei meinem „vermeintlichen" Ideal-Traumgewicht angelangt war, und ich habe ihn bestraft, als er es nicht war. Es war NIE mein Körper, es war immer mein Kopf, der voll war von Unsicherheiten, die befeuert wurden von einer Gesellschaft, die Thinspiration kreiert hat und jeden Tag mit neuen Wunderdiäten oder Superfoods um die Ecke kommt. Wenn ich mir das bewusst mache, tu ich mir viel leichter damit, mir selbst mit mehr Mitgefühl und Akzeptanz zu begegnen, weil ich weiß, dass ich nicht daran schuld bin, dass ich mich so fühle, und dass es so vielen anderen ganz genauso geht wie mir.

Du bist nicht allein damit.

Erste-Hilfe-Koffer für Bad Body Image Days

- Mental-Check-in: Wie geht es mir gerade? Wie fühle ich mich? Gab es vielleicht kürzlich eine Situation oder ein Erlebnis, das mich aufgewühlt hat?

- Die Gefühle in dir rational benennen.

- Kleidung tragen, in der du dich wohlfühlst.

- Social Media und Spiegel an solchen Tagen meiden.

- Dich einem lieben Menschen anvertrauen.

- Die mitfühlende Stimme in dir finden und dich fragen, was du heute brauchst.

- Dich gut um dich selbst kümmern (Essen und Self-Care-Routinen – ein paar Beispiele dafür findest du auf Seite 163)

- Dir bewusst machen, dass die Diätkultur ihren Beitrag zu solchen Tagen leistet und es nicht deine Schuld ist, dass du dich so fühlst.

Und vergiss nicht: You cannot hate yourself into a body you love. Ein gutes Körperbild kommt nicht von deinem Körper, es kommt von deinem Verstand und deinem Herzen.

3

Therapie

Ich hab euch in den vorhergehenden Abschnitten schon ein bisschen etwas über meine Therapieerfahrungen berichtet, vor allem was meine Ernährungstherapie anbelangt. Jetzt möchte ich aber gerne noch etwas tiefer gehen und euch erklären, warum es mir so ein unfassbar großes Anliegen ist, über dieses Thema zu sprechen, und warum es mir auf meinem Weg so sehr geholfen hat.

Meine erste Therapie machte ich, als ich gerade mal 13 Jahre alt war. Ich wurde in der Schule wahnsinnig gemobbt, zog mich sehr zurück und weinte viel. Gott sei Dank waren meine Eltern, was dieses Thema anbelangt, schon immer sehr aufgeklärt und offen und suchten mit mir dann eine Kinder- und Jugendpsychologin auf. Ich kann mich ehrlicherweise überhaupt nicht mehr an diese Sitzungen erinnern, auch nicht ob sie mir viel geholfen haben, aber an was ich mich erinnern kann ist, dass ich mich unglaublich dafür geschämt habe. Meine Mama bekam damals nur einen Morgentermin für mich, weshalb ich erst im Laufe des Vormittags in die Schule kam. Ich sagte damals wohl, dass ich einen Arzttermin hätte, weil ich auf keinen Fall wollte, dass irgendjemand davon erfuhr. Ich ließ meine Eltern auch auf alles und jeden schwören, dass sie es ja niemandem erzählen würden. Ich habe mich damals viel und oft gefragt, was eigentlich falsch mit mir ist. Warum ich so traurig bin und warum ich Hilfe brauche, wenn doch alle meine Freundinnen so lustig und glücklich waren und keine Probleme zu haben schienen. Heute weiß ich, dass jeder sein Päckchen zu tragen hat, auch meine Freundinnen damals, aber als pubertierendes Mädchen sieht man das alles sehr isoliert, und da ich mit meinen Freundinnen damals nicht offen darüber redete, konnte ich auch nicht erwarten, dass sie es taten.

Ich hätte mir damals so sehr gewünscht, jemanden zu haben, zu dem ich aufschauen kann, der cool ist und auch Therapie macht, aber ich kannte niemanden. Natürlich las man in den Boulevard-Magazinen oft von irgendwelchen Stars, die in Entzugskliniken oder Kliniken zur Behandlung von Essstörungen waren, aber das wurde alles immer sehr negativ und unglaublich trashig dargestellt, als etwas, wofür man sich klarerweise schämen MUSS. Dabei suchten diese Menschen im Endeffekt auch nur Hilfe, weil sie eben einfach nicht mehr weiterwussten. Warum wird es in unserer Gesellschaft als Schwäche angesehen, wenn man um Hilfe bittet, wenn man sich Hilfe sucht? Warum muss man sich dafür schämen, zur Therapie zu gehen? Warum muss man sich dafür schämen, eine psychische Krankheit zu haben? Warum können wir nicht einfach ganz offen darüber reden? Ich hätte mir so viel leichter damit getan, wenn ich gewusst hätte, dass mehr Menschen zur Therapie gehen, auch junge Menschen. Wenn ich gewusst hätte, dass ich trotzdem ganz normal bin und dass jeder Mensch mal Phasen haben kann, in denen es einem nicht gut geht. Und genau das war und ist der Grund, warum ich heute so viel und offen darüber spreche, dass ich Therapie mache und schon viele Therapien gemacht habe, dass ich schon Antidepressiva genommen habe und wegen meiner Essstörung auch schon mehrere Wochen ambulante Betreuung in Anspruch genommen habe. Ich bin so froh, dass ich diese Möglichkeiten hatte und habe, dass ich mir Hilfe suchen kann und diese auch bekomme. Ich bin so dankbar, in meinem Leben schon Therapien gemacht zu haben, weil sie mir durch viele schwierige Phasen geholfen haben und ich heute nicht da wäre, wo ich bin. Ich rede heute offen darüber, weil ich anderen Menschen damit Mut machen will und zeigen möchte, dass man nicht „verrückt" ist, wenn man eine Therapie macht, und schon gar nicht „abnormal". Ich bin der festen Überzeugung, dass unsere Welt ein schönerer Platz wäre, wenn jeder Mensch die Möglichkeiten bekommen würde, eine Therapie zu machen, über sich selbst zu reflektieren und Dinge aufzuarbeiten. Ich glaube nicht, dass jede Person eine Therapie „braucht", aber ich denke, dass es eine Erfahrung ist, die jedem Menschen guttun würde und ihn auch für zukünftige Situationen wappnen kann. In meinen unterschiedlichen Therapien über die letzten Jahre konnte ich meine kleine „Werkzeugkiste" stetig mit neuen Tools und Fähigkeiten füllen, die mir heute in Phasen, in denen es mir weniger gut geht, weiterhelfen.

Mein Wunsch ist es, dazu beizutragen, psychische Krankheiten und Therapie zu entstigmatisieren und zu zeigen, dass man sich dafür nicht schämen muss.

Ich weiß, viele von euch kennen den Vergleich schon, aber UM GOTTES WILLEN, wenn du dir den Fuß brichst, gehst du doch auch zum Arzt, warum denkst du, dass es bei einer psychischen Krankheit anders sein sollte?

Psychotherapie

Ich schließe die Tür meiner Therapeutin hinter mir und atme einmal tief ein. Die Tränen sind weggewischt, aber der Kloß steckt mir immer noch im Hals, meine Augen sind wässrig und meine Nase läuft. Wir sind heute ein großes Stück weitergekommen, aber ich weine. Eine Therapiestunde ist gut, wenn ich weine, aber eine Therapiestunde kann auch gut sein, wenn ich danach mit einem Grinsen hinausgehe. Mal ist es so, ein andermal ganz anders, aber es ist ein schönes Gefühl, in der eigenen Selbstreflexion weiterzukommen, ganz gleich, ob sich das durch Freude oder Traurigkeit äußert.

Heute war es schwierig. Ich musste meinen Ängsten ins Gesicht schauen und darüber sprechen. Es war unangenehm zu hören, was ich selbst dazu beitrage. Und es hat mich traurig gemacht, dass die Dinge so sind, wie sie sind, und so waren, wie sie waren.

Die Therapeutin, bei der ich heute bin, ist die sechste Therapeutin, die ich mittlerweile besuche, und die vierte hier in Wien. Es ist die vierte Therapieform, die ich ausprobiere, und für den jetzigen Zeitpunkt scheint sie die richtige zu sein.

Manchmal sitze ich auf ihrer Couch und verstehe nicht, warum ich auf manche Dinge nicht schon viel früher draufgekommen bin, warum mich keine Therapeutin bisher darauf gebracht hat. Aber dann wird mir klar, dass ich selbst wohl nicht bereit war oder bereit gewesen wäre, so hinzuschauen, wie ich es jetzt tue. Und vielleicht komm ich in zehn Jahren auf Dinge drauf, die mich heute beschäftigen. Therapie ist ein Prozess, ich habe nie das Gefühl, fertig zu sein, und ich hab das Gefühl, dass mir jede Therapeutin und jeder Coach in den letzten Jahren ein kleines Puzzleteil gegeben hat. Das Bild nimmt irgendwie immer weiter Form an, aber ich weiß noch immer nicht, wie viele Teile es hat, und kann auch nicht erkennen, welches Motiv auf der Puzzleschachtel gedruckt ist. Aber ich weiß, dass ich auf einem guten Weg bin.

Ich ging, wie bereits erwähnt, mit zwölf zum ersten Mal zur Therapeutin, um damit klarzukommen, dass vier Jungs aus meiner Klasse mich mobbten. Mit Anfang zwanzig ging ich mehrere Monate zweimal wöchentlich zur Psychoanalyse, weil ich so eine Schwere und Traurigkeit in mir trug und einfach nicht wusste, woher sie kam. Und als meine Essstörung immer schlimmer wurde, entschied ich am Ende des Studiensemesters, dass ich nicht mehr konnte und

Hilfe brauchte, und setzte das BWL-Studium auf Eis, um zwei Monate ambulante Betreuung in Anspruch zu nehmen. Heute macht es mich stolz, dass ich mich getraut habe, Hilfe anzunehmen. Dass ich zur Therapie gegangen bin, obwohl ich niemanden kannte, der das auch tat. Und dass ich mich getraut habe, mein Studium zu pausieren, um wieder auf die Beine zu kommen. Mit 21 Jahren den coolen Ausgeh-und-Lern-Freunden zu erklären, dass man das Leben irgendwie gerade nicht mehr auf die Reihe bekommt und deshalb fürs Erste einmal zurück nach Hause geht, um dort für acht Wochen eine Therapie zu machen, war hart. Aber es war das erste Mal in meinem Leben, dass ich quasi dazu gezwungen war, ehrlich damit zu sein, denn Sophie war eben einfach nicht mehr da. Ich hab lang damit gehadert, wie und ob ich es erzählen soll, aber meine Freunde und mein heutiger Mann waren Gott sei Dank alle so unglaublich verständnisvoll und unterstützend. Und sogar Menschen aus meinem Umfeld, von denen ich das gar nicht erwartet hatte, meldeten sich in dieser Zeit bei mir und fragten nach, wie es mir geht. Natürlich weiß ich nicht, was sie teilweise vielleicht auch hinter meinem Rücken geredet haben, aber um ehrlich zu sein, hatte ich damals einfach nicht mehr die Kraft dazu, mir allzu viele Gedanken darüber zu machen. Ich erzähle dir das, weil ich dir damit Mut machen will. Natürlich kann man nie wissen, wie manche Menschen reagieren, wenn man ihnen erzählt, dass man psychische Probleme hat, und leider gibt es auch immer noch genug Menschen, die einfach nicht wissen, wie sie damit umgehen sollen, aber mein Tipp ist, dich zu trauen und diesen Personen die Möglichkeit zu geben, dich vielleicht sogar zu überraschen. Und nur wenn wir alle offener mit solchen Phasen und unseren Bewältigungsstrategien umgehen, können wir auch andere Menschen dazu inspirieren, das zu tun, und einen sicheren Raum schaffen, um darüber zu sprechen.

Nicht jeder Mensch macht die gleichen Erfahrungen. Nicht jeder Mensch findet auf Anhieb den oder die richtige/n Therapeut*in. Bei meiner Suche in Wien hat es mehrere Anläufe gebraucht, bis ich mich mit einer Person richtig wohlgefühlt habe.

Therapie ist kein Quick-Fix. In den meisten Fällen braucht es mehrere Sitzungen, bis man sich auf die Gespräche einlassen kann und eigene Muster erkennt. Therapie hat mir in meinem Leben schon oft geholfen und in vermeintlich aussichtslosen Situationen einen Weg gezeigt. Der Blick von außen tut oft gut, um das Wesentliche zu erkennen. Und es ist unglaublich befreiend, sich

Dinge von der Seele zu reden, die einen belasten und die man vor dem persönlichen Umfeld niemals laut aussprechen würde.

Psychotherapie ist nichts, wofür man sich schämen muss, oder gar ein Zeichen von Schwäche – ganz im Gegenteil. Für mich war und ist es nach wie vor ein Schritt, den ich für mich gehe und der mir hilft, mein Leben wieder unter Kontrolle zu nehmen. Alles fühlt sich ein bisschen mehr danach an, als hätte ich die Dinge selbst in der Hand. Ich bin kein Opfer meiner Gedanken und negativen Selbstgespräche, sondern kann selbst entscheiden, wie ich in gewissen Situationen reagiere.

Antidepressiva

Einen kurzen Absatz möchte ich auch noch dem Thema Tabletten widmen, weil ich das Gefühl habe, dass gerade da noch immer sehr tiefsitzende Stigmata liegen und sich viele Menschen nicht trauen, sie zu nehmen. Natürlich ist das eine absolut persönliche Entscheidung und sollte immer mit dem behandelnden Arzt abgesprochen werden, aber ich will dir von meiner Erfahrung berichten, weil ich dir die Angst ein bisschen nehmen möchte.

Als ich meine Essstörung entwickelte, war das Nicht-Essen nicht mein einziges Symptom. Auch eine sehr depressive Verstimmung überschattete in dieser Phase mein Leben. Ich war kraftlos und unfassbar traurig. Als ich entschied, dass ich eine Therapie machen will, hab ich meine Mama angerufen und gesagt: „Mama, ich kann nicht mehr!" Und genau so war es. Ich konnte nicht mehr. Ich konnte nicht mehr glücklich sein, ich konnte nicht mehr aufstehen, ich konnte simple Aufgaben meines Lebens einfach nicht mehr meistern. Alles war mir zu viel. Und hätte ich damals nicht begonnen, Antidepressiva zu nehmen, hätte ich niemals die ambulante Therapie durchgehalten. Ich hätte es körperlich und seelisch nicht geschafft. Bevor ich im Herbst mit der achtwöchigen Therapie begann, hatte ich über die Sommerferien, dank der Tabletten, wieder so viel mentale Kraft erlangt, dass ich mir das auch zutrauen konnte. Als ich mit den Tabletten begann, war ich zu Beginn skeptisch, weil ich nicht verstand, wie mir diese kleine weiße Pille helfen konnte, mich besser zu fühlen. Aber vor allem rückblickend merkte ich eine erhebliche Verbesserung meiner Stimmung. Die depressiven Gedanken nahmen ab, und ich spürte endlich wieder so etwas wie

Leichtigkeit in meiner Brust, wo vorher nur eine Schwere und Traurigkeit gewesen waren. Natürlich hatte ich mit meiner Essstörung noch immer genug Arbeit vor mir, aber wenigstens hatte ich die Melancholie besser im Griff und dadurch auch einen Hauch mehr Stärke und Selbstbewusstsein, auch das anzugehen. Ohne die Antidepressiva wäre das nicht möglich gewesen.

Leider kann ich mich heute nicht mehr dran erinnern, wie lange ich sie genommen habe, aber ich kann mich daran erinnern, wann ich die Dosis zum ersten Mal senkte. Das muss ein halbes Jahr nach dem Ende meiner Therapie gewesen sein. Ich weiß, dass ich panische Angst davor hatte, dass alles wieder so werden würde wie zuvor und dass ich sofort wieder in ein tiefes Loch fallen würde. Ich sagte meinem heutigen Mann damals nichts davon, weil ich beobachten wollte, ob er etwas bemerken würde. Ob er, wenn er es nicht wusste, erkennen würde, dass sich mein Gemütszustand wieder veränderte. Es passierte gar nichts. Die Therapie hatte mich so weit stabilisiert, dass die niedrigere Dosis kein Problem war. Als ich meinem Mann dann nach einiger Zeit erzählte, dass ich die Tabletten gerade langsam ausschleichen ließ, war er sehr überrascht, weil ihm nichts aufgefallen war. Ich war glücklich darüber, dass er mir mein Gefühl bestätigte. Es verging dann noch einige Zeit, bis ich mir zutraute, die Antidepressiva komplett wegzulassen, aber auch das gelang mir im Endeffekt ganz gut, weil ich auch in dieser Zeit immer noch sporadisch als Begleitung zu meiner Therapeutin ging.

In den letzten Jahren waren meine depressiven Episoden nie mehr so schlimm, dass ich das Gefühl hatte, Medikamente zu brauchen, aber ich würde es niemals ausschließen, sie wieder zu nehmen, weil ich gesehen habe, wie sehr sie mir geholfen haben und wie viel leichter sich das Leben dank ihnen anfühlen kann.

Ernährungstherapie

Meine erste Ernährungstherapie war Teil meines ambulanten Therapieaufenthaltes, den ich wegen meiner Essstörung machte. Dort wurde uns in Gruppeneinheiten erklärt, wie wir wieder zu einem „normalen" Essverhalten zurückkehren können, was „normales" Essen ist und was „normale" Portionsgrößen sind. Ich kann mich heute leider nicht mehr genau an die Stunden erinnern, aber ich weiß, dass sie auf jeden Fall sehr gewinnbringend für mich waren. Weil mir jemand von außen erlaubt hatte zu essen – und eigentlich für meine „Essstörungs"-Verhältnisse sehr viel zu essen. Für einige meiner Therapiekolleginnen waren diese Therapieeinheiten sehr hart und auch nur sehr schwer umzusetzen. Ich kann mich zwar erinnern, dass ich mich in den ersten beiden Wochen sehr dagegen sträubte, ausreichend zu essen, aber im Laufe meiner Therapie konnte ich die Erklärungen und Ratschläge immer besser annehmen. Nachdem ich mir selbst über mehrere Jahre hinweg alles verboten hatte, fühlte es sich dann irgendwie auch sehr nach einer Erleichterung an, dass mir jemand von außen erlaubt hatte zu essen. Einfach zu essen, ohne etwas dafür tun zu müssen oder mich danach dafür zu bestrafen.

Ich kann mich noch erinnern, wie sehr ich vor der Therapie darunter litt, dass ich währenddessen meine „normale" Sportroutine (jeden Tag 45 Minuten HIIT-Workout – normal) nicht mehr durchziehen konnte, weil ich immer von 08:00 Uhr morgens bis 17:00 Uhr abends auf der Therapie-Ambulanz war. Ich spielte zwar mit dem Gedanken, um 05:00 Uhr morgens aufzustehen, um das Workout davor noch durchzuziehen, oder es immer spätabends zu machen, aber sobald ich im Therapie-Rad drinnen war, erkannte ich, dass die Therapie mental und auch körperlich zu anstrengend war, um zugleich auch meine Workout-Routine beizubehalten. Außerdem bekam ich von meiner Ernährungstherapeutin das strikte Verbot, Sport zu machen. Und als sie das aussprach, fühlte sich auch das nach einer Erleichterung an. Ich musste nichts mehr. Ich musste nicht mehr hungern und ich musste nicht mehr jeden Tag Sport machen. Im Nachhinein gesehen, ist es natürlich traurig, dass ich mir dieses Gefängnis selbst so errichtet hatte und es nicht schaffte, daraus auszubrechen. Ich hatte die Gefängnisgitter über Jahre hinweg ausgebaut und immer mehr Schlösser an jedem Ausgang angebracht, bis ich mich irgendwann ganz alleine in einer dunklen Zelle ohne Licht und ohne Essen befand (dafür aber mit einem PDF-Dokument mit vielen HIIT-Workouts), aus der ich alleine nicht mehr herausfand, weil ich die Schlüssel verloren hatte.

Die Ernährungstherapeutin, die ich in der Therapie-Ambulanz kennenlernte, begleitete mich auch über die acht Wochen im Krankenhaus hinaus. Ich fuhr über eineinhalb Jahre jeden Monat extra einmal nach Oberösterreich, um den Termin bei ihr wahrzunehmen. Im Nachhinein gesehen, hat auch sie mir damals schon sehr viele Prinzipien des Intuitiven Essens vermittelt und mir wahnsinnig in meiner Recovery geholfen. Ich hab dieser Therapeutin so sehr vertraut. Sie war maßgeblich daran beteiligt, dass ich es aus meiner Magersucht wieder herausschaffte, und ich bin auch überzeugt davon, dass sie der Grund ist, warum ich nie wieder wirklich rückfällig geworden bin.

Nie wieder „*wirklich*" *rückfällig* geworden bin … Natürlich ist klar, dass das so nicht ganz stimmt, denn wie ihr in diesem Buch schon erfahren habt, kam meine Erleuchtung hin zum Intuitiven Essen erst fast zehn Jahre später. Was meine ich also damit? Ich bin nach dieser Erfahrung mit Anfang zwanzig nie wieder in eine Essstörung beziehungsweise in die Magersucht gekippt. Ich hab jedoch über die Jahre trotzdem wieder ein gestörtes Essverhalten entwickelt und stand sehr an der Kippe. Aber wer kann es einem verübeln? In einer von der Diätkultur geprägten Welt, in der das Schönheitsideal gar nicht dünn genug, die Fettfeindlichkeit nicht tiefer in unserer Gesellschaft verankert sein kann, und man von allen Seiten mit neuen „Superfoods" und Diätrezepten bombardiert wird, ist es kein Wunder, dass man ein gestörtes Verhältnis zum Essen aufbaut oder gar in eine Essstörung schlittert. Es ist nicht unsere Schuld, es ist das Umfeld, in dem wir leben, und es sind die Medien, die wir konsumieren, die unsere Unsicherheiten füttern und uns an uns selbst und unserem Aussehen zweifeln lassen. Es war also kein Wunder, dass ich über die Jahre hinweg erneut ein Gefängnis um mich herum baute, um meinen Körper „unter Kontrolle" zu behalten. Diesmal hatte ich aber die Schlüssel noch in der Tasche, und als mir bewusst wurde, dass ich die Richtung, in die das ging, kannte, meine Zwänge noch strikter und einengender wurden, zog ich die Reißleine. Ich fühlte mich schwach, ausgelaugt und unglücklich. Ich wusste, dass ich da wieder rauskommen musste, bevor Schlimmeres passierte, aber ich wusste nicht, wie.

Just in dieser Zeit wurde mir Isabel Bersenkowitsch (@ernährungsrevolution auf Instagram) in den Sozialen Medien vorgeschlagen. Sie ist leidenschaftliche feministische Diätologin und Aktivistin für einen Paradigmenwechsel im Gesundheitssystem – wie sie sich selbst auf ihrer Website vorstellt. Ihre Postings zum Intuitiven Essen haben mich einfach abgeholt. Sie hat von „Frieden mit dem Essen schließen" gesprochen, und diese Worte haben irgendwas in mir drin getroffen. Ein großes Verlangen, endlich „normal" zu essen und endlich diese tiefen Wunden der Diätkultur zu heilen. Also vereinbarte ich einen Termin für ein Erstgespräch, und der Rest ist Geschichte …

Wir begannen mit einer Bestandsaufnahme: Was sind meine aktuellen

Essensregeln? Wie fühl ich mich mit ihnen? Wovon halten sie mich ab? Was machen sie mit mir? Es war sehr interessant, das mal schwarz auf weiß zu sehen und mit jemandem zu sprechen, der diesen Kreislauf nachvollziehen konnte. Sie brachte mir über einen Zeitraum von einem halben Jahr die Prinzipien des Intuitiven Essens näher, half mir, meine Abneigung auf die Diätkultur zu entwickeln und meinen Feminismus damit weiter zu stärken. Sie nahm mir Schritt für Schritt die Ängste vor dem Essen und gab mir damit so viel Lebensqualität zurück.

Die Ernährungstherapie und den Schritt in Richtung Intuitives Essen lösten so viel in mir aus und veränderten auch so viel in meinem Leben. Ich würde heute wahrscheinlich andere Inhalte auf Social Media besprechen und hätte niemals dieses Buch geschrieben. Einerseits, weil mir das Thema gefehlt hätte, und andererseits, weil ich wahrscheinlich niemals die Kapazität in meinem Kopf dafür freibekommen hätte, weil meine Gedanken immer zu sehr mit dem Essen beschäftigt waren. Ich bin sehr dankbar, dass ich über Isabels Account gestolpert bin, und ich bin stolz auf mich, dass ich in der Therapie wieder so viel Vertrauen in mich selbst und meinen Körper gelegt und es einfach durchgezogen habe.

Mir ist aber sehr bewusst, dass ich äußerst privilegiert bin, mir eine Therapie wie diese überhaupt leisten zu können, denn leider ist sie im Gegensatz zu vielen anderen Therapieformen, wie zum Beispiel Physiotherapie, zumindest in Österreich immer noch nicht staatlich unterstützt. „Das stellt eine enorme finanzielle Belastung für Patient*innen dar, was in mir großen Ärger und auch Unverständnis auslöst, vor allem weil jeder darüber spricht, wie wichtig Ernährung ist", sagt auch Isabel in meinem Interview.

Nur weil ich mir damals das Geld zusammengespart und die Therapie begonnen habe, bin ich heute hier, schreibe diese Zeilen und will dir mitgeben, dass sich viel verändern kann, wenn man sich traut, die bekannten Muster der Diätkultur loszulassen, und man am eigenen Körperbild arbeitet und fürsorglicher mit sich selbst umgeht. Auch du kannst das schaffen.

Falls du dich jetzt fragst, ob eine Ernährungstherapie vielleicht auch etwas für dich sein könnte, kann ich dir hier mitgeben, was Isabel mir selbst über ihre Arbeit erzählt hat: „Auf der einen Seite kommen sehr viele Patient*innen mit Essstörungen zu mir. In der Psychotherapie wird dann die primäre Ebene der Essstörung aufgearbeitet, woher kommt sie, wie funktioniert sie etc. In der

Ernährungstherapie wird vor allem am Verhalten selbst gearbeitet" – was mir auch wahnsinnig geholfen hat. Verschiedene Werkzeuge in die Hand zu bekommen, um auch wirklich etwas daran verändern zu können. Der noch größere Teil von Isabels Klient*innen sind aber mehrgewichtige Personen, die schon einen sehr, sehr langen Weg an Diäten hinter sich haben und auf diesem auch viel Ablehnung von anderen erfuhren, die sie wiederum auch massiv gegen sich selbst richteten. Hier versucht die Ernährungstherapeutin durch die gewichtsneutrale Therapie die Beziehung zum Körper neu aufzuarbeiten, in den Körper zu gehen und die Intuition wieder zu reaktivieren.

Leider ist es bis heute so, dass Therapieplätze teuer sind und meist erst von der Krankenkasse gefördert werden, wenn man „krank genug" ist und eine Diagnose hat. Das ist unfassbar traurig, weil es natürlich viel besser wäre, die psychische Krankheit bereits im Anfangsstadium zu behandeln, als wenn man zum Beispiel vor lauter Überforderung nicht mehr aufstehen kann.

Wenn du dir die Therapie nicht leisten kannst, vertraue dich Menschen in deinem Umfeld an. Erzähle ihnen, wie es dir geht. Und auch wenn es dir schwerfällt und dich viel Kraft kostet, ist es besser, als alleine und isoliert zu leiden. Man weiß nie, was sich dadurch auftun kann. Meine Therapeutin bietet zum Beispiel kostenlose Therapieplätze für Menschen mit Migrationshintergrund an und reduziert ihren Stundensatz für Studierende, die Hilfe brauchen. Fragen kostet nichts.

Gratis Erstanlaufstellen für Menschen in psychischen Krisen:

Österreich
Telefonseelsorge Österreichweit:
142 www.telefonseelsorge.at
Rat auf Draht – Beratung für Kinder und Jugendliche:
147 www.rataufdraht.at
Sozialpsychiatrischer Notdienst Wien: 01 31330

Deutschland
Telefonseelsorge:
0800 1110111 oder 0800 111 0 222
www.telefonseelsorge.de

Affirmationen

Im Abschnitt Körperbild haben wir bereits kurz über Affirmationen gesprochen und dass sie uns vor allem dabei helfen können, mit der inneren Kritikerin besser klarzukommen. Ich habe Affirmationen in den letzten Jahren zu einer Routine gemacht, die mir einerseits dabei hilft, morgens ein paar positive Worte zu finden, und mich andererseits in Momenten unterstützt, in denen die negativen Selbstgespräche wieder besonders laut werden.

Zum ersten Mal mit Affirmationen und Affirmationskarten in Berührung gekommen bin ich, als ich 2020 in Australien meine Yoga-Lehrer-Ausbildung gemacht habe. Ich bin in einen süßen Stationery Store gestolpert und habe Affirmationskarten entdeckt. Zugegebenermaßen war ich zuerst einfach nur von der Aufmachung angetan, die wahrscheinlich einen erheblichen Teil dazu beigetragen hat, dass ich die Karten letztendlich gekauft habe.

Im Laufe meiner Yoga-Lehrer-Ausbildung sind viele unterschiedliche Gefühle in mir hochgekommen, viele Erinnerungen, großer Schmerz auch, und ich habe mir oftmals schwergetan, diese zu verarbeiten. In Kombination mit der Aussicht, vor fremden Menschen Yoga zu unterrichten und mich bloßzustellen, hat das bei mir wieder sehr viele Unsicherheiten hervorgerufen, mit denen ich klarkommen musste. Eines Tages hab ich dann begonnen, täglich eine Karte aus meinem – vermeintlich einfach nur „schönen" – Affirmationskarten-Deck zu ziehen und mir die Affirmation laut vorzusagen und in mein Journal zu schreiben. War ich daraufhin auf einmal die selbstsicherste Person, die es gibt? Nein, aber ich bin dadurch mit positiven Gefühlen in den Tag gestartet, und irgendwie war das der Schritt, den ich gebraucht habe.

Als ich zurück nach Hause gekommen bin und erst mal mit Covid, Lockdown und Co. konfrontiert war, hab ich damit weitergemacht und seither nicht mehr aufgehört, weil ich merke, was bestimmte Affirmationen in mir auslösen können und wie sehr sie mir helfen können, mich ein bisschen besser, stärker und positiver zu fühlen.

Was sind Affirmationen

von affirmatio: Lateinisch für Bejahung oder Zustimmung

Allgemein gesprochen sind eigentlich jegliche Gedanken und Selbstgespräche, die du täglich führst, eine Art von Affirmation. Es sind die bewussten und unbewussten Denkmuster, die wir gelernt haben und die bereits seit unserer Kindheit in uns verankert sind.

Oft sind viele dieser Gedanken und „Affirmationen" negativ („Ich schaff das nie." – „War ja klar, dass das wieder nicht funktioniert."– „Ich bin einfach nicht schlau/schön genug.") und werden dann meistens auch noch mit großer emotionaler Intensität gedacht und ausgesprochen.

Mit sogenannten Affirmationsroutinen – bewussten positiven Affirmationen – kann man versuchen diese negativen Emotionen auszugleichen, und damit einen Grundstein für positive Gefühle legen.

Diese bewussten Affirmationen sind positive, in der Gegenwart und ohne innere Widersprüche formulierte Sätze, die dir dabei helfen sollen, dein Unterbewusstsein umzuprogrammieren und negative Glaubenssätze zu überschreiben.

Eine Affirmation kann zum Beispiel mit „Ich bin" oder „Ich habe" beginnen, aber nicht mit „Ich werde", denn das wäre Zukunft, und dann würden sich auch die Gedanken nur dahingehend bewegen.

Das Einzige, was zählt, ist das Jetzt, dieser Augenblick, denn das ist der einzige Zeitpunkt, in dem du tatsächlich die Kontrolle hast, etwas zu verändern oder zu tun. Aus diesem Grund formuliert man Affirmationen auch im Präsens. Wir möchten den Ist-Zustand verändern und nicht nur von einem „Soll-Zustand" träumen.

Diese positiven Selbstbekräftigungen können dich beim Aufbau deines Selbstbewusstseins, auf deinem Weg zu mehr Selbstliebe und Selbstfürsorge unterstützen und mithelfen, negative Gefühle zu überwinden. Durch ein tägliches Wiederholen und lautes Aussprechen manifestieren sich die Sätze in deinem Unterbewusstsein.

Wenn du dir selbst immer wieder vorsagst, dass du zum Beispiel schön bist oder Liebe verdienst, akzeptiert dein Gehirn diese Aussage in der Zukunft als Fakt.

Wichtig bei der Formulierung dieser Sätze ist, dass sie positiv sind und keine verneinenden Worte wie „nicht" oder „keine" beinhalten. Unser Unterbewusstsein blendet diese Worte nämlich aus und verinnerlicht das, was übrig bleibt.

Wenn du damit beginnst, Affirmationen als tägliches Ritual zu nutzen, ist es ganz normal, dass du dir dabei eigenartig vorkommst, dir selbst nicht glaubst oder dich vielleicht auch mal belächelst. Vor allem, wenn man jahrelang darauf konditioniert war, negativ über sich beziehungsweise mit sich selbst zu sprechen, fühlt es sich falsch und unauthentisch an, liebevolle Worte für sich selbst zu finden oder gar laut auszusprechen. Dabei verdienst du diese warmen und fürsorglichen Sätze und Worte selbst am allermeisten.

Du hast viel zu lange Gedanken von Unsicherheit oder Nicht-genug-Sein mit dir herumgetragen, deshalb beherrschen diese auch deinen Kopf.

Damit ist jetzt aber Schluss! Das Wiederholen von selbstbewussten und liebevollen Affirmationen kann dir dabei helfen, diese negativen Gedanken auszugleichen und dich sicherer mit dir selbst zu fühlen.

Was sind Affirmationen nicht?

Affirmationen sind kein Allheilmittel. Sie bedürfen der Arbeit, der Routine und verlangen viel Selbstreflexion.

Wenn deine Unsicherheiten allerdings sehr tief sitzen oder ihnen möglicherweise ein Trauma zugrunde liegt, zögere bitte nicht, therapeutische Hilfe anzunehmen, um herauszufinden, woher sie kommen und warum du sie hast.

Wozu dienen Affirmationen?

Wenn wir zur Welt kommen, sind wir voller Liebe. Liebe für andere und vor allem Liebe gegenüber uns selbst. Wir vergleichen uns nicht und lieben uns selbst von Kopf bis Fuß. Wir trauen uns, laut nach unseren Bedürfnissen zu verlangen, ohne darüber nachzudenken, ob wir damit jemanden vor den Kopf stoßen. Wir tun es einfach.

Je älter wir werden, desto mehr nehmen wir auf, was in unserem direkten Umfeld passiert. Nahe Bezugspersonen übertragen oft ihre gut gemeinten Gedanken, Ängste oder Unsicherheiten auf uns, aber auch so manche Erfahrungen und Erlebnisse prägen uns, wodurch unser Selbstwertgefühl und Selbstvertrauen leiden.

Unsere Denkmuster prägen sich über die Zeit tief ein, und bestimmte Gedanken über uns selbst, wer und wie wir sind, verfestigen sich in uns. Du kannst aber jeden Tag aufs Neue selbst entscheiden, welche Gedanken du denken willst, vor allem jene über dich selbst.

Unsere Psyche und unser Verstand werden von den Worten bestimmt, die wir jeden Tag denken oder sprechen.

Deine Stimmung, dein Verstand und das Level deines Selbstvertrauens sind zu einem großen Maß davon abhängig, mit welchen Gedanken sich dein Geist über den Tag hinweg beschäftigt. Mit positiven Selbstbekräftigungen kannst du deinen Kopf täglich mit Gedanken von Selbstvertrauen, Selbstbewusstsein und Sicherheit füllen. Hier reicht es aber natürlich nicht aus, morgens dreimal vor dem Spiegel zu wiederholen, dass du zum Beispiel „dem Tag voller Freude entgegenblickst", wenn du dir dann untertags ständig vorsagst, dass „nichts funktioniert" und „alles scheiße" ist.

Versuche dir gerade in Situationen, in denen du üblicherweise mit negativen Selbstgesprächen reagieren würdest, ganz bewusst zu sagen, dass dies ein „alter Gedanke" ist, den du mit einem neuen ersetzen möchtest. Und rufe dir dann deine „Affirmation des Tages" ins Gedächtnis.

Machst du Affirmationen und positive Selbstgespräche zur Routine, kannst du eine starke Energie und Selbstbewusstsein in dir selbst erschaffen, die keine weitere Bestätigung von außen benötigen.

Affirmationen und Affirmationsübungen können hilfreich dabei sein, neue Gedanken und neue Begriffe über dich selbst in deinem Kopf zu verankern. Dass du zum Beispiel ganz wunderbar und liebenswert bist und es verdient hast, Erfolg zu haben.

Affirmationen machen dich aber nicht über Nacht ganz von alleine zu einem selbstbewussten Menschen. Wir alle haben manchmal negative Gedanken, und oft wollen wir uns auch ganz bewusst in dieser Negativ-Spirale suhlen oder haben aufgrund von psychischen Krankheiten auch einfach nicht die mentale Kraft, diese Gefühle zu überwinden. Hier sind Affirmationen zwar ein hilfreiches Tool, können aber keinesfalls eine Therapie ersetzen.

Persönliche Affirmationen entwickeln

Um deine eigenen Affirmationen zu entwickeln, brauchst du eigentlich gar nichts, nur ein bisschen Zeit, um zu reflektieren, und eventuell eine Möglichkeit, sie aufzuschreiben. Natürlich können Affirmationskarten helfen, dir Inspiration zu geben, aber du kannst auch ohne solche Hilfsmittel mit deiner Affirmationsroutine beginnen.

Affirmation ist nicht gleich Affirmation: Nicht alle Worte haben die gleiche Kraft oder lösen die gleichen Gefühle aus. Für manche Menschen mag die Affirmation „Ich umarme mich" oder „Ich bin für mich da" eine große Energie haben, bei anderen Menschen lösen diese Worte aber keinerlei Emotionen aus. Manche benötigen längere Affirmationen, für andere reicht ein Satz.

So machst du dich auf die Suche nach deiner persönlichen Affirmation:

Unsicherheiten erkennen

Um zu erkennen, welche Worte deine positive Selbstbekräftigung bilden sollen, ist es hilfreich, sich erst seinen Unsicherheiten zuzuwenden. Hier kannst du zum Beispiel an die innere Kritikerin denken und einfach mal über mehrere Tage hinweg deine eigenen Selbstgespräche beobachten und niederschreiben. Welche Sätze wiederholt die innere Kritikerin täglich? Mit welchen Gedanken oder Aussagen fütterst du dein Gehirn und deinen Selbstwert?

Um dich deinen Unsicherheiten etwas mehr zuzuwenden, kannst du zum Beispiel mit folgenden Journal Prompts arbeiten:

- ◆ Wie spreche ich täglich mit mir? Ist der Großteil meiner Selbstgespräche positiv oder negativ?

- ◆ Bin ich oft selbstkritisch?

- ◆ Bestrafe ich mich manchmal selbst? Wenn ja, wofür?

- ◆ Würde ich mich verändern, nur um von anderen Menschen gemocht zu werden?

- Wenn ja, was würde ich verändern? Wo wäre meine Grenze?

- Wie reagiere ich, wenn ich einen Fehler mache?

- Was sage ich mir, wenn ich einen Fehler gemacht habe?

- Was ist meine schlimmste Angewohnheit?
  Und warum?

- Habe ich gerne alles unter Kontrolle?

- Wie reagiere ich, wenn ich keine Kontrolle habe
  oder die Kontrolle verliere?

- Ist es mir wichtig, Bestätigung von anderen Menschen
  zu bekommen?

- Was passiert, wenn ich keine Bestätigung erhalte?

- Wie reagiere ich, wenn Menschen eine andere Meinung
  haben als ich?

- Hab ich oft das Gefühl, dass andere besser sind als ich?

Hier sind ein paar Beispiele für negative Selbstgespräche, die mich sehr oft begleiten:

- Ich schaff das nicht!
- Mein Körper ist hässlich!
- Ich verdiene es nicht, dass man sich um mich kümmert!

Verkehrte Bestätigung

Wenn du ein paar dieser Unsicherheiten herausgefiltert hast, schreibe sie auf. Nun stell dir vor, dass ein dir wichtiger Mensch vor dir sitzt, in Selbstzweifel untergeht und genau diese Sätze sagt.

Was würdest du tun?

Du würdest diesen Menschen umarmen. Und dann würdest du versuchen, diesen Menschen mit aller Kraft aufzumuntern und ihm positive Bestätigung zu geben.

Vielleicht erinnerst du dich aber auch daran, was andere Menschen in solchen Situationen bereits zu dir gesagt haben und welche Aussagen etwas in dir ausgelöst haben. Oder du nimmst ein Kinderfoto von dir zur Hand und überlegst dir, welche Worte du deinem inneren Kind in so einer Situation gerne mitgeben möchtest.

So könntest du die Sätze von oben zum Beispiel umformen:

- Du schaffst das sicher!
- Du bist mehr als dein Körper, und ich liebe dich!
- Du verdienst es, dass sich Menschen jeden Tag
  um dich kümmern und für dich sorgen!

Affirmationen bilden

Schreibe diese positive Bestätigung nun in der Ich-Form auf:

- Ich schaffe das!
- Ich bin mehr als mein Körper!
- Ich verdiene es, dass sich Menschen um mich kümmern!

Affirmationen ausprobieren und analysieren

Nun hast du ein Rohgerüst an Affirmationen, welches du natürlich weiter adaptieren kannst. Sprich die Affirmationen laut aus, spiele mit den Worten und Formulierungen. Achte dabei darauf, welche bei dir die stärksten positiven Gefühle auslösen, und welche sich beim Aussprechen warm und gut anfühlen.

Affirmationsroutinen

Hast du nun Affirmationen entwickelt, die sich für dich stark anfühlen, ist es empfehlenswert, dich zu Beginn nur auf eine einzige Affirmation zu konzentrieren und diese in deinen Alltag zu integrieren. Wie lange du an einer Affirmation festhältst, bleibt ganz dir überlassen und kommt darauf an, woran du gerade „arbeiten" möchtest. Vielleicht beschäftigt dich derzeit eine bestimmte Angst ganz besonders, oder vielleicht ist es dein Körperbild, das du mit einer Affirmation ins richtige Licht rücken möchtest. Du kannst auch jederzeit zu einer Affirmation zurückkehren, wenn ein Thema dich wieder mehr beschäftigt. Der Weg zu mehr Selbstbewusstsein ist niemals linear, vergiss das nicht! ;)

Versuche aus deiner Affirmationsübung nun eine tägliche Routine zu machen, denn gerade das Wiederholen und die stetige Selbstbekräftigung sind wichtig, um deine negativen Glaubenssätze langfristig zu überschreiben.

Wie deine Routine aussieht, ist ganz dir überlassen. Wichtig ist jedenfalls, dass du deine Affirmationen mehrmals täglich wiederholst, am besten morgens und abends. Am einfachsten denkst du daran, wenn du die Übung an etwas knüpfst, was du ohnehin jeden Tag tust, zum Beispiel ans Zähneputzen.

Affirmationsübungen

Laut aufsagen: Für viele Menschen ist das mehrmalige laute Aufsagen der Affirmationen wichtig, um sie wirklich zu verinnerlichen. Stell dich dabei vor den Spiegel und schau dir fest in die Augen. Einen Bonuspunkt gibt es, wenn du dabei lächelst ;).

Hören: Wenn du Informationen am besten aufnimmst, indem du sie hörst, sprich deine persönlichen Affirmationen doch als Sprachmemo in dein Handy und hör sie dir täglich mehrmals an.

Aufschreiben: Vielleicht bist du ein visueller Mensch und schreibst deine Affirmationen am liebsten täglich in dein Journal und liest sie mehrmals durch.

Umgeben: Um sicherzustellen, dass du auch täglich an deine Affirmationen erinnert wirst, umgib dich in deinem persönlichen Raum mit ihnen. Schreib sie auf Post-its und klebe sie auf deinen Spiegel, deinen Kühlschrank oder deinen Laptop, schreib sie auf deinen Kalender und wiederhole sie immer laut, wenn du an ihnen vorbeigehst.

Das A und O deiner Routine ist jedenfalls das tägliche Wiederholen.

Du musst dir beim Aufsagen der Affirmationen nicht von Anfang an glauben, damit die Affirmationsübung einen Sinn macht. Es ist übrigens sehr wahrscheinlich, dass du dir zu Beginn nicht glauben wirst, denn wie wir in einem vorherigen Abschnitt bereits gelesen haben, sind negative Glaubenssätze, die wir uns über Jahre oder gar Jahrzehnte hinweg immer wieder vorgesagt haben, nicht so leicht zu überwinden und bedürfen einiges an Übung.

Wenn dir negative Gedanken oder Selbstgespräche in die Quere kommen oder dir bewusst auffallen, mach einen gedanklichen Stopp. Mach dir bewusst, dass dies ein alter Gedanke ist, den du loslassen willst, und ruf dir dafür eine positive Affirmation in Erinnerung.

3

Jetzt bist du dran

Hallo, bist du noch da? Ich weiß, diese vielen neuen Gedanken und Informationen können einen im ersten Moment sehr überwältigen. Mir ging es zumindest so. Als ich damals in der Ernährungstherapie saß und zum ersten Mal von der Diätkultur erfuhr, was sie mit uns macht und wie Intuitives Essen funktioniert, war ich einfach nur erstaunt. Mein Hirn hat gerattert, und ich wusste gar nicht, wo ich zuerst beginnen soll. Da ich damals die Ernährungstherapie gemacht habe, war Intuitives Essen mein erster klarer Schritt, und das auch wieder aufgeteilt in kleine Mini-Schritte.

Du kannst dein Leben nicht von heute auf morgen auf den Kopf stellen, intuitiv essen lernen, daneben deine Beziehung zu deinem Körper heilen, deine Emotionen wahrnehmen und darauf eingehen und ganz nebenbei mehr über die Diätkultur lernen und verstehen. Alles hat seine Zeit, und ich würde dir empfehlen, mit einem ersten Schritt zu beginnen. Was genau das für dich sein soll, hängt ganz von dir ab. Niemand schreibt dir vor, wo du anfangen sollst, aber mein Tipp ist: Tu es einfach!

Such dir Hilfe oder Vertraute

Mein allererster Schritt war, mir Hilfe zu suchen, und das hab ich in meinem Leben schon sehr oft in Form von Therapie getan. Ich bin zwar wirklich sehr schlecht darin, im normalen Alltag um Hilfe zu bitten, aber wenn es um meine mentale Gesundheit geht, fällt mir das mittlerweile sehr leicht. Ich bin Gott sei Dank in einer Familie aufgewachsen, die es unterstützt hat, dass ich in Therapie gehen kann – sowohl emotional, organisatorisch als auch finanziell. Insofern bin ich mir hier meines Privilegs bewusst, denn nicht jeder hat so eine Familie, und leider sind psychische Krankheiten und Therapie immer noch mit sehr viel Scham und Stigma verbunden.

Aber ich hoffe, du weißt, dass du nicht alleine bist, und wenn es dir nicht möglich ist, aus welchem Grund auch immer, dir Hilfe in Form einer Therapie zu suchen, dann sprich mit einer Person in deinem Umfeld, der du vertraust.

Ich hab meine Depressionen und meine Essstörung lange Zeit versteckt und niemandem davon erzählt, wie es mir wirklich ging. Bis ich nach einer Russisch-Prüfung am Ende des Semesters in meine WG kam und merkte, ich kann nicht mehr. Das war der Punkt, an dem ich begriffen habe, ich muss meine Probleme mit jemandem teilen, weil sie mich sonst von innen auffressen. Also rief ich meine Mama an, und schon dieser Anruf hat mir einen Funken Leichtigkeit verschafft, weil ich mich nicht mehr so allein und isoliert mit meiner Krankheit gefühlt habe. Ich hatte mich ein Stück weit geöffnet und meine Sorgen geteilt.

Und ob ihr es glaubt oder nicht, wenn ich mit meiner Community auf Instagram spreche und mich ihnen öffne, dann fühlt sich das ganz ähnlich an. Wenn ich ein Problem, eine Angst oder eine Stimmung mit mir herumtrage und das auf meinem Instagram-Kanal zum Thema mache, fühlt es sich nicht mehr so schlimm an. Ich hab das Gefühl, nicht alleine mit diesem Thema zu sein, vor allem wenn dann aus meiner Community verständnisvolle Rückmeldungen kommen oder Nachrichten, die mir erzählen, dass es ihnen manchmal genauso geht. Das ist für mich irgendwie ein Geben und Nehmen – einerseits teile ich sehr viel von mir, damit sich meine Community mit diesen Problemen nicht alleine fühlt, aber andererseits teilt auch meine Community so viel mit mir, sodass ich mich wiederum nicht mehr so alleine mit den Themen fühle.

Ihr müsst eure Gefühlslagen aber natürlich nicht wie ich mit über 50.000 Menschen auf Instagram teilen :D, solche wahnsinnigen Dinge könnt ihr gerne mir überlassen. Aber vielleicht ist euch schon eine Person in den Sinn gekommen, der ihr vertraut. Meistens hat man das im Gefühl. Bei mir ist diese Person definitiv mein Mann, denn einerseits ist es nur fair, wenn ich ihm mitteile, wie's mir geht, weil meine Stimmungsschwankungen leider auch manchmal ihn betreffen und er es so besser einordnen kann. Andererseits hat mir dieser Mann schon durch so viele dunkle Stunden geholfen, dass ich nicht weiß, wo ich heute ohne ihn wäre. Und das heißt nicht, dass er nicht zu Beginn unserer Beziehung auch manchmal ratlos war, weil er nicht wusste, wie er mir in einer depressiven Phase oder an einem schlechten Body-Image-Tag helfen konnte. Da liegt es an uns zu artikulieren, was wir gerade brauchen, und das auch auszusprechen. Das darfst du. Du darfst sagen, dass es dir schlecht geht, und du darfst sagen, was du jetzt brauchen würdest. Es liegt dann an der anderen Person, ob sie es tut oder nicht – aber im besten Fall will sie dir helfen.

Manuel und ich haben zum Beispiel zwei Fragen, die wir uns immer gegenseitig stellen, wenn es einem von uns nicht gut geht. Ich frag ihn dann zum Beispiel auf einer Skala von 1–10: „Wie fühlst du dich gerade?" Wenn er dann antwortet „4", sag ich darauf: „Was bräuchtest du für eine 5?"

(oder „Was bräuchtest du, damit es dir 1 % besser geht?") So gibt man dem Menschen die Chance, seine Bedürfnisse zu äußern, ohne dass derjenige darum bitten muss.

Oft sind es Kleinigkeiten, die den Tag ein bisschen besser machen können. Für mich ist das eine feste Umarmung, oder dass er mir einen Cappuccino macht oder sich an dem Tag um den Einkauf oder das Kochen kümmert. Das Ziel muss nicht sein, dass der Tag der beste deines Lebens wird, aber das Ziel kann es sein, dass es ein ganz klein wenig besser wird, und da hilft mir oft schon das Gefühl von Unterstützung.

Es wird Rückschläge geben

So ehrlich will ich zu dir sein. Selbst wenn du das Intuitive Essen gemeistert, die Beziehung zu deinem Körper geheilt, eine Therapie gemacht und der Diät-kultur den Rücken gekehrt hast, wird es Tage geben, an denen sie dich wieder einholt. Wenn Zweifel aufkommen, du vermeintliche Fehler an dir findest und eine neue Diät oder Sport-Challenge so einfach wäre. Woher ich das weiß? Es passiert mir selbst manchmal. Unsere Gesellschaft ist so mit der Diätkultur ver-flochten, dass es schwer ist, ihr zu entkommen.

Nur weil du ganz viel an dir gearbeitet hast und vom Land der Diätkultur ins Anti-Diet-Land gezogen bist, bedeutet es nicht, dass dir die Diätkultur nichts mehr anhaben kann – dass dich das Schönheitsideal nicht einholt oder dass nicht eine neue Low-Carb-Diät dein Interesse weckt. Wir können uns leider nicht komplett von den Botschaften der Diätkultur abschotten, denn das würde bedeuten, dass wir sämtlichen Medien den Rücken kehren und auch manche Menschen komplett aus unserem Leben verbannen. Und das ist für die meisten von uns nicht möglich, beziehungsweise würde ich das auch nicht wollen.

Deshalb ist es vollkommen in Ordnung und auch normal, dass es immer mal wieder Tage mit schlechtem Körperbild geben wird. Das bedeutet aber nicht, dass die Arbeit, die du in deine Heilung gesteckt hast, umsonst war.

An solchen Tagen versuch ich, innezuhalten und mich quasi mal umzudre-hen, um zu sehen, wie weit ich schon gekommen bin. Ich reflektiere dann dar-über, wo ich gestartet bin und was sich schon verändert hat. Dabei hilft es sehr, die Meilensteine aufzuschreiben, weil man sich so immer besser daran erinnert und merkt, wie weit man schon gekommen ist. Ich schreibe sehr gerne in mein Journal, und vor allem während meiner Ernährungstherapie hab ich wahnsinnig viel darin verarbeitet und niedergeschrieben.

Deshalb erinnere ich mich daran, dass ich, vor allem als es darum ging, mehr Kohlenhydrate in meine täglichen Speisen zu integrieren, immer wieder viele Zweifel hatte und eigentlich nicht mehr weitermachen wollte. Ich hatte einfach so große Angst, konnte irgendwie nicht nach vorne und wollte aber auch nicht mehr zurück in die Diätkultur, weil ich wusste, was sie mir alles angetan hatte. Mein Körperbild ging zeitgleich natürlich auch den Bach runter. Also hab ich auf Anraten meiner Therapeutin die folgende Übung gemacht: Ich setzte mich hin und schaute mal, wo ich gerade so stand. Während ich alles aufschrieb, wurde mir bewusst, dass ich die letzten sechs Wochen ohne Ausnahme jeden einzelnen Tag gefrühstückt und nur einen kleineren abendlichen Binge-Anfall gehabt hatte, mich aber eigentlich nie übervoll oder nach dem Essen „schlecht" gefühlt hatte. Das war ein wahnsinniger Fortschritt für mich und bestärkte mich massiv darin, weiterzumachen. Natürlich war es dennoch kein einfacher Weg und immer noch ein weiter, aber ich konnte mich dadurch wieder motivieren aufzustehen.

In diesem Zusammenhang will ich dir auch noch von einem Full-Circle-Moment erzählen, den ich in der Woche hatte, als ich in Salzburg auf meinem Schreiburlaub war. Als ich die Tage davor meinen Koffer packte, fiel mir beim Aufräumen unseres Büros auf einmal mein altes Tagebuch in die Hände. Ich hatte damals, als ich aufgrund meiner Essstörung in der ambulanten Therapie war, regelmäßig darin geschrieben und alle meine Sorgen, Ängste, aber auch Fortschritte festgehalten. Ich nahm das Tagebuch während meines Schreiburlaubs wieder zur Hand, las darin, ergänzte meine heutigen Erfahrungen und machte Notizen für mein Buch. Ich wollte nicht, dass dieses Buch nur aus Traurigkeit besteht, und auch wenn mich mein Diät-Talk und die Zahlen, die ich darin festgehalten hatte, teilweise tatsächlich wieder ein bisschen triggerten, war es unglaublich schön zu sehen, wie weit ich seither gekommen bin. Obwohl ich manchmal immer noch an mir und meinem Körper zweifle, hab ich gemerkt, dass ich seit dieser Zeit eine 360°-Drehung gemacht habe und mich mit manchen Aussagen überhaupt nicht mehr identifizieren kann. Auch sehr viele Ängste, die ich damals niedergeschrieben hatte, sind heute verschwunden. Und das ist unglaublich schön und bestärkend.

Das gibt mir auch Mut für die Zukunft, denn ganz gleich, wie viel ich an mir und meinem Heilungsprozess schon gearbeitet habe, es wird immer mal wieder Tage geben, an denen ich mich nicht anschauen kann oder nur meine Makel sehe. Und ich denke mal, dass es dir ganz ähnlich gehen wird. Sich selbst zu mögen und zu akzeptieren, ist kein Zustand, es ist ein Prozess. Und es heißt nicht, dass du dich jeden Tag abgöttisch lieben musst, aber es bedeutet, dass du dir jeden Tag ein bisschen Liebe und Fürsorge schenken kannst.

Probier's mal mit ein bisschen Selbstmitgefühl

Wenn du diese Reise beginnst, musst du dir eine Sache ganz fest hinter die Ohren schreiben: Sei geduldig mit dir, sorge gut für dich und bring dir selbst ganz viel Mitgefühl entgegen. Ich verstehe dich, ich war auch wütend auf mich selbst, als mir bewusst wurde, was ich meinem Körper mit den vielen Abnehmkuren und Essensregeln alles angetan hatte, und ich war traurig, wenn ich mich selbst im Spiegel betrachtete und nichts finden konnte, was ich mochte. Und dann kam die Wut, weil ich nicht verstand, warum ich mich nicht einfach gern haben kann. Warum ich diese Stimme nicht einfach abdrehen kann. Warum ich es nicht einfach schaffe, mich und meinen Körper zu lieben.

Ganz einfach, weil es eben nicht einfach ist. Sich in einer Kultur zu sich selbst zu bekennen, die davon lebt, deine Unsicherheiten zu füttern, ist nicht einfach. Zum Abendessen Brot zu essen, ist nicht einfach, wenn einem jahrelang eingebläut wurde, dass Kohlenhydrate am Abend doppelt zählen. Sich seinen unangenehmen Gefühlen zuzuwenden, hinzuschauen und Emotionen wirklich zu fühlen, ist nicht einfach. Für sich selbst einzustehen, ist nicht einfach und braucht Übung und Zeit. Und die darfst du dir auch zugestehen.

Wenn ich wütend oder böse auf mich selbst bin, werden meine negativen Selbstgespräche ganz automatisch wieder lauter, und das ist der Moment, wenn ich weiß, dass ich dagegen arbeiten muss. Das gelingt auch mir mal besser, mal schlechter, aber eine Strategie, die mir das wesentlich vereinfacht, ist folgende: Wenn ich die ganze negative Stimmung gegen mich selbst richte, atme ich einmal tief ein und stelle mir vor, was ich jetzt tun würde, wenn eine gute Freundin oder meine kleine Schwester zu mir kommen und genau die gleichen Dinge zu sich selbst sagen würden, wie ich gerade. Was würde ich dann tun? Ich würde sie in den Arm nehmen, ihr Verständnis entgegenbringen, aber ihr sehr klar sagen, dass sie so nicht mit sich reden soll, weil sie eine ganz wunderbare Person ist, die das nicht verdient hat. Ich hab das nicht verdient, und du hast es auch nicht verdient, dass du so mit dir sprichst. Dann stell ich mir vor, was ich in so einem Moment meiner Freundin sagen würde, oder was die kleine Sophie gerade hören sollte. Dazu nehm ich gerne das Album auf meinem iPhone mit meinen Kinderfotos zur Hand und schau sie mir durch, und dann weiß ich meistens ganz genau, was ich gerade brauchen könnte, und die negativen Selbstgespräche verflüchtigen sich und machen Platz für ganz viel Selbstmitgefühl und Selbstfürsorge.

Das Gleiche gilt übrigens auch dann, wenn es um deinen Körper und seine lebenswichtigen Abwehrmechanismen geht. Es passiert mir heute, Gott sei Dank, fast gar nicht mehr, aber wenn ich doch mal wieder einen Binge-Anfall habe und, ohne darüber nachzudenken, Essen in mich hineinstopfe, ist meine automatische Reaktion Wut und Enttäuschung, vor allem nachdem ich schon so viel über das Intuitive Essen gelernt habe. Das sollte mir doch nicht mehr passieren. Ich sollte doch nun wissen, wie es funktioniert. Aber heute kann ich verstehen, dass das biologische Abläufe in meinem Körper sind, die Sinn machen und wichtig sind. Der Binge-Anfall ist eigentlich der Erste-Hilfe-Einsatz meines Körpers, mich am Leben zu halten und darauf zu achten, dass ich genügend Energie habe, um meinen Alltag zu bestreiten. Ich kann meinem Körper dankbar sein, habe Mitgefühl mit ihm, weil er sich eigentlich nur um mich sorgt und mich so versorgt, wenn ich es nicht ausreichend geschafft habe.

An Bad-Body-Image-Tagen gut und mitfühlend zu sich selbst zu sein, ist nicht einfach, weil wir es anders gewöhnt sind. Aber es tut so gut. Es tut so gut an solchen Tagen, gut für sich selbst zu sorgen und die eigenen Bedürfnisse ins Licht zu rücken. Wenn ich mich an diesen Tagen mit Nicht-Essen und Sport bestraft habe, ginge es mir keinen Millimeter besser, wenn ich heute gut zu mir bin, geht es mir meistens wenigstens 1 % besser, und das ist doch schon mal etwas. ;)

Und wie geht's jetzt weiter?

In meinem Fall wollte die Diätkultur mir jahrzehntelang weismachen, dass der Schlüssel zu Akzeptanz, Liebe, Freundschaft und Erfolg darin liegt, mich kleiner und dünner zu machen – mich als Frau kleiner und dünner zu machen. Als ich jünger war, speziell am Anfang meiner 20er, war ich so davon beeinflusst, was andere Menschen über mich denken würden. Ich war überzeugt davon, jeder Mensch hat eine Meinung zu mir (und natürlich keine gute), dass mich das in meinem täglichen Leben wahnsinnig gehemmt hat. Ich war leiser, als ich es sein hätte können, hab lieber nichts gesagt, mich kleiner gemacht, um möglichst wenig Platz einzunehmen – im wahrsten Sinne des Wortes. So wie die Diätkultur das von uns Frauen eben erwartet, und deshalb ist die Diätkultur eben auch wieder eine Frage des Feminismus. Denn letztendlich betrifft sie vor allem uns Frauen, weil sie uns kleiner machen möchte, als wir sind, hungernd und besessen von allem, was wir zu uns nehmen, wann wir es zu uns nehmen, und wie viel Sport wir machen. Die Diätkultur möchte uns mit ihren Fängen davon abhalten, das zu werden, was wir sein wollen, laut zu sein, Platz einzunehmen und für unsere Bedürfnisse und Themen einzustehen. Sie nimmt uns Frauen Macht, denn sie lässt uns leise werden. Es ist schwierig, das Patriarchat zu zerschlagen, wenn man die ganze Zeit hungrig ist.

Erst als ich mehr über die Diätkultur gelernt habe und mich mehr mit ihrer Geschichte befasst habe, ist mir bewusst geworden, wie sehr die Anti-Diet-Bewegung und Feminismus ineinandergreifen. Es ist zwar traurig, dass ich fast 30 Jahre dafür gebraucht habe, aber erst dann hab ich begriffen, dass ich Feministin bin, und dass ich auch laut sein darf – ja, laut sein MUSS, dass ich mich groß machen darf und mich nicht verdrängen lassen muss. Dass meine Meinung zählt und ich nicht alles perfekt machen oder perfekt aussehen muss. Und dass ich kein „Good Girl" sein muss, und dass ich vor allem auch mal unangenehm sein darf, wenn Dinge mich beschäftigen. Ich darf unangenehm sein. (Oh ja, willkommen zu einem Ausschnitt meiner Therapie-Session.)

Ja, die Diätkultur ist stark, ja, sie ist allumfassend und begleitet uns vom Aufstehen bis zum Schlafengehen. Aber wisst ihr was? Kultur ist nichts, was einfach so um uns herum existiert. Kultur sind wir, und wir sind Kultur, und wir können sie verändern, wenn wir wollen. Wenn wir diese kranken Glaubenssätze und Ideale nicht mehr durch uns durchfließen lassen, wenn wir sie nicht mehr weitergeben, dann schaffen wir neue Normen, neue Überzeugungen und neues Vertrauen. Und Generationen, die uns folgen, wachsen dann genau mit diesen neuen Normen auf.

Und ich weiß, man denkt sich schnell, das bringt doch nichts, wenn ich hier versuche, irgendwas zu erreichen, „Ich hab ja kein großes Social-Media-

Following oder keine Medienpräsenz." Ich bin ein kleiner Fisch und kann nichts ausrichten. Aber ich sage dir, doch, das kannst du. :) Du musst kein/e Influencer*in, Redakteur*in, kein Intuitive-Eating-Coach, kein/e Body-Image-Aktivist*in oder sonst irgendwas sein – jeder kann seinen kleinen Teil beitragen. Überleg mal, wie du selbst Medien nutzt, oder wie du mit Empfehlungen von Freundinnen umgehst. Wenn eine private Person einen Artikel zum Thema Anti-Diet auf Social Media teilt, dann wirst du ihn lesen. Wenn deine Freundin dir davon erzählt, dass sie gerade dabei ist, ihre Beziehung zu ihrem Körper zu heilen und zu verändern, weil sie bei diesem Diät-Wahnsinn nicht mehr mitmachen kann, dann wirst du ihr zuhören. Weil du ihr vertraust, und genauso vertrauen dir die Menschen in deinem Umfeld.

Deshalb werde laut und sprich darüber. Und wenn du nur eine einzige Person davon überzeugst, die Dinge von nun an auch anders zu machen, dann hast du schon ganz viel erreicht. Denn wir kreieren damit kleine Anti-Diet-Bubbles, kreieren einen Safe Space für uns und für alle Menschen, die es auch satthaben, sich klein machen zu lassen und Fettfeindlichkeit weiterzutragen. Stell dir mal diese ganzen kleinen Bubbles vor, die sich dann vielleicht irgendwann miteinander verbinden, und eine Generation von Frauen entsteht, deren Ziel es nicht mehr ist, dünn zu sein oder einem bestimmten Schönheitsideal zu entsprechen, sondern die gemeinsam Dinge erschaffen, stark und laut sind und für ihre eigenen Ideale einstehen. Befreien wir uns von der Standard-Voreinstellung „Diätkultur" und zwingen wir sie dazu, UNS Platz zu machen.

Wie könnte eine Welt ohne Diäten aussehen?

Okay, lasst uns kurz mal in eine Utopie abtauchen. Was wäre, wenn … Was wäre, wenn es keine Diätkultur gäbe? Was wäre, wenn alle Menschen so aussehen dürften, wie sie sind? Was wäre, wenn Essen einfach Essen wäre? Ich wage zu behaupten, dass dies einen großen Einfluss auf unsere Vorstellungen von Schönheit, unseren Selbstwert und bestimmt auch auf unsere Gesundheit hätte – sowohl die mentale als auch die physische.

Eine Welt ohne Diät, aber mit vielfältigen Schönheitsidealen.

Wenn unsere Medien und die Werbung ganz viele unterschiedliche Körper in allen Formen, Größen, Farben und Altersgruppen repräsentieren und diese auch genauso feiern würden, würde der Wert einer Person nicht mehr nur an ihrem Äußeren oder ihrer Konformität zu einem bestimmten Schönheitsideal gemessen werden. Wir würden alle unsere Besonderheiten mehr feiern und vermutlich auch stolz darauf sein. Wir hätten alle wahrscheinlich ein höheres Maß an Selbstwertgefühl und Körperakzeptanz, weil wir nicht ständig den Druck verspürten, uns zu verändern oder bestimmten unrealistischen „Normen" zu entsprechen.

Eine Welt ohne Diät, aber mit Sinn für Gesundheit

Wenn wir Gewicht und Größe weniger Fokus schenken würden, könnten wir uns mehr auf die tatsächliche Gesundheit und unser Wohlbefinden konzentrieren. Wir würden mehr darauf achten, was wir fühlen und wie es uns geht, anstatt darauf, wie wir von außen wirken.

Eine Welt ohne Diät, aber mit Intuitivem Essen

Wir würden mehr auf die Signale unseres Körpers hören und danach essen, wann wir hungrig sind und worauf wir Lust haben, anstatt uns von restriktiven Diäten oder Essensvorschriften beeinflussen zu lassen. Es gäbe kein „gutes" oder „schlechtes" Essen, und infolgedessen auch keine Scham- oder Schuldgefühle aufgrund einer bestimmten Nahrungsauswahl.

Eine Welt ohne Diät, aber mit stärkerer psychischer Gesundheit

Wenn wir dem Druck, ständig einem bestimmten Schönheitsideal entsprechen zu müssen, entkommen könnten, gäbe es weniger Menschen, die an Essstörungen, Depressionen oder anderen psychischen Krankheiten, die mit einem negativen Körperbild verbunden werden, erkranken.

Eine Welt ohne Diät, aber mit Wertschätzung und Dankbarkeit

Anstatt uns ständig darauf zu konzentrieren, wie unser Körper aussieht, würden wir mehr schätzen, was unsere Körper täglich für uns leisten. Dass sie uns am Leben halten, uns von A nach B bringen, uns Wärme und Liebe empfinden lassen und uns die Möglichkeit geben, unseren Hobbys nachzugehen. Wir würden uns selbst und andere mehr nach inneren Qualitäten bewerten – nach unseren Fähigkeiten, Talenten, unserem Charakter oder dem Beitrag, den wir zur Gesellschaft leisten.

Eine schöne Vorstellung, oder? Dass wir nebenbei noch eine Milliarden-industrie den Bach runtergehen sehen würden, wäre nur noch eine befreiende und befriedigende Draufgabe. Was wäre das doch für eine wunderschöne Welt. Ich befürchte, dass wir von dieser aber noch sehr weit entfernt sind. Was allerdings nicht heißt, dass ich in meiner eigenen Bubble nicht schon sehr viel Veränderung sehe. Wir haben ja in diesem Buch gelernt, seit wann die Diätkultur bereits existiert und mit welcher Regelmäßigkeit sie uns überall und ständig unterkommt. Wir werden sie nicht innerhalb eines Jahrzehnts auslöschen, vor allem auch deshalb, weil wir erst bei uns selbst und unserer eigenen Heilung beginnen müssen. Wir müssen einen Frieden mit uns, unserem Essen und unserem Körper finden.

Aber jede Person, die wir erreichen, die wir vielleicht dazu bekommen, ihr Denken zu hinterfragen, ist eine kleine Anti-Diet-Bubble, die Potenzial hat, sich zu vergrößern.

Ich habe auch meine beiden Interviewpartnerinnen gefragt, wie für sie eine Welt ohne Diät aussehen könnte, und die Antworten wollte ich euch auf keinen Fall vorenthalten:

Liebe Isabel, wie, denkst du, könnte eine Welt ohne Diätkultur aussehen?

„Ja, feministischer auf jeden Fall. Was täten Frauen mit dieser ganzen Zeit und den Kapazitäten, wenn es keine Diäten mehr gäbe. Dahinter steckt ja dann auch, dass einfach Körper akzeptiert werden, so wie sie sind. Also, es wäre auf jeden Fall eine Revolution."

Liebe Martina, wie, denkst du, könnte eine Welt ohne Diätkultur aussehen?

„Eine Welt ohne Diätkultur wäre mit so viel Leichtigkeit verbunden und mit so viel mehr Körperrespekt. Ich denke, unser Leben wäre um einiges schöner, achtsamer, und ich glaube vor allem liebevoller uns selbst gegenüber."

Was kannst du heute verändern?

Mir ist klar, dass man die Welt nicht in einem Tag verändern oder auf den Kopf stellen kann, aber du kannst heute mit dem Bau deiner eigenen Anti-Diet-Bubble beginnen und kleine Dinge von nun an anders tun und neue Routinen und Denkmuster in deinen Alltag integrieren.

Bilde dich weiter

Dieses Buch ist die Zusammenfassung meiner Erfahrungen und meines Wissens, das ich mir in den letzten Jahren über die Diätkultur angeeignet habe. Es gibt aber noch so viel mehr zu lernen und zu wissen. Und wenn wir darüber hinaus die Botschaften der Diätkultur, die ja an jeder Ecke auf uns warten, durch positive feministische Anti-Diät-Gedanken ersetzen, hat das einen sehr positiven Einfluss auf unser Wohlbefinden und die Reise zur Selbstakzeptanz.

Buchempfehlungen

Evelyn Tribole, Elyse Resch (2020): Intuitive Eating – A Revolutionary Anti-Diet Approach. New York: St. Martin's Press

Anti-Diet – Christy Harrison (2019): Anti-Diet: Reclaim Your Time, Money, Well-Being, and Happiness Through Intuitive Eating. New York: Little, Brown Spark

Alex Light (2022): You Are Not a Before Picture. How to finally make peace with your body. New York: HQ

Körperrespekt und Dankbarkeit

An Bad Body Image Days, oder wenn ich oftmals in einer Diätspirale gefangen war, hab ich meinen Körper tagein, tagaus bestraft und ihn schlecht behandelt. Ich hab ihm nicht ausreichend zu essen gegeben, hab ihn zum Sport gezwungen und ihn mit den beleidigendsten Worten beschimpft. Ich wusste es nicht besser, wusste es nicht anders. Ich war einfach so enttäuscht von mir selbst, dass ich es nicht aufgebracht habe, liebevoll mit mir und meinem Körper umzugehen. Heute weiß ich, dass ich nichts dafür kann, dass es mir so geht. Dass es die

Diätkultur und ihr Gedankengut ist, das dafür verantwortlich ist. Und weil ich das heute weiß, kann ich auch die Wärme und Liebe in mir finden, um liebevoll und mitfühlend mit mir selbst umzugehen. Aber wenn dir das noch nicht gelingt, ist das okay. Vielleicht kannst du mit kleinen Schritten beginnen: Körperrespekt und Dankbarkeit. Und vielleicht musst du auch gar nicht mit deinem ganzen Körper beginnen, sondern startest mit einem einzigen Körperteil. Gibt es ein Körperteil, dem du heute Respekt ausdrücken kannst? Ein Körperteil, dem du dankbar bist?

Schluss mit Diätkultur-Shit-Talk

Das kann natürlich insbesondere dann schwierig sein, wenn man sich in einem Freundeskreis oder auch in einer Familie befindet, die sehr viel über Diäten und Body Shaming spricht. Wenn du dich zu Beginn deiner Reise vielleicht noch nicht sicher genug fühlst, diesen Gesprächen etwas entgegenzuhalten, versuche in Gesprächen aktiv darauf aufmerksam zu machen, dass du dich mit dem Thema nicht wohlfühlst und lieber über wichtigere Dinge sprechen willst. Wenn sie dennoch nicht damit aufhören oder ihr trotzdem immer wieder beim gleichen Thema endet, hilft es vielleicht fürs Erste, mal Abstand zu gewinnen und einfach bei dir selbst zu beginnen. Wenn dir auffällt, dass du unbewusst andere Körper oder auch deinen eigenen kommentierst, dann mach einen gedanklichen Stopp. Mal davon abgesehen, dass es uns nichts angeht, wie andere Körper aussehen, sollten wir uns auch bei uns selbst darauf konzentrieren, was unser Körper täglich für uns tut, ihm Dankbarkeit und Respekt zeigen, denn das hat er sich verdient.

Und wenn du in einem verzweifelten Moment doch wieder mit einer Diät liebäugelst, sei mitfühlend mit dir selbst. Du musst dich nicht dafür schämen, dass du abnehmen willst. Du musst dich nicht dafür schämen, wenn dich Schönheitsideale bei deinen Essensentscheidungen beeinflussen. Es ist nicht deine Schuld, dass diese Gedanken immer wieder aufpoppen. Aber wenn du wirklich wieder kurz davor bist, ins restriktive Essen zu fallen, denk dran, dass Diäten nicht funktionieren, und schlag wieder mal das Kapitel 1 „Die Diätkultur" in diesem Buch auf.

Verabschiede dich vom Tracken

I said it before and I say it again, and again, and again, and again … Wirf jetzt die Waage weg, lösch jetzt die Tracking-App, leg jetzt deine Fitnessuhr ab: ein kleiner Schritt mit großer Wirkung. Wenn du aufhörst, dich von äußerlichen Zahlen und Benachrichtigungen beeinflussen zu lassen, kannst du deinen Körper abseits dieser Geräte und Anwendungen kennenlernen. Hör hin. Spüre die Signale. Lerne, deinem Körper wieder zu vertrauen, er sagt dir ganz genau, was er gerade braucht, und ohne den Lärm von außen kannst du ihn auch endlich wieder hören. Darüber hinaus ersparst du dir selbst so viel Stress, Unzufriedenheit und negative Selbstgespräche, wenn du damit aufhörst, dich ständig zu wiegen. Dein Gewicht sagt nichts darüber aus, wie es dir geht. Dein Gewicht sagt nichts darüber aus, wer du bist. Dein Gewicht sagt nichts darüber aus, wie kreativ oder schlau du bist. Dein Gewicht sagt nichts darüber aus, wie schön du bist. Dein Gewicht sagt nichts über deinen Wert. Dein Gewicht sagt nichts aus. PUNKT.

Kritischer Medienkonsum

Wir haben im Abschnitt zu den Schönheitsidealen schon zur Genüge besprochen, welchen Beitrag die Medien zu unserem Körpergefühl und unseren Unsicherheiten leisten. Ich will dich nur noch mal dran erinnern, Bilder und Videos kritisch zu hinterfragen, wenn du Social Media öffnest oder sich eine Plakatwand für eine neue Tagescreme vor dir auftut. Es ist nicht alles Gold, was glänzt, und es ist nicht alles glatt, was Haut ist!

UND was du auch heute und jetzt tun kannst, ist, dein Social Media radikal auszusortieren. Nimm dir 10 Minuten Zeit und entfolge allen Accounts, die ein unrealistisches Schönheitsideal propagieren, für Diäten oder Detox werben oder dich aus irgendeinem anderen Grund unzulänglich oder schlecht fühlen lassen. UNFOLLOW!

Jeder Mensch ist einzigartig und wundervoll – es gibt keinen richtigen oder falschen Körper. Jeder Körper, ganz gleich, wie er aussieht, verdient Respekt und Akzeptanz. Und das kannst du einerseits bei anderen üben, aber andererseits auch bei dir selbst. Wenn du der Diätkultur den Rücken kehrst, wirst du sehen, wie viel Schönheit in uns allen steckt und was für ein authentisches und erfülltes Leben wir führen können, wenn wir nicht die ganze Zeit darüber nachdenken, was oder wie viel wir essen dürfen.

Dein Körper ist kein Trend – eine kleine Checkliste

- Wir kommentieren keine Körper, egal ob positiv oder negativ, sondern fragen, wie's der Person wirklich geht.

- Wir kommentieren kein Essverhalten und versuchen uns auf unseren eigenen Teller zu konzentrieren.

- Wir priorisieren, wie wir leben und uns fühlen, über dem, wie wir aussehen.

- Wir hören in uns hinein, machen Self-Check-ins und berücksichtigen unsere Gefühle, ganz gleich welcher Art.

- Wir haben Mitgefühl für uns und unser inneres Kind.

- Wir sorgen gut für uns – sowohl was unsere Ernährung als auch unseren Körper angeht.

- Wir steigen aus dem Diät-Talk aus, und wenn wir versehentlich hineingeraten und uns trauen, versuchen wir, unseren Anti-Diet-Standpunkt klarzumachen.

- Wir machen Pausen.

- Unser Ziel ist es nicht, uns selbst und unsere Körper jeden Tag abgöttisch zu lieben, sondern uns jeden Tag ein bisschen Liebe zu schenken.

- Wir diversifizieren unseren Social-Media-Feed, folgen Leuten mit unterschiedlichen Körperformen und Hautfarben.

- Wir verwenden keine Tracking-Devices, um Gewicht, Kalorien oder Bewegung zu kontrollieren. Wirf die Waage weg!

Endnoten

1 Marshmallow Mädchen: Was ist Diätkultur? – Eine Definition, in: Marshmallow Mädchen, 29.06.2022, [online] https://marshmallow-maedchen.de/blog/was-ist-diaetkultur-definition/ (abgerufen am 10.03.2024).

2 Statista: Konfektionsgrößen von Frauen bei normalen Größen, in: Statista, 02.01.2024, [online] https://de.statista.com/statistik/daten/studie/177643/umfrage/konfektionsgroesse-frauen-bei-normalen-groessen/ (abgerufen am 10.03.2024).

3 Global Weight Loss and Weight Management Diet Market Report and Forecast 2024–2032: in: Expert Market Research, o. D., [online] https://www.expertmarketresearch.com/reports/weight-loss-and-weight-management-diet-market (abgerufen am 10.03.2024).

4 EZB-Referenzkurs vom 8. März 2024: 1 USD = 0,915 EUR.

5 Persönliches Gespräch 28.08.2023

6 Harrison, Christy: Anti-Diet: Reclaim Your Time, Money, Well-Being and Happiness Through Intuitive Eating, Hachette UK, 2019, S. 20

7 Harrison: Anti-Diet, S. 19

8 Harrison: Anti-Diet, S. 21 ff.

9 J.H., Baron: Illnesses and creativity: Byron's appetites, James Joyce's gut, and Melba's meals and mesalliances, in: The BMJ, Bd. 315, Nr. 7123, 20.12.1997, [online] doi:10.1136/bmj.315.7123.1697, S. 1697–1703.

10 Harrison: Anti-Diet, S. 23

11 Light, Alex: You Are Not a Before Picture, HQ, 09.06.2022, S. 27

12 Light: You Are Not a Before Picture, S. 28

13 Harrison: Anti-Diet, S. 30f

14 Harrison: Anti-Diet, S. 31

15 Light: You Are Not a Before Picture, S. 32

16 Harrison: Anti-Diet, S. 38

17 Light: You Are Not a Before Picture, S. 34

18 Harrison: Anti-Diet, S. 38

19 Light: You Are Not a Before Picture, S. 35

20 Harrison: Anti-Diet, S. 39

21 Light: You Are Not a Before Picture, S. 36

22 Harrison: Anti-Diet, S. 38

23 Light: You Are Not a Before Picture, S. 36

24 Light: You Are Not a Before Picture, S. 37
25 Light: You Are Not a Before Picture, S. 37
26 Light: You Are Not a Before Picture, S. 37
27 Light: You Are Not a Before Picture, S. 37
28 Light: You Are Not a Before Picture, S. 39
29 Light: You Are Not a Before Picture, S. 39
30 Light: You Are Not a Before Picture, S. 40
31 Light: You Are Not a Before Picture, S. 40
32 Light: You Are Not a Before Picture, S. 41
33 Van den Berg, Patricia/Dianne Neumark-Sztainer/Peter J. Hannan/
    Jess Haines: Is Dieting Advice From Magazines Helpful or Harmful?
    Five-Year Associations With Weight-Control Behaviors and Psycholo-
    gical Outcomes in Adolescents, in: Pediatrics, Bd. 119, Nr. 1, 01.01.2007,
    [online] doi:10.1542/peds.2006-0978, S. e30–e37.
34 Brazilian Butt Lift – Kosten, Risiken, Behandlung: in: Qualitätsgeprüfte
    Informationen & Ärzte – MOOCI, 15.05.2023, [online] https://www.mooci.
    org/koerperformung/brazilian-butt-lifting/ (abgerufen am 10.03.2024).
35 Ozempic: Für wen eignet sich die Abnehmspritze? in: NDR.de,
    17.07.2023, [online] https://www.ndr.de/ratgeber/gesundheit/Ozempic-
    Fuer-wen-eignet-sich-die-Abnehmspritze-,adipositas170.html (abgeru-
    fen am 10.03.2024).l
36 Colombo, Ottavia/Virginia Valeria Ferretti/Cinzia Ferraris/Claudia Trenta-
    ni/Piergiuseppe Vinai/Simona Villani/Anna Tagliabue: Is drop-out from
    obesity treatment a predictable and preventable event?, in: Nutrition
    Journal, Bd. 13, Nr. 1, 03.02.2014, [online] doi:10.1186/1475-2891-13-13.
37 Stunkard, Albert J.: The Results of Treatment for Obesity, in: A.M.A.
    Archives Of Internal Medicine, Bd. 103, Nr. 1, 01.01.1959, [online]
    doi:10.1001/archinte.1959.00270010085011, S. 79.
38 Brody, Jane E.: Panel criticizes Weight-Loss programs, in: The New York
    Times, 02.04.1992, [online] https://www.nytimes.com/1992/04/02/us/
    panel-criticizes-weight-loss-programs.html (abgerufen am 10.03.2024).
39 Persönliches Gespräch mit Isabel Bersenkowitsch, B. Sc. vom
    27.08.2023
40 Global Weight Loss and Weight Management Diet Market Report and
    Forecast 2024-2032: in: Expert Market Research, o. D., [online] https://
    www.expertmarketresearch.com/reports/weight-loss-and-weight-ma-
    nagement-diet-market (abgerufen am 10.03.2024).

41 Mann, Traci/A. Janet Tomiyama/Erika Westling/Ann Marie Lew/Barbra Samuels/Jason Chatman: Medicare's search for effective obesity treatments: Diets are not the answer., in: American Psychologist, Bd. 62, Nr. 3, 01.01.2007, [online] doi:10.1037/0003-066x.62.3.220, S. 220–233.

42 Pietiläinen, Kirsi H./Suoma Saarni/Jaakko Kaprio/Aila Rissanen: Does dieting make you fat? A twin study, in: International Journal Of Obesity, Bd. 36, Nr. 3, 09.08.2011, [online] doi:10.1038/ijo.2011.160, S. 456–464.

43 Persönliches Gespräch mit Isabel Bersenkowitsch, B.Sc., 28.08.2023

44 Fox, Rachel: Why Diets Make Us Fat, edited by Sandra Aamodt, New York, NY, Current, 2016, in: Fat Studies, Bd. 7, Nr. 2, 10.11.2017, [online] doi:10.1080/21604851.2017.1369344, S. 240–242.

45 Logel, Christine/Danu Anthony Stinson/Paula M. Brochu: Weight Loss Is Not the Answer: A Well-being Solution to the „Obesity Problem", in: Social And Personality Psychology Compass, Bd. 9, Nr. 12, 01.12.2015, [online] doi:10.1111/spc3.12223, S. 678–695.

46 Harrison: Anti-Diet, S. 95

47 Persönliches Gespräch mit Martina Charlotte Blum, B.Sc., 20.09.2023

48 Light: You Are Not a Before Picture, S. 90

49 Schwartz, Hillel: Never satisfied: A Cultural History of Diets, Fantasies, and Fat, 1986.

50 Flegal, Katherine M./Brian K. Kit/Heather Orpana/Barry I. Graubard: Association of All-Cause Mortality With Overweight and Obesity Using Standard Body Mass Index Categories, in: JAMA, Bd. 309, Nr. 1, 02.01.2013, [online] doi:10.1001/jama.2012.113905, S. 71–82.

51 Light: You Are Not a Before Picture, S. 91

52 Bacon, Linda/Lindo Bacon: Health at every size: The Surprising Truth About Your Weight, BenBella Books, 2010.

53 Light: You Are Not a Before Picture, S. 91

54 Flegal, Katherine M./Brian K. Kit/Heather Orpana/Barry I. Graubard: Association of All-Cause Mortality With Overweight and Obesity Using Standard Body Mass Index Categories, in: JAMA, Bd. 309, Nr. 1, 02.01.2013, [online] doi:10.1001/jama.2012.113905, S. 71–82.

55 Light: You Are Not a Before Picture, S. 29

56 Hazell, Carol: Weight revealed as the UK's most common form of discrimination – British Liver Trust, in: British Liver Trust, 30.09.2019, [online] https://britishlivertrust.org.uk/weight-uks-most-common-discrimination/ (abgerufen am 10.03.2024).

57 Harrison: Anti-Diet, S. 140 ff.
58 Phelan, Seán/Diana J. Burgess/Mark W. Yeazel/Wendy L. Hellerstedt/ Joan M. Griffin/Michelle Van Ryn: Impact of weight bias and stigma on quality of care and outcomes for patients with obesity, in: Obesity Reviews, Bd. 16, Nr. 4, 05.03.2015, [online] doi:10.1111/obr.12266, S. 319–326.
59 Persönliches Gespräch mit Martina Charlotte Blum, B. Sc., 20.09.2023
60 Persönliches Gespräch mit Martina Charlotte Blum, B. Sc., 20.09.2023
61 Michelberger, Melodie: Body Politics: Ein Manifest, Rowohlt, 2021, S. 17–18
62 Persönliches Gespräch mit Martina Charlotte Blum, B. Sc., 20.09.2023
63 Light: You Are Not a Before Picture, S. 122
64 Persönliches Gespräch mit Martina Charlotte Blum, B. Sc., 20.09.2023
65 Puhl, Rebecca M./Chelsea A. Heuer: Obesity Stigma: Important Considerations for Public Health, in: American Journal Of Public Health, Bd. 100, Nr. 6, 01.06.2010, [online] doi:10.2105/ajph.2009.159491, S. 1019–1028.
66 Muennig, Peter/Haomiao Jia/Rufina Lee/Erica I. Lubetkin: I Think Therefore I Am: Perceived Ideal Weight as a Determinant of Health, in: American Journal Of Public Health, Bd. 98, Nr. 3, 01.03.2008, [online] doi:10.2105/ajph.2007.114769, S. 501–506.
67 Hunger, Jeffrey M./Brenda Major/Alison Blodorn/Carol T. Miller: Weighed Down by Stigma: How Weight-Based Social Identity Threat Contributes to Weight Gain and Poor Health, in: Social And Personality Psychology Compass, Bd. 9, Nr. 6, 01.06.2015, [online] doi:10.1111/spc3.12172, S. 255–268.
68 Sutin, Angelina R./Antonio Terracciano: Perceived Weight Discrimination and Obesity, in: PLOS ONE, Bd. 8, Nr. 7, 24.07.2013, [online] doi:10.1371/journal.pone.0070048, S. e70048.
69 Persönliches Gespräch mit Martina Charlotte Blum, B. Sc., 20.09.2023
70 Die Psoasreizung oder das Iliopsoas-Syndrom beschreibt eine Reizung des Musculus iliopsoas, welcher von der Lendenwirbelsäule über die Leiste am Vorderrand des Hüftgelenks am kleinen Rollhügel des Oberschenkels (Trochanter minor) ansetzt.
71 Tribole, Evelyn/Elyse Resch: Intuitive Eating, 4th Edition: A Revolutionary Anti-Diet Approach, St. Martin's Essentials, 23.06.2020. Foreword.
72 Tylka, Tracy L.: Development and psychometric evaluation of a measure of intuitive eating., in: Journal Of Counseling Psychology, Bd. 53, Nr. 2, 01.04.2006, [online] doi:10.1037/0022-0167.53.2.226, S. 226–240.

73 Persönliches Gespräch mit Isabel Bersenkowitsch, B.Sc. vom 29.08.2023

74 Bruce, Lauren/Lina A. Ricciardelli: A systematic review of the psycho-social correlates of intuitive eating among adult women, in: Appetite, Bd. 96, 01.01.2016, [online] doi:10.1016/j.appet.2015.10.012, S. 454–472.

75 Tribole & Resch: Intuitive Eating, S. 64

76 Mann, Traci/A. Janet Tomiyama/Erika Westling/Ann Marie Lew/Barbra Samuels/Jason Chatman: Medicare's search for effective obesity treatments: Diets are not the answer., in: American Psychologist, Bd. 62, Nr. 3, 01.01.2007, [online] doi:10.1037/0003-066x.62.3.220, S. 220–233.

77 Tribole & Resch: Intuitive Eating, S. 70, The Dieter's Dilemma nach John P. Foreyt und G. Ken Goodrick

78 Lissner, Lauren/Patricia M. Odell/Ralph B. D'Agostino/Joseph Stokes/ Bernard E. Kreger/Albert J. Belanger/Kelly D. Brownell: Variability of Body Weight and Health Outcomes in the Framingham Population, in: The New England Journal Of Medicine, Bd. 324, Nr. 26, 27.06.1991, [online] doi:10.1056/nejm199106273242602, S. 1839–1844.

79 Tribole & Resch: Intuitive Eating, S. 74

80 Tribole & Resch: Intuitive Eating, S. 74

81 Tribole & Resch: Intuitive Eating, S. 75

82 Tribole & Resch: Intuitive Eating, S. 77

83 Tribole & Resch: Intuitive Eating, S. 78

84 Tribole & Resch: Intuitive Eating, S. 84

85 Keys, Ancel/Josef Brožek/Austin Henschel/Olaf Mickelsen/Henry L. Taylor: The Biology of Human Starvation. (2 vols)., in: Science, University of Minnesota Press, 1950, [online] http://psycnet.apa.org/record/1951-02195-000.

86 Favaro, Angela/Filippo Rodella/Paolo Santonastaso: Binge eating and eating attitudes among Nazi concentration camp survivors, in: Psychological Medicine, Bd. 30, Nr. 2, 01.03.2000, [online] doi:10.1017/s0033291799008521, S. 463–466.

87 Tribole & Resch: Intuitive Eating, S. 85

88 Tribole & Resch: Intuitive Eating, S. 90 f.

89 Tribole & Resch: Intuitive Eating, S. 92

90 Tribole & Resch: Intuitive Eating, S. 95

91 Tribole & Resch: Intuitive Eating, S. 97

92 Tribole & Resch: Intuitive Eating, S. 101

93 Tribole & Resch: Intuitive Eating, S. 103
94 Tribole & Resch: Intuitive Eating, S. 107 f.
95 Tribole & Resch: Intuitive Eating, S. 109 ff.
96 Tribole & Resch: Intuitive Eating, S. 113
97 Tribole & Resch: Intuitive Eating, S. 123
98 Tribole & Resch: Intuitive Eating, S. 125
99 Tribole & Resch: Intuitive Eating, S. 125
100 Anthropologie: Wissenschaft vom Menschen
101 Tribole & Resch: Intuitive Eating, S. 126
102 Tribole & Resch: Intuitive Eating, S. 158
103 Tribole & Resch: Intuitive Eating, S. 161 f.
104 Epstein, Leonard H./Jennifer L. Temple/James N. Roemmich/Mark
    E. Bouton: Habituation as a determinant of human food intake., in:
    Psychological Review, Bd. 116, Nr. 2, 01.01.2009, [online] doi:10.1037/
    a0015074, S. 384–407.
105 Tribole & Resch: Intuitive Eating, S. 162 f.
106 Tribole & Resch: Intuitive Eating, S. 169
107 Tribole & Resch: Intuitive Eating, S. 173
108 Tribole & Resch: Intuitive Eating, S. 172–173
109 Tribole & Resch: Intuitive Eating, S. 174
110 Tribole & Resch: Intuitive Eating, S. 179
111 Tribole & Resch: Intuitive Eating, S. 180
112 Tribole & Resch: Intuitive Eating, S. 180 f.
113 Tribole & Resch: Intuitive Eating, S. 188
114 Tribole & Resch: Intuitive Eating, S. 189 ff.
115 Tribole & Resch: Intuitive Eating, S. 200 ff.
116 Persönliches Gespräch mit Isabel Bersenkowitsch, B. Sc. am 29.08.2023
117 Tribole & Resch: Intuitive Eating, S. 219
118 Persönliches Gespräch mit Isabel Bersenkowitsch, B. Sc., 28.08.2023
119 Becker, Anne E.: Television, Disordered Eating, and Young Women in
    Fiji: Negotiating Body Image and Identity during Rapid Social Change,
    in: Culture, Medicine And Psychiatry, Bd. 28, Nr. 4, 01.12.2004, [online]
    doi:10.1007/s11013-004-1067-5, S. 533–559.
120 Gayle, Damien: Facebook aware of Instagram's harmful effect on tee-
    nage girls, leak reveals, in: The Guardian, 15.09.2021, [online] https://
    www.theguardian.com/technology/2021/sep/14/facebook-aware-in-
    stagram-harmful-effect-teenage-girls-leak-reveals (abgerufen am
    10.03.2024).

121 Ein Flatlay ist ein Foto von einem dekorativ arrangierten Stillleben, das möglichst gerade von oben fotografiert wurde.
122 Rajanala, Susruthi/Mayra B.C. Maymone/Neelam A. Vashi: Selfies—Living in the Era of Filtered Photographs, in: JAMA Facial Plastic Surgery, Bd. 20, Nr. 6, 01.11.2018, [online] doi:10.1001/jamafacial.2018.0486, S. 443–444.
123 Die ungefilterte Wahrheit: Wie Social Media Schönheits-OPs inspiriert: in: DER STANDARD, 28.01.2023, [online] https://www.derstandard.at/story/2000142959284/die-ungefilterte-wahrheit-wie-social-media-schoenheits-ops-inspiriert (abgerufen am 10.03.2024).
124 Persönliches Gespräch mit Isabel Bersenkowitsch, B.Sc., 28.08.2023
125 Persönliches Gespräch mit Isabel Bersenkowitsch, B.Sc., 28.08.2023